# Pflanzenorgane



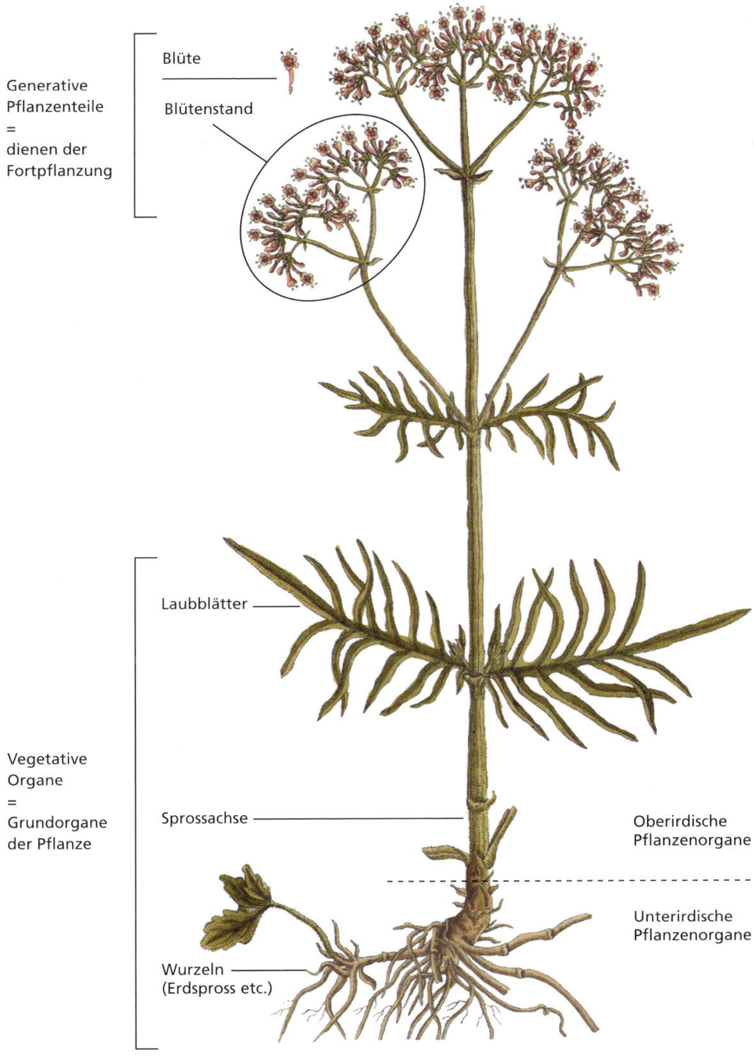

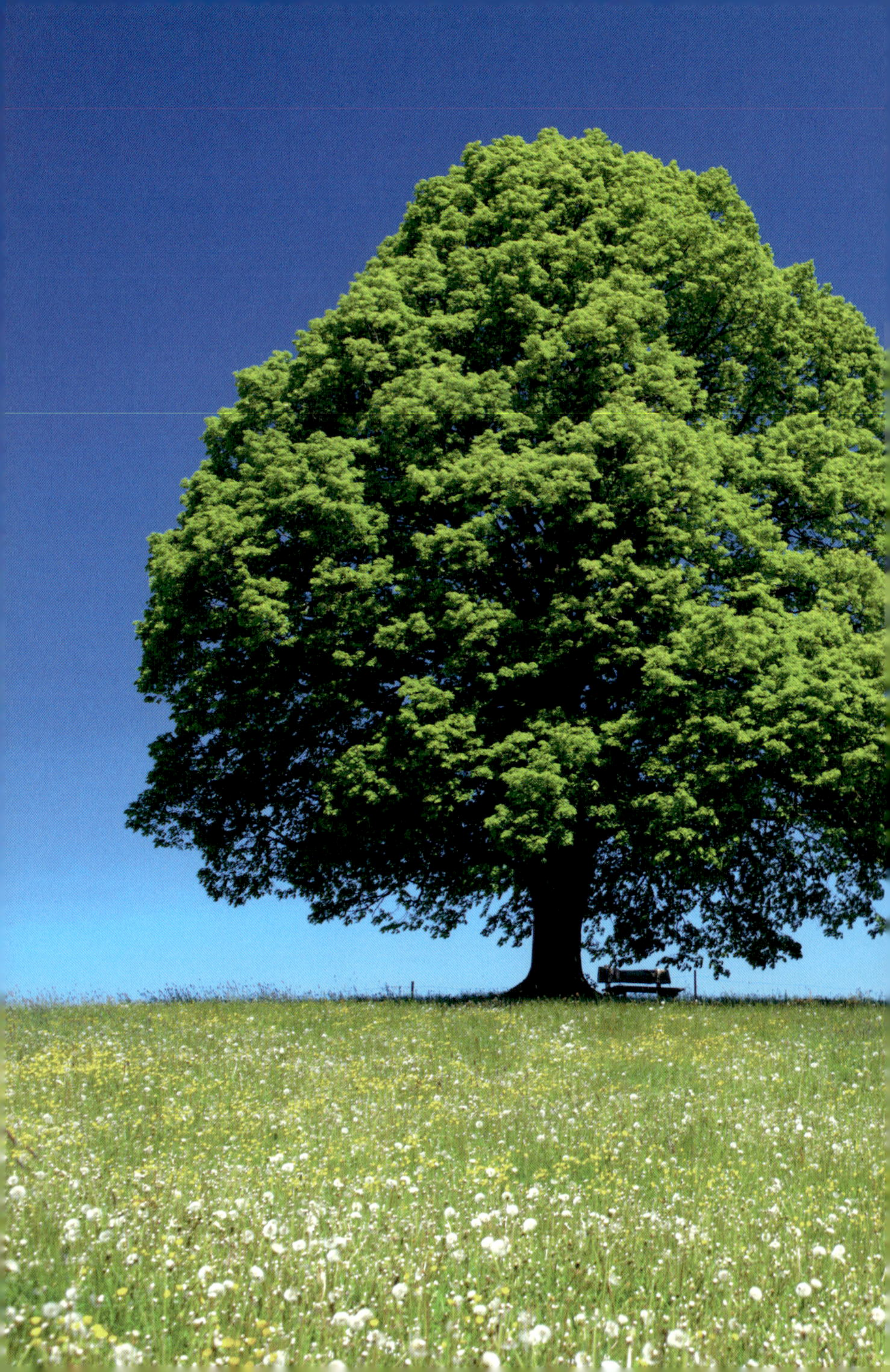

PHIL KÄDING

# Wildpflanzen für die mentale Gesundheit

KOSMOS

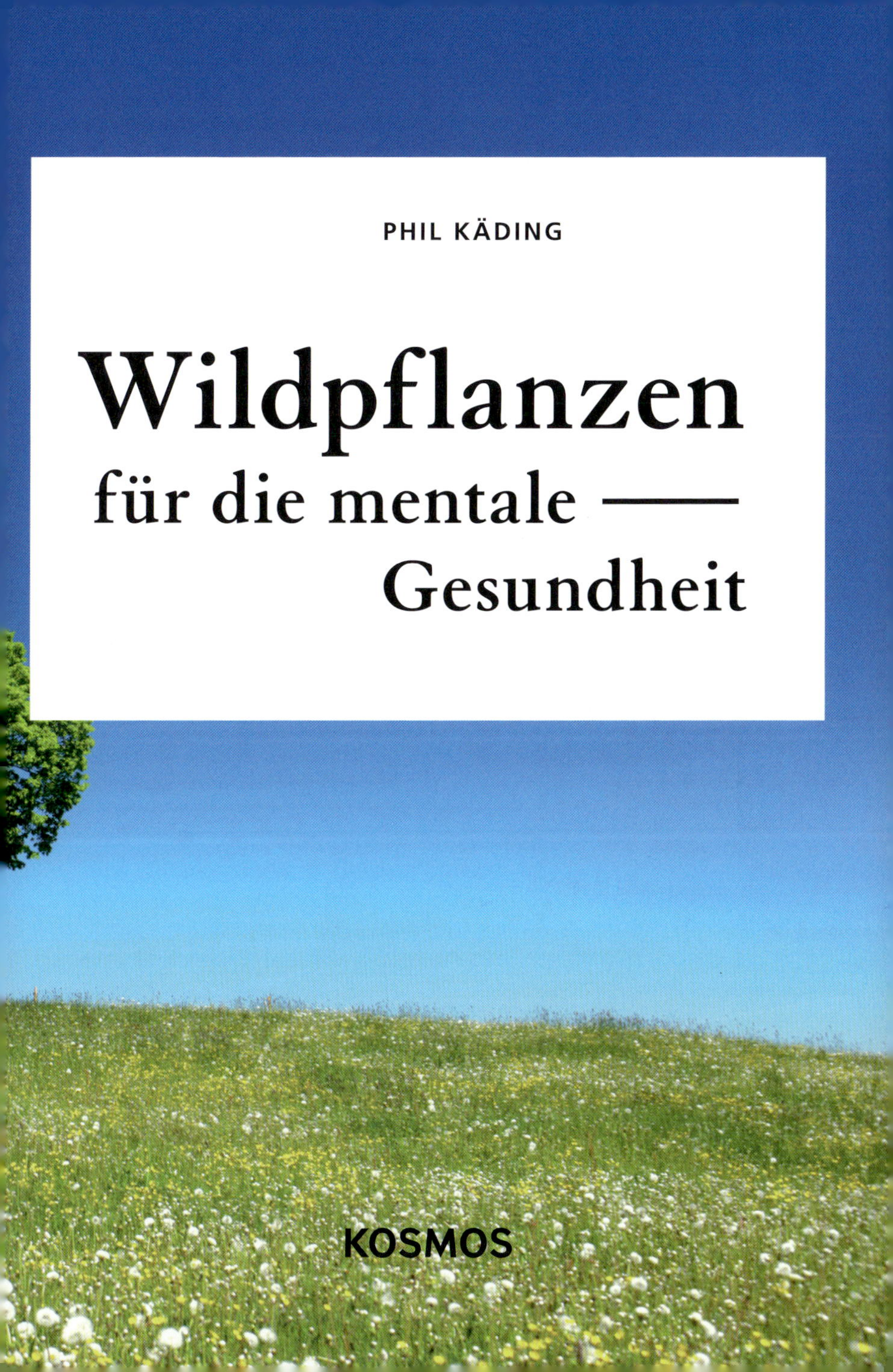

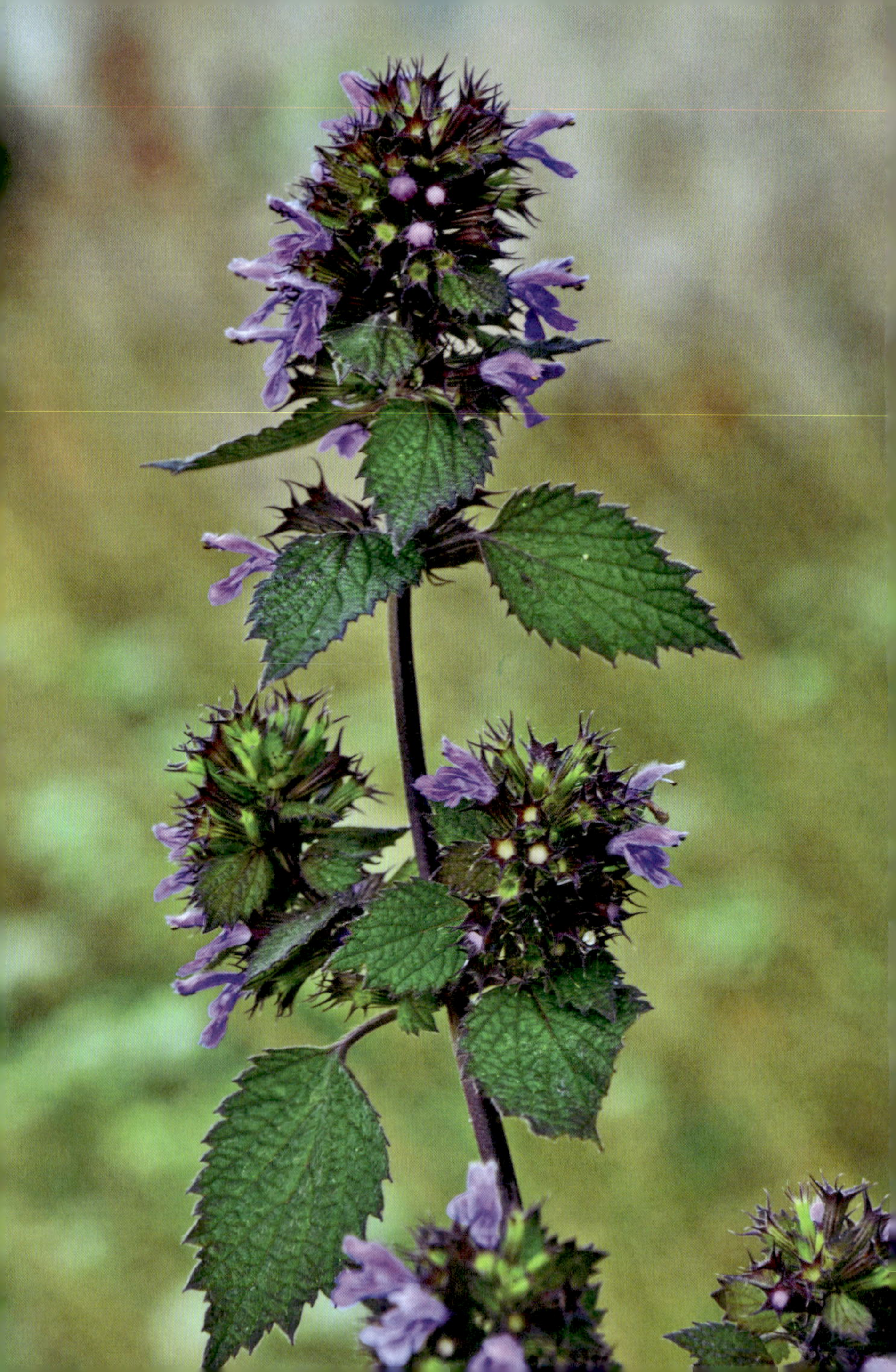

# Inhalt

# Vorwort

Wildpflanzen haben seit jeher eine besondere Faszination auf mich ausgeübt. Schon als Kind zog es mich hinaus in die Wälder und Wiesen, wo ich die Vielfalt der Natur mit all ihren Farben, Formen und Düften entdeckte. Damals war es jedoch mehr eine stille Begeisterung, ein intuitives Spüren, dass diese Pflanzen mehr bieten als nur ihre äußere Schönheit. Mit der Zeit und im Laufe meiner Studien entdeckte ich zunehmend, welch tiefgreifende Wirkung diese unscheinbaren Helfer aus der Natur auf Körper und Geist haben können. In den letzten Jahren hat sich unser Verständnis für die Bedeutung der mentalen Gesundheit stark verändert. Wir leben in einer Zeit, in der immer mehr Menschen unter Stress, Angstzuständen und innerer Unruhe leiden. Doch oft sind wir zu sehr auf schnelle Lösungen und moderne Medikamente aus, ohne zu erkennen, dass die Natur seit Jahrhunderten bewährte Antworten bereithält. Wildpflanzen sind nicht nur eine Bereicherung für unsere Küche oder Heilmittel gegen körperliche Leiden – sie besitzen eine erstaunliche Kraft, unser seelisches Gleichgewicht zu unterstützen und können uns helfen, innere Ruhe zu finden.

Dieses Buch soll eine Brücke schlagen zwischen dem alten Wissen über Wildpflanzen und den modernen Herausforderungen, denen wir im Bereich der mentalen Gesundheit gegenüberstehen. Es ist eine Einladung, wieder mehr auf die Weisheit der Natur zu vertrauen, innezuhalten und die heilende Kraft der Pflanzen zu entdecken, die oftmals direkt vor unserer Haustür wachsen. Dabei geht es nicht nur um wissenschaftliche Fakten, sondern auch um persönliche Erfahrungen und Geschichten, die ich auf meinem Weg gesammelt habe. Denn Wildpflanzen sind mehr als bloße Biologie – sie bieten uns eine Verbindung zu uns selbst und zur Welt um uns herum. Ich habe versucht, dieses Buch so zu gestalten, dass es sowohl für Neulinge als auch für erfahrene Pflanzenfreunde zugänglich ist. Die beschriebenen Pflanzen sind sorgfältig ausgewählt, und die Anwendungsmöglichkeiten sind leicht verständlich erklärt. Ziel ist es, den Leser Werkzeuge an die Hand zu geben, um ihre mentale Gesundheit auf natürliche Weise zu stärken – und dabei die Fülle und Kraft der Natur zu erleben.

Abschließend möchte ich meine tiefe Dankbarkeit zum Ausdruck bringen. Dieses Buch wäre ohne die Unterstützung und das Vertrauen meiner Familie und vor allem meinem Lebensgefährten nicht möglich gewesen. Mein besonderer Dank gilt Tina Eichner und Udo Seiler, die mich auf diesem Weg stets begleitet und inspiriert haben. Zudem danke ich Kornelia Schneider für Ihre große Unterstützung bei der Durchsicht der Texte. Ebenso danke ich Katharina Witfeld für ihre unermüdliche Unterstützung und wertvollen Beiträge und Wissensvermittlung. Gemeinsam haben sie alle mich ermutigt, meinen Weg zu gehen und dieses Werk zu vollenden.

Möge dieses Buch für alle, die es lesen, ein treuer Begleiter auf ihrem Weg zu mehr innerer Ruhe und Gelassenheit sein.

N.º 2.

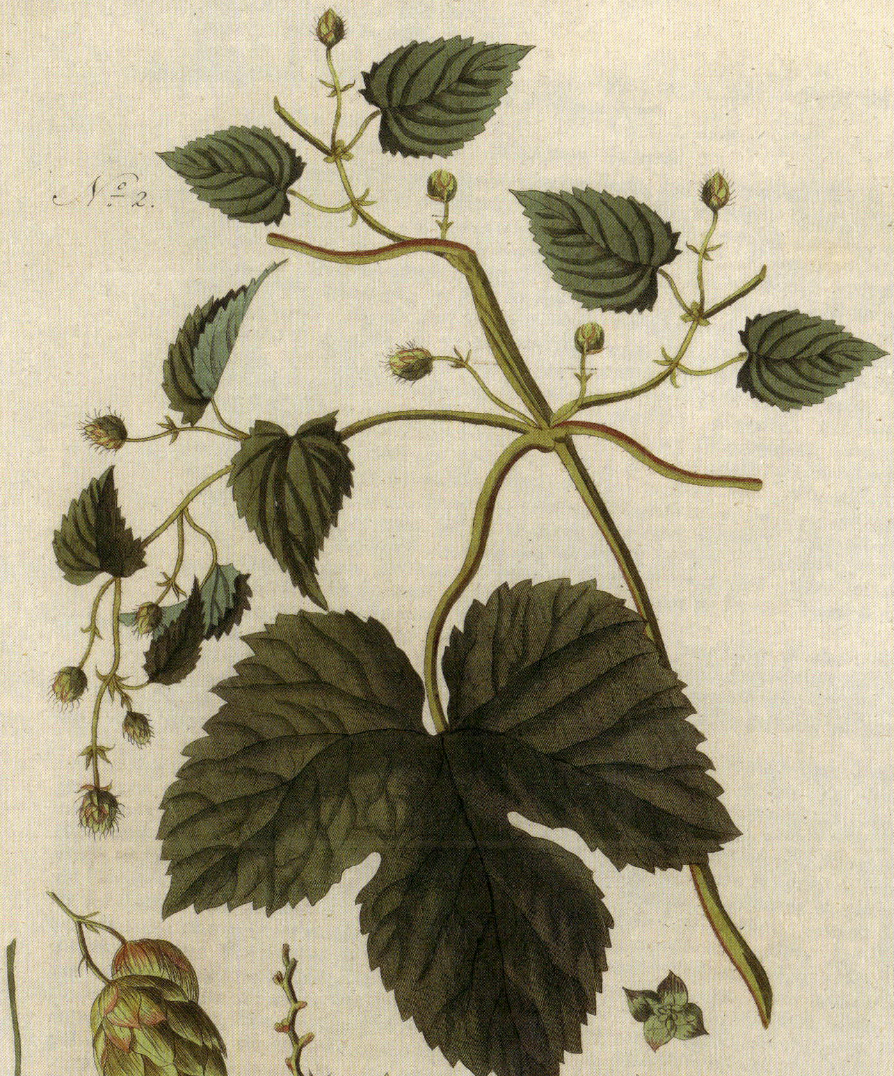

*Humulus Lupulus. Foemina.*

# Einleitung

## DIE STEIGENDE PRÄVALENZ PSYCHISCHER ERKRANKUNGEN

In den letzten Jahrzehnten ist weltweit ein alarmierender Anstieg psychischer Erkrankungen zu verzeichnen. Nach aktuellen Daten der Weltgesundheitsorganisation (WHO) leiden rund 450 Millionen Menschen an mentalen Störungen, was psychische Erkrankungen zu einer der Hauptursachen für Behinderungen und gesundheitliche Beeinträchtigungen macht. Allein in Deutschland sind jährlich etwa 18 Millionen Menschen von psychischen Erkrankungen betroffen, wobei Depressionen und Angststörungen die häufigsten Diagnosen darstellen. Mehrere Faktoren tragen zu dieser Entwicklung bei. Die Globalisierung und Digitalisierung haben das Leben beschleunigt und den Druck auf Individuen erhöht. Ständige Erreichbarkeit, hohe Erwartungen im Berufsleben, soziale Isolation bei zunehmender Verlagerung von Kontakten ins Internet, belasten die Psyche. Hinzu kommen Unsicherheiten durch politische Instabilitäten, wirtschaftliche Krisen und zuletzt globale Herausforderungen wie die COVID-19-Pandemie, die zu einer Zunahme von Stress, Angst und Depression geführt hat.

Besonders besorgniserregend ist der Anstieg psychischer Erkrankungen bei Jugendlichen und jungen Erwachsenen. Studien

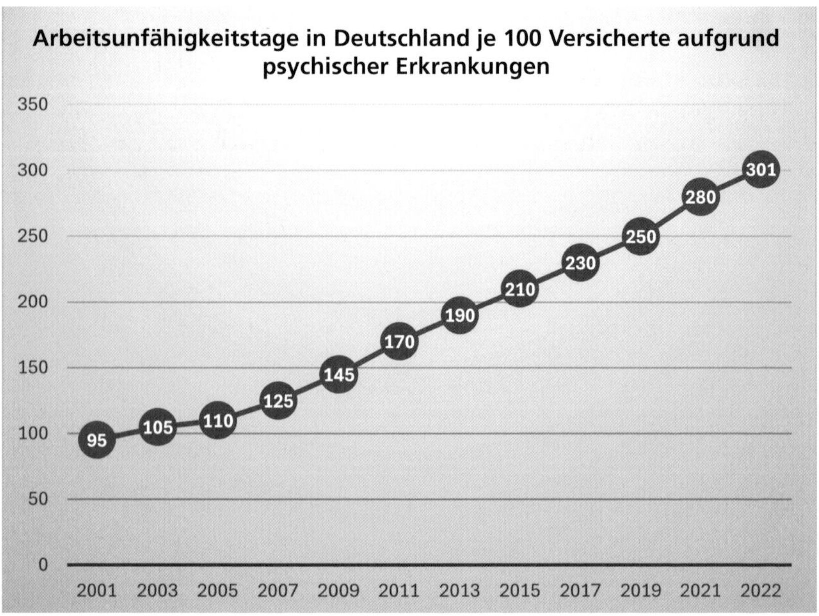


*Der Anstieg der Arbeitsunfähigkeitstage in Deutschland aufgrund psychischer Erkrankungen ist zwischen 2001 und 2022 von 95 auf 301 Tage pro 100 Versicherte gestiegen..*

zeigen, dass immer mehr junge Menschen unter Leistungsdruck, Mobbing und Identitätsproblemen leiden. Die Folgen sind nicht nur individuell spürbar, sondern haben auch gesellschaftliche Auswirkungen, etwa durch steigende Kosten im Gesundheitswesen und reduzierte Produktivität.

## RÜCKBESINNUNG AUF DIE HEILKRAFT DER NATUR

Angesichts dieser Entwicklungen wächst das Interesse an alternativen Ansätzen zur Förderung der mentalen Gesundheit. Eine Rückbesinnung auf die Natur und ihre Heilkräfte bietet hierbei vielversprechende Möglichkeiten. Pflanzen zur Behandlung von Krankheiten haben den Menschen seit den Anfängen des Homo Sapiens begleitet. Hippokrates, der Vater der Medizin, betonte die Bedeutung der Natur als Heilmittel: „Die Natur ist der Arzt der Krankheiten."
In der modernen Wissenschaft bestätigt sich zunehmend, was traditionelle Heiler seit Jahrtausenden wissen: Die Natur hat einen tiefgreifenden Einfluss auf unser Wohlbefinden. Studien belegen, dass Aufenthalte in der Natur Stresshormone reduzieren, den Blutdruck senken und die Stimmung heben können. Das Konzept des „Biophilia-Effekts" beschreibt die angeborene menschliche Neigung, sich zu anderen lebenden Systemen, vor allem den Pflanzen, hingezogen zu fühlen.
Aktuelle Trends wie „Waldbaden" auch genannt „Shinrin Yoku", eine in Japan entwickelte Praxis, bei der man bewusst Zeit im Wald verbringt, um Gesundheit und Wohlbefinden zu fördern, gewinnen auch in Europa an Popularität. Die sensorische Erfahrung der Natur stimuliert dabei das parasympathische Nervensystem, was zu Entspannung und Regeneration führt.

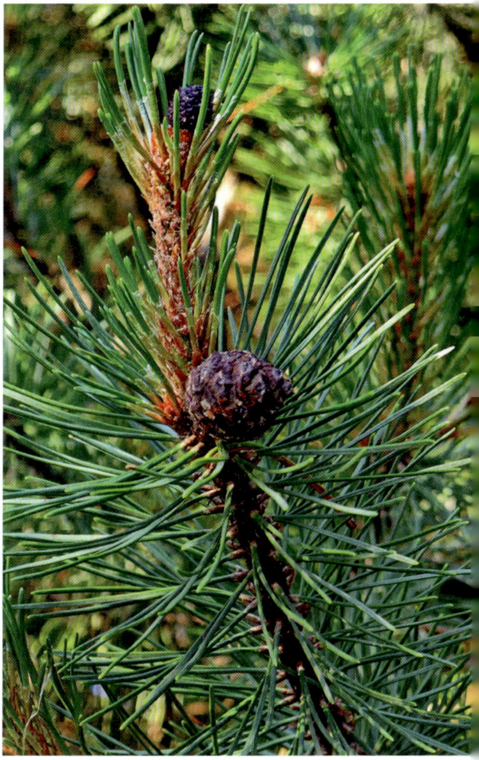

*Aus Kiefernnadeln und -zapfen werden Terpene, vor allem α-Pinen, freigesetzt, die beruhigend und gesundheitsfördernd wirken.*

## WILDPFLANZEN ALS WEG ZUR MENTALEN BALANCE

Wildpflanzen spielen eine zentrale Rolle in der Verbindung zwischen Mensch und Natur. Sie sind nicht nur passive Bestandteile unserer Umwelt, sondern aktive Akteure, die durch ihre Wirkstoffe direkt auf unsere Gesundheit einwirken können. Alle Pflanzen, sowohl kultivierte als auch Wildpflanzen verfügen über eine Vielfalt an sekundären Pflanzenstoffen, die sie im Laufe der Evolution zur Abwehr von Fressfeinden und zur Anpassung an ihre Umgebung

## Vielstoffgemisch *Panax ginseng* (Ginseng)

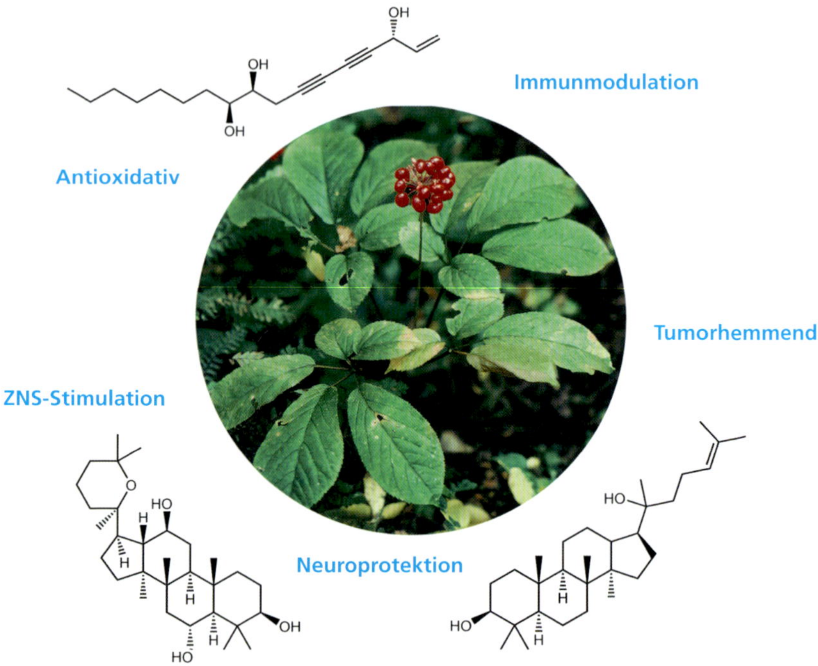


*Die Abbildung zeigt das Vielstoffgemisch in der Arzneipflanze* Panax ginseng *(Ginseng). Vielstoffgemische ermöglichen die komplexen und synergistischen Wirkungen von Ginseng und anderen Arzneipflanzen auf den menschlichen Organismus.*

entwickelt haben. Diese Vielfalt nennt man Vielstoffgemisch. Im Gegensatz zu synthetischen Arzneimitteln, die nur einen Stoff beinhalten, wirkt dieses Vielstoffgemisch bei pflanzlichen Arzneimitteln wie ein Uhrwerk zusammen, wodurch sich auch die Abwesenheit von Nebenwirkungen in vielen Fällen, je nach Dosis, erklären lässt.
Diese sekundären Pflanzenstoffe, wie Flavonoide, Alkaloide oder ätherische Öle, besitzen vielfältige pharmakologische Wirkungen. So ist beispielsweise bekannt, dass die Valerensäure im Baldrian beruhigend wirkt, während die Ginsenoside im Ginseng als Adaptogene den Körper widerstandsfähiger gegen Stress machen.
Das Sammeln und Verarbeiten von Wildpflanzen fördert nicht nur die körperliche Gesundheit, sondern wirkt sich auch positiv auf die Psyche aus. Das Eintauchen in die Natur schult Achtsamkeit, reduziert Stress und fördert ein Gefühl der Verbundenheit mit der Umwelt. Der Prozess des Sammelns, Verarbeitens und Anwendens von Wildpflanzen kann als meditative Praxis verstanden werden, die Körper und Geist in Einklang bringt.

Zudem ermöglicht das Wissen um die Heilkraft von Wildpflanzen eine selbstbestimmte Gesundheitsvorsorge. In einer Zeit, in der viele Menschen das Gefühl haben, die Kontrolle über ihr Leben zu verlieren, kann die Nutzung von Wildpflanzen zur mentalen Balance beitragen und das Selbstwirksamkeitsempfinden stärken.

## ZIELSETZUNG DES BUCHES UND ANLEITUNG ZUR NUTZUNG

Dieses Buch verfolgt das Ziel, Ihnen einen fundierten und praxisnahen Zugang zur Welt der Wildpflanzen für die mentale Gesundheit zu eröffnen. Es richtet sich an interessierte Laien, Betroffene, Naturliebhaber und Fachleute, die ihr Wissen vertiefen möchten.

## EIN WORT ZUR SICHERHEIT UND ETHIK:

Die Anwendung von Wildpflanzen erfordert Sorgfalt und Verantwortungsbewusstsein. Nicht alle Pflanzen sind für jeden Menschen gleichermaßen geeignet, und es können Wechselwirkungen mit anderen Medikamenten auftreten. Konsultieren Sie bei bestehenden Erkrankungen oder Unsicherheiten einen Arzt oder Apotheker.
Die Natur ist ein kostbares Gut, das es zu schützen gilt. Sammeln Sie nur so viel, wie Sie benötigen, und achten Sie darauf, geschützte oder giftige Arten zu meiden. Folgen Sie den Prinzipien der nachhaltigen und ethischen Sammelpraxis, um die Biodiversität zu erhalten.

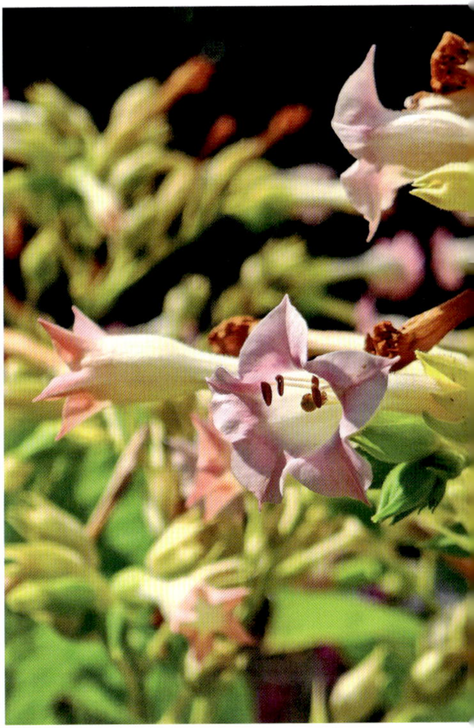

*Die Nikotinpflanze, birgt bei unsachgemäßem Gebrauch erhebliche Gesundheitsrisiken, ist aber auch ein Beispiel für die Potenz pflanzlicher Wirkstoffe.*

## ABSCHLIESSENDE GEDANKEN:

Die Heilkraft der Wildpflanzen steht uns allen zur Verfügung. Dieses Buch lädt Sie ein, sich auf eine Reise zu begeben – eine Reise in die Natur, zu den Pflanzen und letztlich zu sich selbst. Lassen Sie sich inspirieren, neues Wissen zu erwerben, alte Traditionen wiederzuentdecken und die Verbindung zur Natur zu stärken.

# Psychoaktive Pflanzen und ihre Wirkstoffgruppen

Die Pflanzenwelt bietet einen unglaublichen Reichtum an pharmakologisch wirksamen Verbindungen, die eine tiefgreifende Wirkung auf Körper und Geist haben. Diese sogenannten sekundären Pflanzenstoffe, die in Jahrmillionen der Evolution entstanden sind, dienen in erster Linie dem Schutz der Pflanzen selbst, bieten aber auch für den Menschen ein großes Potenzial zur Förderung des seelischen und körperlichen Wohlbefindens. In diesem Kapitel werden die wichtigsten pflanzlichen psychoaktiven Wirkstoffgruppen, ihre biochemischen Wirkungsmechanismen und ihr therapeutisches Potenzial ausführlich beschrieben.

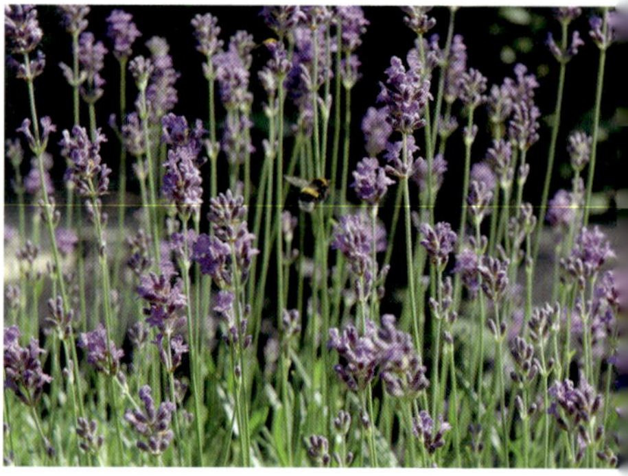

*Die leuchtenden Farben und der intensive Duft des Lavendels locken Bestäuber wie Bienen an, während die Blüten in Form und Struktur speziell an die Bedürfnisse dieser Bestäuber angepasst sind, was die Bestäubungseffizienz maximiert.*

## ÄTHERISCHE ÖLE: HELFER FÜR DAS SEELISCHE GLEICHGEWICHT

Ätherische Öle, auch flüchtige aromatische Substanzen genannt, werden in speziellen Drüsenzellen vieler Pflanzen gebildet und spielen eine zentrale Rolle in der Pflanzenökologie. Sie helfen den Pflanzen, Schädlinge abzuwehren, Bestäuber anzulocken und ihr eigenes Wachstum zu regulieren. Beim Menschen haben ätherische Öle sowohl physiologische als auch psychologische Wirkungen.

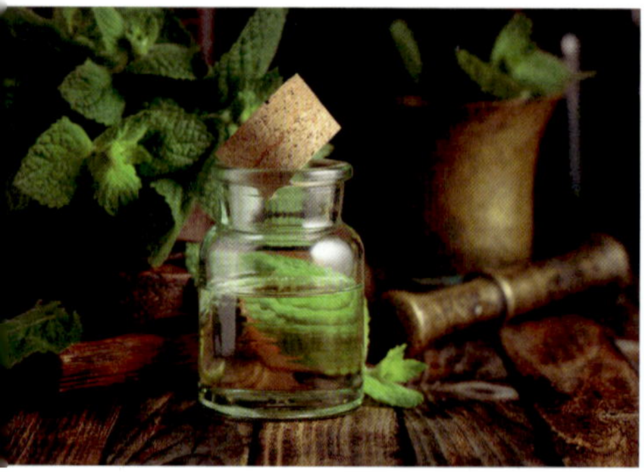

*Das Öl der Pfefferminze ist für seine erfrischende Wirkung bekannt und wird in der Naturheilkunde vielfältig eingesetzt.*

In der Aromatherapie macht man sich die Fähigkeit von ätherischen Ölen zunutze, emotionale Zustände zu modulieren. So können diese je nach Zusammensetzung eine Stimmungsaufhellung oder tiefe Entspannung bewirken, indem sie direkt auf das limbische System des Gehirns einwirken, das für Emotionen und Gedächtnis zuständig ist.

Zwei davon seien hier exemplarisch vorgestellt.

Ein prominentes Beispiel ist das Lavendelöl (*Lavandula angustifolia*), das für seine beruhigende und angstlösende Wirkung bekannt ist. Die Hauptbestandteile dieses Öls, Linalool und Linalylacetat, wirken auf das zentrale Nervensystem, indem sie die Aktivität des hemmenden Neurotransmitters Gamma-Aminobuttersäure (GABA) modulieren. GABA bindet an spezifische Rezeptoren im Gehirn und fördert die Hemmung der neuronalen Erregung, was zu einer Beruhigung des zentralen Nervensystems führt. Lavendelöl hat in klinischen Studien gezeigt, dass es sowohl Stress als auch Schlaflosigkeit lindern kann.

## FLAVONOIDE UND PHENOLSÄUREN: SCHUTZ FÜR KÖRPER UND GEIST

Flavonoide sind pflanzliche Naturstoffe, die in fast allen Pflanzen vorkommen. Sie verleihen vielen Blüten, Früchten und Blättern ihre leuchtenden Farben, zum Beispiel das Rot der Kirschen oder das Gelb der Zitronen. In der Pflanzenwelt dienen Flavonoide als Schutzmechanismus gegen schädliche Umwelteinflüsse wie UV-Strahlung und oxidativen Stress.

Auch für uns Menschen sind Flavonoide von großer Bedeutung. Sie wirken als Antioxidantien und helfen, unsere Zellen vor Schäden durch freie Radikale zu schützen. Außerdem haben einige Flavonoide entzündungshemmende Eigenschaften. Das bedeutet, dass sie Entzündungen im Körper reduzieren und so zur Vorbeugung oder Linderung verschiedener Krankheiten beitragen können.

Interessanterweise hat die Forschung gezeigt, dass bestimmte Flavonoide auch angstlösend wirken können. Sie könnten also helfen, Stress und Angstgefühle abzubauen und das allgemeine Wohlbefinden zu verbessern.

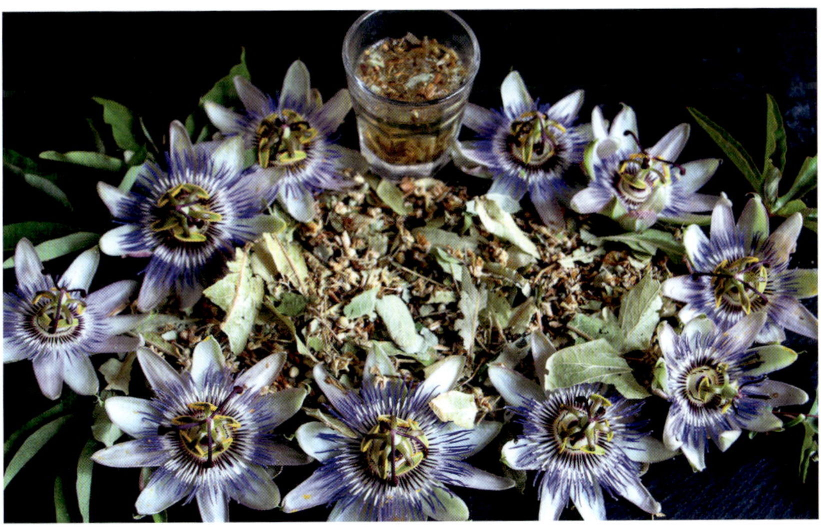

*Die Passionsblume galt seit jeher als pflanzliches Mittel zur „Beruhigung der Seele“ und zur Förderung der geistigen Gelassenheit.*

Ein Beispiel für ein angstlösendes Flavonoid ist Apigenin, das in der Passionsblume (*Passiflora incarnata*) und der Kamille (*Matricaria chamomilla*) vorkommt. Apigenin wirkt direkt auf die Rezeptoren im Gehirn, die normalerweise durch synthetische Anxiolytika, also angstlösende Stoffe, wie Lorazepam aktiviert werden. Durch die Bindung an diese Rezeptoren fördert Apigenin die physische und psychische Beruhigung ohne die starken Nebenwirkungen synthetischer Sedativa. Gleichzeitig sind Arzneimittel wie Lorazepam essenziell und notwendig, da sie binnen Minuten wirken und damit bei Notfällen, wie epileptischen Anfällen oder starken Panikattacken eine Lösung bieten. Quercetin und Kämpferol, die in *Ginkgo biloba* (Ginkgoblättern) und *Tilia cordata* (Lindenblüten) vorkommen, sind starke Antioxidantien und haben entzündungshemmende Eigenschaften. Sie fördern die Durchblutung, insbesondere im Gehirn, und können so die kognitiven Funktionen und das Gedächtnis verbessern. Diese positiven Effekte lassen sich darauf zurückführen, dass bestimmte Pflanzenstoffe entzündungsfördernde Enzyme hemmen und den oxidativen Stress im Gehirn reduzieren. Diese Eigenschaften schützen die Nervenzellen und können dazu beitragen, das Risiko für neurodegenerative Erkrankungen, wie Alzheimer oder Parkinson, zu senken. Rosmarinsäure, eine Phenolsäure, die in der Melisse (*Melissa officinalis*) vorkommt, wirkt stimmungsaufhellend, indem sie den Abbau der Neurotransmitter Serotonin und Dopamin hemmt und somit zur Regulierung von Stimmung und Emotionen beiträgt.

## IRIDOIDE UND SESQUITERPENE: KOMPLEXE MOLEKÜLE MIT BERUHIGENDER WIRKUNG

Sesquiterpene sind pharmakologisch wirksame Verbindungen, die in vielen Arzneipflanzen vorkommen und sowohl in ihrer Struktur als auch in ihrem Wirkmechanismus sehr komplex sind. Ein wichtiges Sesquiterpen ist die Valerensäure aus Baldrian (*Valeriana officinalis*), die seit Jahrhunderten wegen ihrer beruhigenden und angstlösenden Eigenschaften verwendet wird. Valerensäure moduliert die GABA-A-Rezeptoren im Gehirn und erhöht die GABA-Konzentration, was zu einer Beruhigung des zentralen Nervensystems führt und Angstzustände lindert.
Iridoide sind Monoterpene und unterscheiden sich chemisch von den Sesquiterpenen in der Anzahl der Kohlenstoffatome. Ein interessantes Iridoid ist Ajugol, das aus dem Herzgespann auch Löwenschwanz oder Herzspannkraut genannt (*Leonurus cardiaca*), gewonnen wird. Ajugol wirkt beruhigend auf das Herz-Kreislauf-System und hat in klinischen Studien eine lindernde Wirkung bei nervösen Herzbeschwerden wie Herzklopfen und Herzstolpern gezeigt. Diese Wirkungen gehen auf die Fähigkeit von Ajugol zurück, den Tonus des sympathischen Nervensystems zu senken und die Freisetzung von Adrenalin zu reduzieren.

## ALKALOIDE UND PURINALKALOIDE: STIMULIEREND UND ENTSPANNEND

Alkaloide sind stickstoffhaltige Verbindungen, die oft eine starke physiologische Wirkung entfalten. Je nach Struktur und Konzentration können sie anregend oder beruhigend wirken. Ein bekanntes Beispiel ist das Koffein, das in Kolasamen (*Cola nitida*) und Blättern des Matestrauchs (*Ilex paraguariensis*) vorkommt. Koffein wirkt in erster Linie durch die Blockade von Adenosinrezeptoren im Gehirn, was zu einer vermehrten Ausschüttung von Dopamin und Noradrenalin führt. Diese Neurotransmitter fördern Wachheit und Konzentration, indem sie die Aktivität der Gehirnzellen steigern und Müdigkeit unterdrücken. Ein weiterer interessanter Wirkstoff ist Theanin aus grünem Tee (*Camellia sinensis*). Trotz seines Koffeingehalts fördert grüner Tee einen Zustand entspannter Wachsamkeit. Theanin erhöht die Produktion von Alphawellen im Gehirn, die mit einem Zustand tiefer Entspannung und geistiger Klarheit in Verbindung gebracht werden. Außerdem beeinflusst Theanin das GABA- und das Serotoninsystem, was zum Stressabbau und zur Stimmungsaufhellung beiträgt.

## SAPONINE UND GLYKOSIDE: NATÜRLICHE ADAPTOGENE ZUR STRESSBEWÄLTIGUNG

Saponine und Glykoside sind Verbindungen, die häufig in Adaptogenen vorkommen – Pflanzen, die dem Körper helfen, besser mit Stress umzugehen. Ein bemerkenswertes Beispiel sind die Ginsenoside aus Koreanischem Ginseng (*Panax ginseng*), deren adaptogene Eigenschaften dem Körper helfen, sich an physischen und psychischen Stress anzupassen. Ginsenoside regulieren das Hormonsystem, insbesondere die Achse zwischen Hypothalamus, Hypophyse und Nebennieren, wodurch die Ausschüttung von Stresshormonen wie Cortisol reduziert wird.

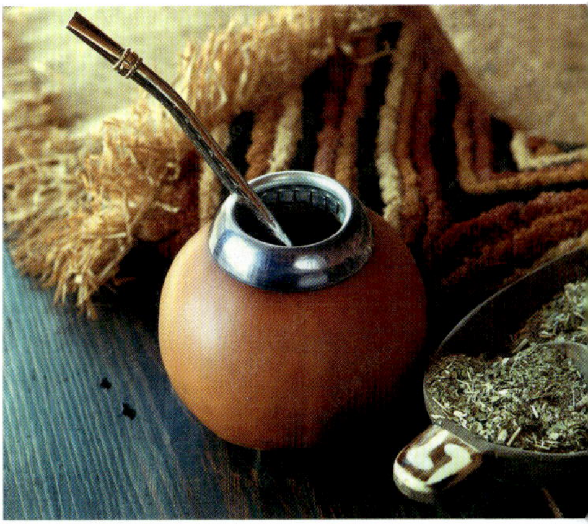

Calabaza *und* Bombilla *symbolisieren die reichen ethnobotanischen Traditionen der indigenen Völker Südamerikas.*

Eleutheroside aus der Taigawurzel (*Eleutherococcus senticosus*) haben ebenfalls eine adaptogene Wirkung und verbessern die Erholung nach intensiver Belastung. Studien haben gezeigt, dass diese Verbindungen die geistige und körperliche Leistungsfähigkeit verbessern, indem sie die Energieproduktion in den Zellen steigern und oxidativen Stress reduzieren.

## PHENYLPROPANOIDE UND LIGNANE: SCHUTZ GEGEN OXIDATIVEN STRESS

Phenylpropanoide und Lignane, wie sie in der Rosenwurz (*Rhodiola rosea*) vorkommen, haben starke antioxidative Eigenschaften. Sie modulieren die Stressantwort des Körpers, indem sie die Aktivität von Stresshormonen regulieren und den oxidativen Stress in den Zellen reduzieren. Dies schützt die Zellen vor den schädlichen Auswirkungen freier Radikale, die durch chronischen Stress oder Umweltbelastungen entstehen.

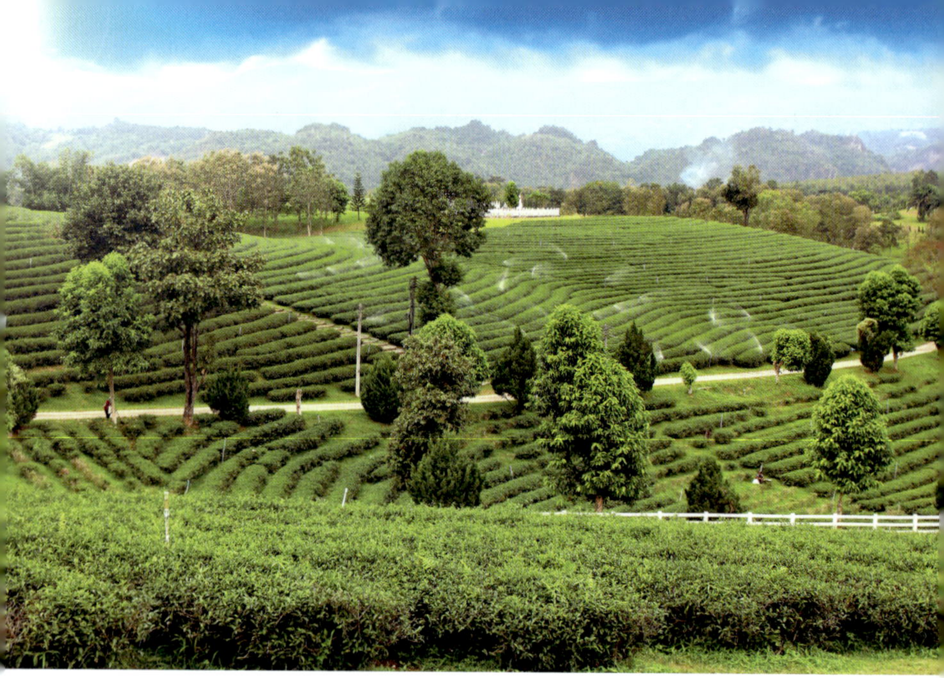

*Grüner Tee wird in der Traditionellen Chinesischen Medizin (TCM) wegen seiner kühlenden Wirkung geschätzt und dient dazu, Hitze aus dem Körper abzuleiten, den Geist zu klären und das Gleichgewicht von Yin und Yang zu unterstützen.*

## POLYPHENOLE UND TANNINE: ANTIOXIDATIVE KRAFTPAKETE

Polyphenole wie die Catechine aus grünem Tee (*Camellia sinensis*) sind starke Antioxidantien, die die Zellen vor oxidativen Schäden schützen und so das Risiko für chronische Krankheiten wie Herz-Kreislauf-Probleme und neurodegenerative Erkrankungen senken. Die in den Blättern des Mate-Strauches (*Ilex paraguariensis*) enthaltenen Gerbstoffe haben entzündungshemmende und adstringierende Eigenschaften, die die Verdauung fördern und den Blutzuckerspiegel regulieren. Acteosid aus der Schwarznessel (*Ballota nigra*) hat sich als starkes Antioxidans und Neuroprotektivum erwiesen. Es neutralisiert freie Radikale und schützt die Nervenzellen vor oxidativen Schäden, die bei chronischem Stress oder neurodegenerativen Erkrankungen auftreten können. Die antioxidativen und entzündungshemmenden Eigenschaften von Acteosid bieten ein vielversprechendes Potenzial für die Behandlung von Angstzuständen und stressbedingten neurologischen Störungen.

## DIE WEISHEIT DER NATUR FÜR DIE SEELISCHE GESUNDHEIT

Die Wirkstoffgruppen der psychoaktiven Pflanzen zeigen eindrucksvoll, wie komplex und vielfältig die Natur ist. Jede Pflanze enthält eine einzigartige Kombination pharmakologisch wirksamer Moleküle, die gezielt zur Förderung des körperlichen und seelischen Wohlbefindens eingesetzt werden kann. Pflanzeninhaltsstoffe wie Flavonoide, Alkaloide, ätherische Öle und Saponine bieten natürliche Alternativen zur Stressbewältigung, zur Förderung der Entspannung und zur Verbesserung der kognitiven Funktionen. Durch die Erforschung und Anwendung dieser pflanzlichen Wirkstoffe können wir unser Wohlbefinden ganzheitlich unterstützen und von den langfristigen Vorteilen dieser natürlichen Substanzen profitieren.

## VERANTWORTUNGSVOLLER UMGANG MIT HEILPFLANZEN: WECHSELWIRKUNGEN UND NEBENWIRKUNGEN BEACHTEN

Heilpflanzen erfreuen sich großer Beliebtheit, denn sie bieten natürliche Alternativen zu synthetischen Arzneimitteln und unterstützen auf sanfte Weise das Wohlbefinden. Doch auch hier gilt: Nicht alles aus der Natur ist frei von Risiken. Der Umgang mit Heilpflanzen erfordert Achtsamkeit und ein grundlegendes Verständnis der in den Pflanzen enthaltenen Wirkstoffe. Denn Heilpflanzen können ebenso wie konventionelle Arzneimittel Neben- und Wechselwirkungen hervorrufen, insbesondere wenn sie zusammen mit anderen Medikamenten eingenommen werden. Ein bekanntes Beispiel ist das Johanniskraut (*Hypericum perforatum*), das in der traditionellen Medizin seit Jahrhunderten zur Behandlung von Depressionen eingesetzt wird. Was viele nicht wissen: Johanniskraut kann den Abbau von Medikamenten im Körper deutlich beschleunigen. Dazu aktiviert es Enzyme wie Cytochrom-P450, die in der Leber für den Abbau von Arzneistoffen zuständig sind. Dadurch kann die Wirkung von Medikamenten wie Antidepressiva, Antibabypillen oder Blutverdünnern abgeschwächt werden, was schwerwiegende Folgen haben kann. Deshalb sollte vor der Einnahme von Johanniskraut immer ein Arzt befragt werden, um gefährliche Wechselwirkungen zu vermeiden. Ein weiteres Beispiel ist das Koffein, das nicht nur in Kaffee, sondern auch in Pflanzen wie Kola und Mate vorkommt. Während Koffein in moderaten Mengen als anregend und konzentrationsfördernd gilt, kann es bei übermäßigem Konsum zu unangenehmen Nebenwirkungen führen. Herzrasen, Bluthochdruck und Schlafstörungen sind häufige Begleiterscheinungen hoher Koffeinmengen, die vor allem Menschen mit Herz-Kreislauf-Problemen oder Angststörungen belasten können. Für diese Personengruppen ist besondere Vorsicht geboten – ein bewusster und maßvoller Umgang mit koffeinhaltigen Pflanzen ist ratsam.

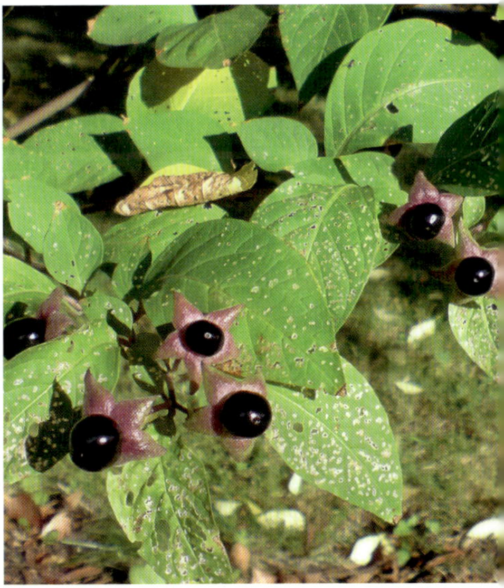

Atropa belladonna, *die Tollkirsche. Eine kulturgeschichtlich bedeutende Gift- und Heilpflanze. Von dem Verzehr der Früchte wird abgeraten.*

Neben den pharmakologischen Wirkungen sind auch mögliche allergische Reaktionen zu beachten. Vor allem Menschen mit empfindlicher Haut oder einer Neigung zu Allergien reagieren häufig auf bestimmte Pflanzenbestandteile oder ätherische Öle. Die Anwendung neuer Pflanzen oder pflanzlicher Produkte sollte daher immer mit Vorsicht und in kleinen Mengen erfolgen, um das Risiko einer allergischen Reaktion zu minimieren.

Ein weiterer wichtiger Aspekt beim Umgang mit Heilpflanzen ist die Qualität der verwendeten Produkte. Da die Konzentration der Wirkstoffe stark schwanken kann, ist es wichtig, nur Produkte aus seriösen und vertrauenswürdigen Quellen zu wählen. Außerdem sollte immer die empfohlene Dosierung eingehalten werden. Eine Überdosierung kann auch bei pflanzlichen Präparaten zu toxischen Wirkungen führen. Im Zweifelsfall ist es ratsam, einen Arzt oder Apotheker zu konsultieren, um sicherzustellen, dass die Einnahme unbedenklich ist.

## EIN AUSFLUG IN DIE NEUROBIOLOGIE

Unsere psychische Gesundheit wird durch ein komplexes Netzwerk von Botenstoffen und Nervenzellen gesteuert. Neurotransmitter wie Serotonin, Dopamin und GABA spielen dabei eine zentrale Rolle. Sie regulieren die Stimmung, das Verhalten und die kognitiven Funktionen. Wird dieses empfindliche Gleichgewicht gestört – etwa durch Stress oder psychische Belastungen – kann dies zu Problemen wie Depressionen oder Schlafstörungen führen. Heilpflanzen bieten eine natürliche Möglichkeit, in diese biochemischen Prozesse einzugreifen. Johanniskraut (*Hypericum perforatum*) beispielsweise hemmt die Wiederaufnahme von Serotonin, sodass dieses „Glücks-

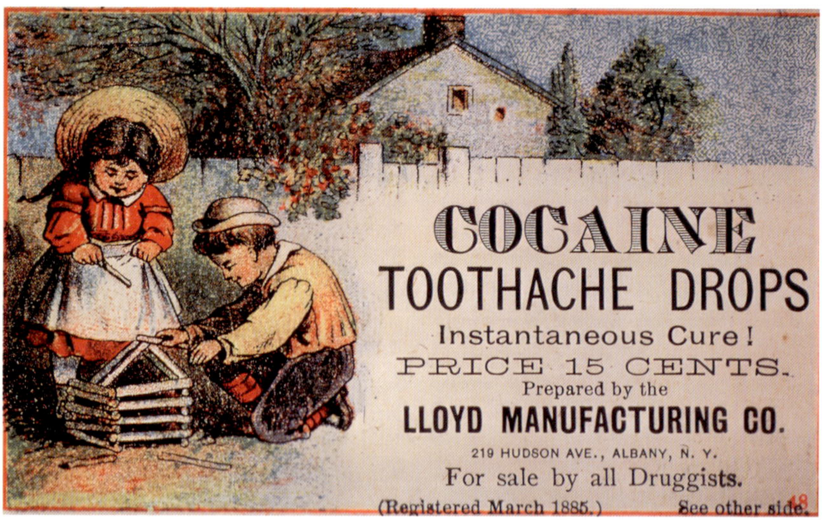


*Ein nostalgisches Werbeplakat: Ein alter Heilmittel-Slogan für „Cocaine Toothache Drops" – ein verblüffender Einblick in die medizinischen Mythen des 19. Jahrhunderts.*

| Neurotransmitter | Hauptfunktionen | Rezeptoren | Assoziierte Störungen |
|---|---|---|---|
| Serotonin | – Reguliert Stimmung, Schlaf, Appetit<br>– Verdauung<br>– Schmerzwahrnehmung | 5-HT1–5-HT7-Rezeptoren | Depression, Angststörungen, Migräne, Reizdarmsyndrom |
| Dopamin | – Belohnung/Motivation<br>– Motorik<br>– Kognition & Aufmerksamkeit | D1–D5-Rezeptoren | Parkinson, Schizophrenie, Suchterkrankungen, ADHS |
| Noradrenalin | – Stressantwort („Fight-or-Flight“)<br>– Wachheit<br>– Blutdruckregulation | α1-, α2-, β1–β3-Adrenozeptoren | Angststörungen, Depression, Bluthochdruck |
| GABA | – Reduziert neuronale Erregung<br>– Angstlinderung<br>– Muskelentspannung | GABA-A, GABA-B-Rezeptoren | Epilepsie, Angststörungen, Schlaflosigkeit |
| Histamin | – Wachheit<br>– Immunantwort (Allergien)<br>– Magensäureproduktion | H1–H4-Rezeptoren | Allergien, Schlafstörungen, Magengeschwüre |
| Glutamat | – Hauptexzitator im ZNS<br>– Synaptische Plastizität<br>– Lernen & Gedächtnis | NMDA-, AMPA-, Kainat-Rezeptoren | Epilepsie, Schlaganfall, neurodegenerative Erkrankungen |
| Anandamid | – Schmerzmodulation<br>– Appetitregulierung<br>– Stressreduktion & Euphorie | CB1-, CB2-Rezeptoren | Chronische Schmerzen, Angststörungen, Appetitstörungen |

hormon“ länger im synaptischen Spalt verweilt.
Dadurch kann es ähnlich wie synthetische Antidepressiva stimmungsaufhellend wirken. Baldrian wiederum wirkt auf die GABA-Rezeptoren, die den hemmenden Neurotransmitter GABA aktivieren. Dadurch wird das Nervensystem beruhigt und Stress abgebaut, was Baldrian zu einem beliebten Mittel bei Schlafstörungen macht. Auch *Ginkgo biloba* hat beeindruckende neurobiologische Wirkungen. Er verbessert die Durchblutung des Gehirns und schützt die Nervenzellen vor oxidativem Stress, was die kognitiven Funktionen unterstützt und das Gedächtnis stärkt. Diese Schutzwirkung ist besonders bei älteren Menschen von Bedeutung, da der natürliche Alterungsprozess zu einem kognitiven Abbau führt.
Adaptogene wie Taigawurzel greifen direkt in das Stressmanagement des Körpers ein, indem sie die Cortisolproduktion regulieren und die Hypothalamus-Hypophysen-Nebennierenrinden-Achse ausgleichen. Sie stärken die Widerstandskraft des Körpers gegen psychische und physische Belastungen und helfen so, die Auswirkungen von chronischem Stress zu mildern.
Heilpflanzen greifen also gezielt in biochemische Prozesse im Gehirn ein, indem sie Botenstoffe beeinflussen, Nervenzellen schützen oder Stressreaktionen regulieren. Diese neurobiologischen Effekte zeigen, wie eng der Mensch mit der Natur verbunden ist – und wie Pflanzen uns auf natürliche Weise zu seelischem Wohlbefinden und Ausgeglichenheit verhelfen können.

# Die Grundlagen der Psychopathologie und Pathophysiologie

Die **Psychopathologie** befasst sich mit dem abnormen – also von einer angenommenen Norm abweichenden – psychischen Erleben und Verhalten des Menschen, insbesondere mit den Ursachen, Symptomen und Verlaufsformen psychischer Störungen. Sie bildet die Grundlage für das Verständnis psychischer Erkrankungen wie Depressionen, Angststörungen, Schizophrenie und bipolare Störungen. Ein zentrales Anliegen der Psychopathologie ist es, kognitive, emotionale und Verhaltensstörungen zu erfassen und in diagnostische Kategorien einzuordnen, um so die Grundlage für therapeutische Maßnahmen zu schaffen.

Die **Pathophysiologie** hingegen beschäftigt sich mit den Funktionsstörungen und Krankheitsprozessen im Körper, die psychischen Erkrankungen zugrunde liegen. Hier wird untersucht, wie biologische, neuronale und chemische Veränderungen, zum Beispiel ein Ungleichgewicht von Botenstoffen oder strukturelle Veränderungen im Gehirn, zu psychischen Symptomen führen. Beide Disziplinen sind eng miteinander verknüpft, da viele psychische Erkrankungen sowohl auf psychologische als auch auf biologische Faktoren zurückzuführen sind.

## DER AUFBAU UNSERES NERVENSYSTEMS

Das menschliche Nervensystem ist ein hochkomplexes System, das alle körperlichen und geistigen Funktionen koordiniert und sich in das zentrale Nervensystem (ZNS) und das periphere Nervensystem (PNS) gliedert. Das ZNS, bestehend aus Gehirn und Rückenmark, dient als zentrale Steuerungseinheit. Es verarbeitet die von den Sinnesorganen aufgenommenen Informationen und gibt motorische Befehle an die verschiedenen Körperteile. Das PNS, das alle Nerven außerhalb des Gehirns und des Rückenmarks umfasst, sorgt für die Kommunikation zwischen dem ZNS und dem Rest des Körpers, einschließlich der Muskeln, Organe und der Haut. Das PNS wird in das somatische und das autonome Nervensystem unterteilt.

Das somatische Nervensystem steuert willkürliche Bewegungen und leitet sensorische Informationen von Sinnesorganen wie Haut, Augen, Ohren, Zunge und Nase an das Gehirn weiter. Wird beispielsweise ein heißer Gegenstand berührt, registrieren reizempfindliche Zellen in der Haut den Reiz und das Gehirn sendet Signale, um eine Reaktion wie das Loslassen des Gegenstandes auszulösen. Das autonome Nervensystem hingegen steuert unbewusste, lebenswichtige Prozesse wie Herzschlag,

Atmung und Verdauung. Es besteht aus dem sympathischen und dem parasympathischen Nervensystem, die gegensätzliche Aufgaben zur Aufrechterhaltung des inneren Gleichgewichts erfüllen.
Das sympathische Nervensystem wird in Stresssituationen aktiviert und versetzt den Körper in einen „Kampf-oder-Flucht"-Modus, indem es die Ausschüttung von Hormonen wie Adrenalin und Cortisol fördert. Diese Hormone erhöhen die Herzfrequenz, den Blutdruck und die Atemfrequenz, während die Verdauung verlangsamt wird, um Energie für die akute Stressbewältigung zu sparen. Das parasympathische Nervensystem hingegen fördert die Erholung und Regeneration des Körpers nach Stress, indem es die Herzfrequenz senkt, die Verdauung unterstützt und für Entspannung sorgt. Auf diese Weise wird der Körper wieder in einen Zustand des Gleichgewichts versetzt, der für die langfristige Gesundheit unerlässlich ist.
Die Begriffe „sensorischer Input" und „motorischer Output" verdeutlichen die enge Wechselwirkung zwischen ZNS und PNS. Sensorische Informationen aus der Umwelt werden über periphere Nerven an das ZNS weitergeleitet und dort verarbeitet, um Reaktionen wie Bewegung oder Schmerzempfinden zu ermöglichen. Der motorische Output beschreibt die Befehle, die das ZNS über motorische Nervenfasern an die Muskeln sendet, um willkürliche

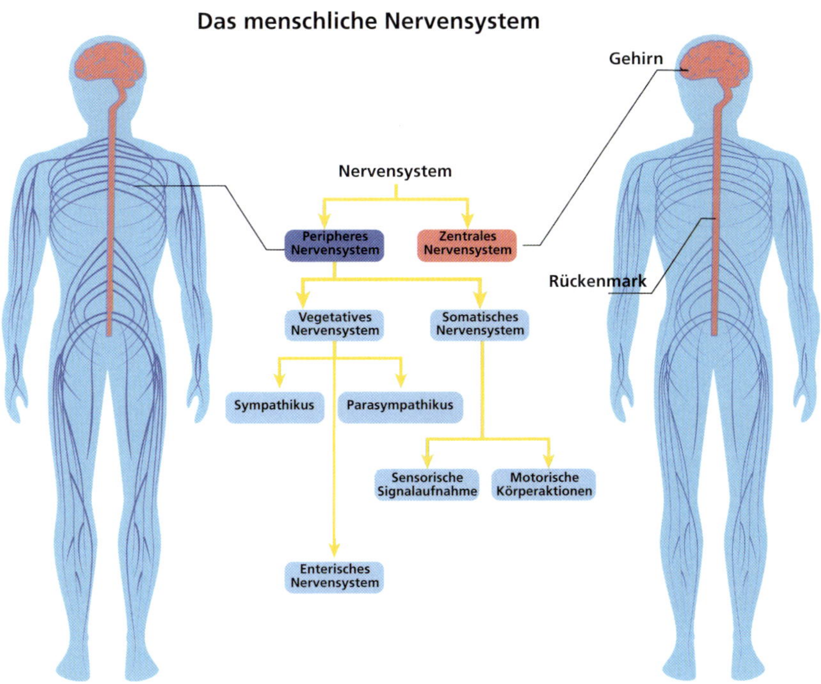

Bewegungen auszuführen. Dieses Zusammenspiel gewährleistet eine reibungslose Koordination von Wahrnehmung und Reaktion auf Reize, wodurch komplexe motorische Abläufe wie Gehen oder Greifen erst möglich werden.
Eine Dysregulation des Nervensystems, insbesondere des sympathischen und parasympathischen Nervensystems, spielt eine entscheidende Rolle bei der Entstehung vieler psychischer und psychosomatischer Erkrankungen wie Stress, Angstzuständen, Depressionen, Spannungskopfschmerzen und Schlafstörungen. Eine Überaktivierung des sympathischen Nervensystems führt zu einer chronischen Ausschüttung von Stresshormonen wie Adrenalin und Cortisol, die den Körper in ständige Alarmbereitschaft versetzen. Dies kann langfristig zu Erschöpfung, Bluthochdruck, Herzrhythmusstörungen und Muskelverspannungen führen, während Neurotransmitter wie Noradrenalin die Wachsamkeit und Reaktionsbereitschaft erhöhen. Ein Ungleichgewicht dieser Mechanismen kann zu chronischen Angstzuständen und Schlafstörungen führen.
Depressionen werden häufig mit einem Mangel an Serotonin, Dopamin und Noradrenalin in Verbindung gebracht. Ein niedriger Serotoninspiegel stört die Stimmungsregulation, was zu Symptomen wie Antriebslosigkeit und Traurigkeit führt. Das Zusammenspiel von ZNS und PNS spielt auch eine Rolle bei körperlichen Symptomen wie Müdigkeit und Kopfschmerzen, die häufig mit Depressionen einhergehen.
Spannungskopfschmerzen werden häufig durch stressbedingte Muskelverspannungen hervorgerufen. Serotonin beeinflusst sowohl die Schmerzwahrnehmung als auch die Muskelentspannung, was eine vorbeugende Wirkung haben kann. Schlafstörungen hängen häufig mit einer Dysregulation des GABA-Systems zusammen, das die neuronale Erregung hemmt und so Entspannung und Schlaf fördert. Ein Ungleichgewicht in diesem System, insbesondere im limbischen System, kann zu Schlaflosigkeit und innerer Unruhe führen.
Therapeutisch bietet die Modulation dieser Systeme durch pflanzliche Mittel wie Rosenwurz oder Johanniskraut eine vielversprechende Möglichkeit zur Behandlung von Stress und Angstzuständen. Johanniskraut wirkt als Serotonin-Wiederaufnahmehemmer, hebt also die Stimmung, fördert die Entspannung und damit den Schlaf. Dieser natürliche Ansatz zeigt, wie eng das Zusammenspiel von Nervensystemen und Neurotransmittern mit der psychischen und physischen Gesundheit verbunden ist.

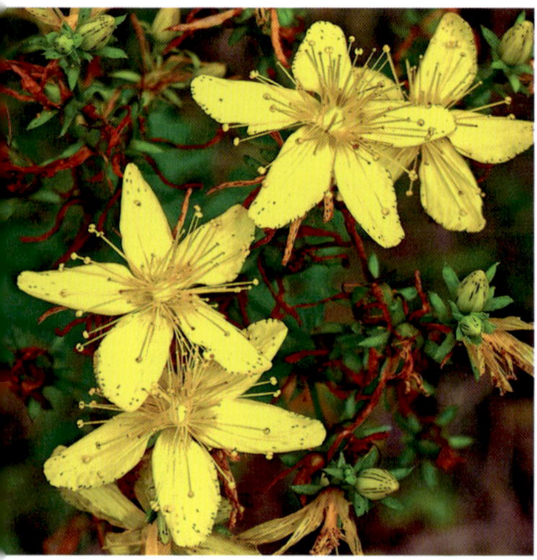

*Johanniskraut (*Hypericum perforatum*), das wohl am besten erforschte pflanzliche Arzneimittel weltweit.*

## UNRUHEZUSTÄNDE UND NERVOSITÄT: WENN DIE INNERE RUHE SCHWINDET

### Symptome von Unruhezuständen und Nervosität

Ständige innere Anspannung und Unruhe

- Zittern, Schwitzen und Herzklopfen
- Schwierigkeiten, sich zu entspannen oder still zu sitzen
- Nervosität in sozialen Situationen oder vor wichtigen Ereignissen

### Pathophysiologie und Ätiologie

Unruhezustände und Nervosität sind häufige Symptome, die sowohl auf körperliche als auch auf psychische Ursachen zurückgeführt werden können. Sie stehen in enger Verbindung mit einem erhöhten Aktivitätsniveau des sympathischen Nervensystems. Dieses aktiviert die „Kampf-oder- Flucht"-Reaktion des Körpers, was zu einer verstärkten Ausschüttung von Adrenalin und Noradrenalin führt. Ursachen für anhaltende Nervosität sind oft stressbedingte Faktoren, ungünstige Lebensgewohnheiten wie übermäßiger Koffeinkonsum, aber auch tiefer liegende psychische Probleme wie Angststörungen oder posttraumatische Belastungsstörungen.

### Psychoedukation und Bewältigungsstrategien

Es ist wichtig, Strategien zur Regulierung der Anspannung zu entwickeln. Atemtechniken, Achtsamkeitsübungen und Meditation helfen, den Sympathikus zu beruhigen und das parasympathische Nervensystem zu aktivieren, was den Körper in einen Zustand der Entspannung versetzt. Heilpflanzen wie Baldrian und Melisse sind für ihre beruhigende Wirkung bekannt und können als Tee oder in Kapselform eingenommen werden.

## SCHLAFSTÖRUNGEN: DER GESTÖRTE RHYTHMUS

### Symptome von Schlafstörungen

- Schwierigkeiten beim Einschlafen oder Durchschlafen
- Frühes Erwachen und nicht erholsamer Schlaf
- Tagesmüdigkeit und Konzentrationsstörungen
- Reizbarkeit und Erschöpfung im Alltag

### Pathophysiologie und Ätiologie

Schlafstörungen können durch eine Vielzahl von Faktoren ausgelöst werden. Stress und übermäßige Aktivität des sympathischen Nervensystems führen häufig zu Schlafproblemen, indem sie den Körper in einem Zustand erhöhter Wachsamkeit halten. Die Neurotransmitter Serotonin und Melatonin spielen eine Schlüsselrolle im Schlaf-Wach-Rhythmus. Ein Mangel an Serotonin, das für das Wohlbefinden und die Entspannung verantwortlich ist, kann die Schlafqualität beeinträchtigen. Zudem können körperliche Erkrankungen wie Schlafapnoe oder psychische Störungen wie Depressionen und Angstzustände den Schlaf nachhaltig stören.

### Psychoedukation und Bewältigungsstrategien

Die Einhaltung einer strikten Schlafhygiene ist essenziell, um den natürlichen Schlaf-Wach-Rhythmus zu unterstützen. Dazu gehören feste Schlafzeiten, eine ruhige und dunkle Umgebung sowie der Verzicht auf stimulierende Substanzen wie

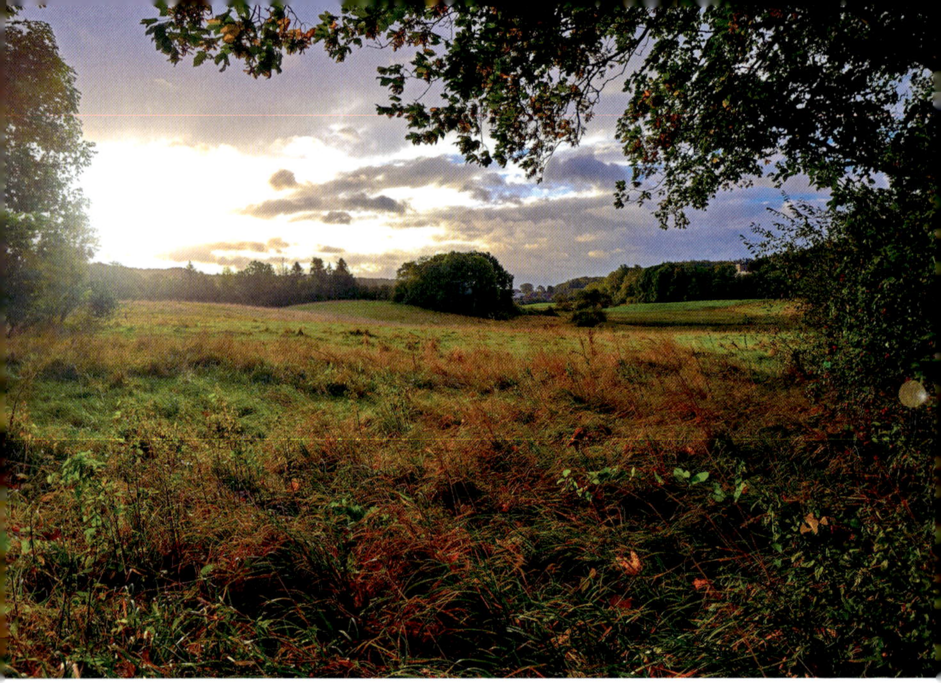

*Spaziergänge in der Natur, insbesondere im Wald, wirken sich positiv auf die Schlafqualität aus. Eine Studie hat gezeigt, dass Waldspaziergänge die Schlafdauer und -tiefe bei Personen mit Schlafproblemen verbessern können, insbesondere nach Spaziergängen am Nachmittag.*

Koffein am Abend. Baldrian, Hopfen und Lavendel haben schlaffördernde Eigenschaften und können in Form von Tee oder als Extrakt zur Beruhigung eingesetzt werden.

## DEPRESSIVE EPISODE: DIE UNSICHTBARE LAST

### Symptome einer depressiven Episode

- Tiefe Traurigkeit, Gefühle der Hoffnungslosigkeit
- Anhaltende Müdigkeit und Energielosigkeit
- Verlust von Interesse an Aktivitäten, die früher Freude bereitet haben
- Schlafstörungen oder vermehrtes Schlafbedürfnis
- Konzentrationsschwierigkeiten und Entscheidungsprobleme
- Wiederkehrende Gedanken an Tod oder Suizid

### Pathophysiologie und Ätiologie

Eine depressive Episode wird durch ein Ungleichgewicht der Neurotransmitter Serotonin, Dopamin und Noradrenalin im Gehirn verursacht. Diese Neurotransmitter regulieren Stimmung, Motivation und Schlaf. Bei einer Depression kommt es häufig zu einer Unterfunktion dieser Systeme, was zu den typischen Symptomen wie Antriebslosigkeit und Traurigkeit führt. Genetische Prädispositionen, frühere traumatische Erlebnisse und chronischer Stress sind bekannte Risikofaktoren für die Entwicklung einer Depression.

### Psychoedukation und Bewältigungsstrategien

Neben Psychotherapie und medikamentöser Behandlung haben sich körperliche Aktivität, Achtsamkeitstechniken und soziale Unterstützung als wirksam erwiesen. Johanniskraut ist eine der am besten erforschten Heilpflanzen zur Behandlung leichter bis mittelschwerer Depressionen, da es die Verfügbarkeit von Serotonin erhöht. Es sollte jedoch nur nach Rücksprache mit einem Arzt verwendet werden, da es Wechselwirkungen mit anderen Medikamenten haben kann.

## SPANNUNGSKOPFSCHMERZEN: DIE FOLGE INNERER ANSPANNUNG

### Symptome von Spannungskopfschmerzen

- Dumpfer, drückender Schmerz, der beide Seiten des Kopfes betrifft
- Häufige Begleiterscheinungen sind Verspannungen im Nacken und den Schultern
- Schmerzintensität nimmt über den Tag hinweg zu
- Keine Übelkeit oder Erbrechen, wie bei Migräne

### Pathophysiologie und Ätiologie

Spannungskopfschmerzen treten meist in Verbindung mit Stress, Angstzuständen oder körperlichen Verspannungen auf. Diese Kopfschmerzen werden durch eine Überaktivität der Muskeln im Kopf- und Nackenbereich verursacht, die aufgrund von Anspannung und Stress verkrampfen. In einigen Fällen kann auch eine verminderte Schmerzschwelle im Gehirn eine Rolle spielen. Chronische Spannungskopfschmerzen entwickeln sich oft durch eine dauerhafte Überlastung des Körpers und der Psyche.

### Psychoedukation und Bewältigungsstrategien

Entspannungstechniken wie progressive Muskelentspannung und Yoga helfen, die Muskelspannung zu reduzieren und damit die Kopfschmerzen zu lindern. Pfefferminzöl kann lokal auf die Schläfen aufgetragen werden, um die Schmerzen zu lindern, während Heilpflanzen wie Baldrian und Melisse die Stressbelastung reduzieren können.

## ANGSTSTÖRUNGEN: SOZIALE PHOBIE UND PANIKSTÖRUNG

### Symptome der sozialen Phobie

- Intensive Angst in sozialen Situationen, insbesondere vor der Bewertung durch andere
- Vermeidungsverhalten gegenüber sozialen Interaktionen
- Zittern, Schwitzen und Herzrasen bei der Vorstellung oder dem Erleben von sozialen Kontakten

### Symptome der Panikstörung

- Wiederkehrende Panikattacken mit intensivem Angstgefühl
- Symptome wie Atemnot, Herzrasen, Schwindel, und das Gefühl, die Kontrolle zu verlieren
- Angst vor weiteren Panikattacken, was zu Vermeidungsverhalten führt

### Pathophysiologie und Ätiologie

Angststörungen wie soziale Phobie und Panikstörung werden mit einer Überaktivität der Amygdala in Verbindung gebracht,

die als Zentrum für die Angstverarbeitung im Gehirn dient. Eine Dysfunktion von Neurotransmittern wie Serotonin und GABA führt zu einer verminderten Hemmung der Angstreaktionen. Genetische Faktoren, traumatische Erlebnisse und anhaltender Stress sind wesentliche Auslöser dieser Störungen.
Die kognitive Verhaltenstherapie (KVT) ist die am besten erforschte und wirksamste Therapieform bei Angststörungen. Sie hilft Betroffenen, angstauslösende Gedankenmuster zu erkennen und durch realistischere zu ersetzen. Heilpflanzen wie Lavendel und Passionsblume haben angstlösende Eigenschaften und können als ergänzende Maßnahmen verwendet werden.

## STRESS UND BURN-OUT: DIE ERSCHÖPFTE SEELE

### Symptome von Stress und Burn-out

- Chronische Erschöpfung, die auch durch Ruhephasen nicht überwunden wird
- Konzentrationsstörungen, Reizbarkeit und emotionale Labilität
- Verlust des Gefühls der Sinnhaftigkeit im beruflichen oder privaten Leben
- Schlafstörungen und körperliche Beschwerden wie Kopfschmerzen oder Magen-Darm-Probleme

### Pathophysiologie und Ätiologie

Chronischer Stress führt zu einer erhöhten Ausschüttung von Stresshormonen wie Cortisol und Adrenalin. Diese Hormone beeinflussen zahlreiche Körperfunktionen und stören die Neurotransmitterbalance im Gehirn, was langfristig zu Burn-out führen kann. Die Hypothalamus-Hypophysen-Nebennieren-Achse (HPA-Achse), die für die Regulation der Stressantwort verantwortlich ist, ist bei Betroffenen oft überaktiv. Diese Überlastung kann das Immunsystem schwächen und zu körperlichen sowie psychischen Erschöpfungszuständen führen.

### Psychoedukation und Bewältigungsstrategien

Das Erkennen von Stressfaktoren und die Entwicklung von Bewältigungsstrategien sind entscheidend, um Burn-out zu verhindern. Entspannungstechniken wie progressive Muskelentspannung, Meditation oder Yoga können helfen, das autonome Nervensystem zu regulieren und die Stressreaktion abzuschwächen. Eine gesunde Work-Life-Balance und soziale Unterstützung sind ebenfalls wichtige Faktoren.

# Ganzheitliche Therapie von Krankheiten und Beschwerden

Die **Phytotherapie** ist ein bedeutender Bestandteil der integrativen Medizin, die konventionelle Schulmedizin mit komplementären Therapiemethoden sinnvoll kombiniert. Die Pflanzenheilkunde nutzt die Wirkstoffe aus Pflanzen, um Heilungsprozesse zu fördern und Erkrankungen zu behandeln.
In vielen Fällen erweist sie sich als eigenständige Therapieform, die allein ausreichend ist, um Beschwerden zu lindern und den Gesundheitszustand zu verbessern. Bei anderen Erkrankungen wird die Phytotherapie jedoch in einer unterstützenden Rolle eingesetzt, um schulmedizinische Therapien zu ergänzen und deren Wirkung zu verstärken.
Innerhalb der Phytotherapie gibt es differenzierte Anwendungen. So kommen beispielsweise Phytopharmaka – standardisierte pflanzliche Arzneimittel mit belegter Wirksamkeit – als Haupttherapie zum Einsatz. Sanftere Zubereitungen wie Tees oder Tinkturen hingegen werden zur Unterstützung eingesetzt, um den Heilungsprozess auf schonende Weise zu begleiten.
Da die Phytotherapie naturgemäß auf die Verbindung zwischen Mensch und Natur setzt, bietet sie sich hervorragend an, um mit anderen Behandlungsmethoden kombiniert zu werden. Im Rahmen eines ganzheitlichen Behandlungskonzepts, kann die Phytotherapie eine zentrale Rolle spielen. Solche Konzepte haben das Ziel, Körper, Geist und Seele in Einklang zu bringen und so eine umfassende und nachhaltige Heilung zu ermöglichen.

In einer Welt, in der Stress und seelische Belastungen zu ständigen Begleitern unseres Lebens geworden sind, suchen immer mehr Menschen nach ganzheitlichen Behandlungskonzepten, die über die reine Symptombehandlung hinausgehen und den ganzen Menschen in den Mittelpunkt stellen. Die integrative Medizin betrachtet den Menschen als Ganzes – auf körperlicher, geistiger und seelischer Ebene.
Die integrative Medizin betrachtet nicht nur den isolierten Aspekt einer Krankheit, sondern bezieht auch das soziale, emotionale und psychische Umfeld des Patienten mit ein. Ziel ist es, nicht nur die Symptome zu lindern, sondern die eigentlichen Ursachen von Krankheiten zu erkennen und zu behandeln. Dabei wird der Patient aktiv in den Heilungsprozess einbezogen, indem seine individuellen Bedürfnisse, Lebensumstände und Präferenzen in die Therapieplanung integriert werden. Wesentlich ist auch der präventive Aspekt der Integrativen Medizin: Während die konventionelle Medizin häufig erst dann eingreift, wenn Krankheiten bereits manifest sind, zielt die Integrative Medizin darauf ab, die Selbstheilungskräfte des Körpers zu fördern und so Krankheiten vorzubeugen. Eine gesunde Lebensweise, bewusste Ernährung, regelmäßige Bewegung und Stressbewältigung stehen dabei im Vordergrund.

## ENTSPANNUNGSVERFAHREN – MULTITOOLS BEI PSYCHISCHEN ERKRANKUNGEN

Ein zentraler Bestandteil von ganzheitlichen Behandlungskonzepten ist der Einsatz von Entspannungsverfahren, die in einer zunehmend schnelllebigen Zeit mehr und mehr an Bedeutung gewinnen. Chronischer Stress ist nicht nur ein Risikofaktor für eine Vielzahl von körperlichen Erkrankungen wie Herz-Kreislauf-Erkrankungen, sondern trägt auch wesentlich zur Entstehung und Verschlimmerung von psychischen Störungen wie Depressionen und Angstzuständen bei. Entspannungsverfahren wie die progressive Muskelrelaxation nach Jacobson, autogenes Training oder Meditation zielen darauf ab, das autonome Nervensystem zu regulieren und den Körper in einen Zustand der Ruhe und Regeneration zu versetzen. Physiologisch bewirken diese Techniken eine Senkung der Herzfrequenz und des Blutdrucks, eine Verringerung der Muskelspannung und eine Normalisierung der Atmung. Auf psychischer Ebene fördern sie Gelassenheit, steigern die Konzentrationsfähigkeit und verbessern das allgemeine Wohlbefinden. Auf neurobiologischer Ebene beeinflussen Entspannungsverfahren die Ausschüttung von Botenstoffen wie Serotonin und Dopamin, die eine zentrale Rolle bei der Regulation von Stimmung, Emotionen und Wohlbefinden spielen. Regelmäßige Atemübungen wie Meditation oder autogenes Training können ebenfalls das vegetative Nervensystem beruhigen und helfen, akute Stressreaktionen zu reduzieren. Ein Vorteil ist ebenso, dass man nicht unbedingt eine Person benötigt die einen diese Techniken lehrt. So gibt es Hörbücher, Bücher und auch Apps – auf Kosten der Krankenkasse und als Hilfsmittel zugelassen – welche von Entspannungsverfahren bis zu kognitiver Verhaltenstherapie eine Bandbreite an Methoden lehrt.

## IN DIE NATUR EINTAUCHEN – WALDBADEN

Ein weiterer Aspekt, der in der integrativen Medizin zunehmend an Bedeutung gewinnt, ist das sogenannte Waldbaden, auf japanisch „Shinrin Yoku". Dabei handelt es sich nicht um einen einfachen Waldspaziergang, sondern um das bewusste und achtsame Eintauchen in die Atmosphäre des Waldes. Studien haben gezeigt, dass der Aufenthalt in der Natur, insbesondere im Wald, zahlreiche positive

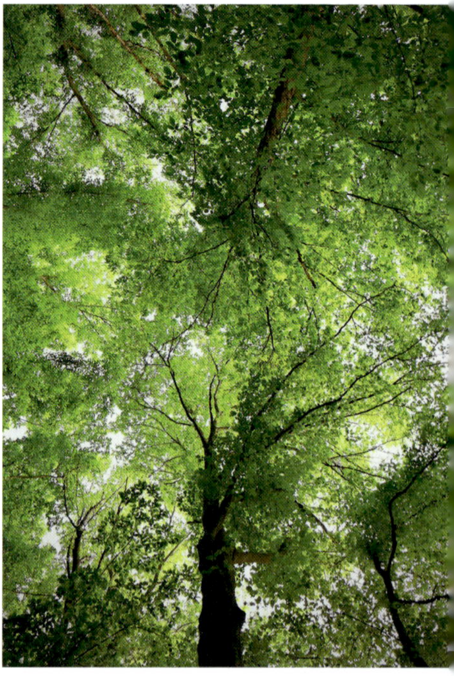

*Der Wald als Ort des Bewusstseins und der Gesundheit*

Auswirkungen auf die Gesundheit hat. Terpene, die von Bäumen und Pflanzen abgegeben werden, können das Immunsystem stärken, indem sie die Aktivität der natürlichen Killerzellen im Körper erhöhen. Gleichzeitig wirkt der Wald nachweislich stressreduzierend: Der Cortisolspiegel im Blut sinkt, der Blutdruck wird gesenkt und die Herzfrequenz stabilisiert. Waldbaden wirkt sich auch positiv auf die Psyche aus, indem es das allgemeine Wohlbefinden steigert, Angstzustände und depressive Verstimmungen lindert und ein Gefühl der inneren Ruhe und Ausgeglichenheit fördert. Beim Waldbaden geht es darum, die Umgebung mit allen Sinnen wahrzunehmen – das Rauschen der Blätter zu hören, den Duft des Waldes einzuatmen und die Rinde eines Baumes zu fühlen. Dieses bewusste Verweilen im Hier und Jetzt beruhigt den Geist und stellt das innere Gleichgewicht wieder her.

Neben der Entspannung und der positiven Wirkung der Natur spielt auch die Bewegung eine entscheidende Rolle für die körperliche und seelische Gesundheit. Bewegung, insbesondere in der Natur, hat eine doppelte Wirkung: Sie fördert die körperliche Fitness und wirkt sich gleichzeitig positiv auf die psychische Gesundheit aus. Körperliche Aktivität, sei es Wandern, Nordic Walking, Radfahren oder Yoga im Freien, fördert die Ausschüttung von Endorphinen, so genannten Glückshormonen, die die Stimmung heben und das allgemeine Wohlbefinden steigern. Bewegung reduziert Stress, baut Ängste ab und steigert das Selbstwertgefühl. Der Aufenthalt in der Natur bei gleichzeitiger Bewegung verstärkt diese Effekte, da der Mensch von der beruhigenden und heilenden Wirkung der natürlichen Umgebung profitiert. Gleichzeitig bietet die Natur Raum für soziale Interaktionen, wenn Bewegung in der Gruppe stattfindet, was wiederum das soziale Wohlbefinden stärkt.

## DER FAKTOR ERNÄHRUNG BEI DER THERAPIE PSYCHISCHER ERKRANKUNGEN

Ein oft unterschätzter, aber nicht weniger wichtiger Faktor für die psychische Gesundheit ist die Ernährung. Die Ernährung beeinflusst nicht nur die körperliche Gesundheit, sondern spielt auch eine entscheidende Rolle für die Funktion des Gehirns und damit für die psychische Gesundheit. Eine ausgewogene Ernährung, die reich an Omega-3-Fettsäuren, B-Vitaminen, Antioxidantien und essentiellen Aminosäuren ist, fördert die Synthese von Neurotransmittern und unterstützt die Gesundheit der Nervenzellen. Insbesondere die mediterrane Ernährung mit viel frischem Obst und Gemüse, Vollkornprodukten, Hülsenfrüchten, Nüssen und fettem Fisch hat sich in zahlreichen Studien als positiv für die psychische Gesundheit erwiesen. Aber nicht nur die direkten Nährstoffe, sondern auch die Darmgesundheit spielt eine entscheidende Rolle. Der Darm ist über die sogenannte Darm-Hirn-Achse eng mit dem Gehirn verbunden, und eine gesunde Darmflora kann die Produktion von Botenstoffen beeinflussen und so die Stimmung regulieren. Probiotische Lebensmittel wie Joghurt, Sauerkraut oder Kefir tragen zu einer gesunden Darmflora bei und können so indirekt auch das seelische Wohlbefinden fördern.

# Arzneipflanzen in der Natur

Die Natur bringt eine Vielzahl von unterschiedlicher Arten hervor, die je nach Standort und Umgebungsbedingungen verschiedene Qualitäten und Wirkstoffkonzentrationen ausbilden. Diese natürliche Variabilität ist eine Stärke der Pflanzen und macht sie zu einzigartigen Helfern für unsere Gesundheit. Jede Pflanze wächst unter einzigartigen Bedingungen und entwickelt so individuelle Zusammensetzungen, die sich auf ihr Potenzial auswirken. Entscheidend ist, diese Variabilität nicht als Unsicherheitsfaktor zu sehen, sondern die Vielfalt als natürlichen Reichtum der Pflanzenheilkunde.

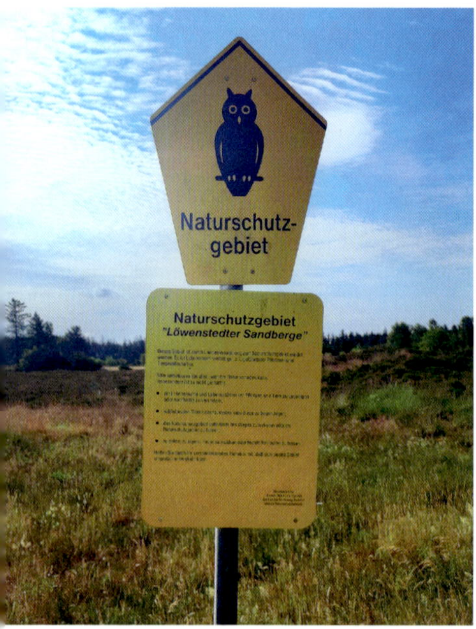


*Ein Naturschutzgebiet mit einer einzigartigen Heidelandschaft in Schleswig-Holstein.*

## DIE WILDSAMMLUNG VON ARZNEIPFLANZEN

Das Wildsammeln von Pflanzen ist eine uralte Fertigkeit, die Wissen, Sorgfalt und Respekt vor der Natur erfordert. Auch als Privatperson trägt man für den Erhalt der Pflanzenwelt und die Qualität der daraus gewonnenen Arznei Verantwortung: Zahlreiche Pflanzen stehen unter Naturschutz, und das Sammeln dieser gefährdeten Arten ist nicht nur verboten, sondern hat unter Umständen weitreichende negative Folgen für das jeweilige Ökosystem. Aktuelle Informationen findet man in den Roten Listen oder bei den zuständigen Naturschutzbehörden. In guten Naturführern sind geschützte und bedrohte Arten in der Regel entsprechend ausgewiesen.

Beim Sammeln sollte immer die Nachhaltigkeit im Vordergrund stehen. Um die Bestände zu erhalten, solltest du nie mehr als ein Drittel einer bestimmten Pflanze an einem bestimmten Ort entnehmen. Damit gibst du den Pflanzen die Chance, sich zu regenerieren und weiterzuvermehren, sodass auch künftige Generationen von ihnen profitieren können.

Achte darauf, dass du den Lebensraum der Pflanzen nicht zerstörst: Vermeide das Betreten sensibler Bereiche, Naturschutzgebiete sind tabu, und hinterlasse so wenig Spuren wie möglich und schon gar keinen Müll. Ganze Pflanzen sollten nur ausgegraben werden, wenn die Population groß genug ist.

Alle wild lebenden Pflanzenarten in Deutschland sind nach **§ 39 des Bundesnaturschutzgesetzes (BNatSchG)** grundsätzlich geschützt. Dieser Paragraf untersagt es, wildlebende Pflanzen ohne Erlaubnis zu entnehmen oder zu beschädigen. Eine Ausnahme bildet die sogenannte **„Handstraußregel"**, die es Privatpersonen erlaubt, in geringen Mengen und für den eigenen Bedarf, pflanzliches Material wie Blumen, Gräser oder Kräuter zu sammeln. Diese Erlaubnis gilt jedoch nur für nicht geschützte Arten und darf die Natur nicht erheblich beeinträchtigen. Das Sammeln geschützter oder bedrohter Pflanzen bleibt streng verboten.

## WELCHE PFLANZENTEILE SAMMELT MAN?

In der Pharmazie und Phytotherapie bezeichnet der Begriff „Droge" natürliche Rohstoffe aus dem Pflanzen- und Tierreich. Diese Stoffe dienen als Ausgangsmaterial für die Herstellung von pflanzlichen Arzneimitteln, aber auch von Riechstoffen, wie man sie z. B. für Parfums verwendet, für Gewürze, Geschmacksstoffe und andere Hilfsstoffe.

- Getrocknete Pflanzen oder Pflanzenteile: Durch Trocknung haltbar gemachte Pflanzen wie Blätter, Blüten, Wurzeln oder ganze Pflanzen. Dieser Prozess bewahrt die wertvollen Inhaltsstoffe und ermöglicht ihre Verwendung über längere Zeit.
- Pflanzliche Produkte ohne sichtbare Pflanzenstruktur: Substanzen wie ätherische Öle, fette Öle, Balsame, Harze und Gummen, die aus Pflanzen gewonnen werden. Obwohl sie keine erkennbare Pflanzenstruktur mehr aufweisen, enthalten sie Wirkstoffe und Aromen.

Folgende Formen unterscheidet man:

- Blätter (Folium) – Foliumdrogen sind Laubblätter, bestehend aus Blattgrund (oft mit Nebenblättern oder Blattscheiden), Blattstiel und Blattspreite. Sie können ungeteilt oder geteilt sein und manchmal auch blühende Zweigspitzen enthalten.
- Blüten (Flos) – Flosdrogen bestehen aus getrockneten Einzelblüten oder Blütenständen. Der pharmazeutische Begriff „Flos" umfasst oft zusätzliche Teile wie Kelche, Hochblätter oder Blütenknospen und deckt sich nicht immer mit dem morphologischen Begriff „Blüte".
- Früchte (Fructus) – Fructusdrogen umfassen die Organe der Pflanze, die die Samen bis zur Reife umschließen und zu deren Verbreitung dienen. Der pharmazeutische Begriff „Fructus" stimmt nicht immer mit dem botanischen Begriff „Frucht" überein.
- Kräuter (Herba) – Herbadrogen bestehen aus den oberirdischen Teilen nicht verholzter Pflanzen, einschließlich Stängel, Blätter und Blüten. Sie werden meist zur Blütezeit geerntet. Die Qualität hängt davon ab, ob nur Triebspitzen oder ganze Pflanzen geerntet werden.
- Rinden (Cortex) – Cortexdrogen sind die Rinden von ausdauernden Holzpflanzen nach sekundärem Dickenwachstum. Sie umfassen den Teil der Sprossachse oder Wurzel außerhalb des Kambiums.
- Samen (Semen) – Semendrogen sind die Keime der Pflanze mit Embryo und Nährgewebe, umgeben von der Testa (Samenschale). Pharmazeutisch können

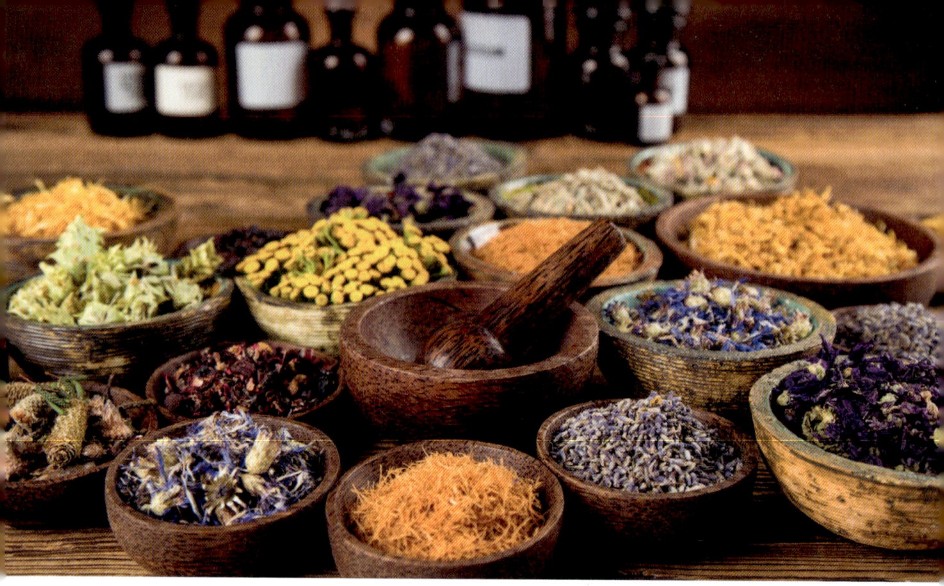

*Verschiedene getrocknete Arzneidrogen, darunter Blüten, Blätter und Rinden, veranschaulichen die Vielfalt pflanzlicher Naturprodukte. Braunglas bietet optimalen Schutz vor UV-Strahlung und hilft, die Qualität der wertvollen Inhaltsstoffe zu erhalten.*

sie manchmal nur den Samen ohne Samenschale bezeichnen.

- Wurzeln (Radix) – Radixdrogen bestehen aus der Haupt- und Pfahlwurzel einer Pflanze. Der pharmazeutische Begriff „Radix" kann auch Rhizome oder Übergänge zwischen Rhizomen und Wurzeln einschließen und stimmt nicht immer mit dem morphologischen „Wurzel" überein.
- Wurzelstöcke (Rhizoma) – Rhizomdrogen sind unterirdische, verdickte Sprossachsen (Rhizome) mit bewurzelter Unterseite und jährlich erneuerten Sprossen. Sie zeigen Blatt- und Sprossnarben und unterscheiden sich strukturell von Wurzeln.

In diesem Zusammenhang steht der Begriff „pflanzliche Droge" für wertvolle Naturprodukte, die in vielen Bereichen unseres täglichen Lebens eine Rolle spielen – von der Medizin über die Aromatherapie bis hin zum Kochen. Es handelt sich um Ressourcen aus der Natur, die seit jeher für ihre positiven Eigenschaften geschätzt werden.

## ERNTE UND ERNTEZEITPUNKT

Der optimale Erntezeitpunkt ist entscheidend für den Wirkstoffgehalt und variiert von Pflanze zu Pflanze. Blätter werden oft im Frühjahr geerntet, Blüten werden am besten geerntet, wenn sie voll geöffnet sind, aber noch nicht zu welken beginnen. Wurzeln enthalten die meisten Wirkstoffe im Herbst, wenn die Pflanze ihre Energie in die unterirdischen Teile zurückzieht. Ein Pflanzenkalender oder Notizen können hilfreich sein, um den Überblick über die idealen Sammelzeiten zu behalten.

### Sammlung

Die Sammlung empfiehlt sich an trockenen Tagen, vorzugsweise am späten

Vormittag, wenn der Tau bereits verdunstet ist, denn feuchte Pflanzen neigen zur Schimmelbildung. Auch nach Regenfällen oder bei hoher Luftfeuchtigkeit sollte man auf das Sammeln verzichten. Benutze saubere, luftdurchlässige Behälter wie Körbe oder Stoffbeutel für den Transport der Pflanzen. Plastiktüten sind weniger geeignet, da sie Feuchtigkeit stauen und die Pflanzen zum „Schwitzen" bringen können.

Scharfes und sauberes Werkzeug ist unerlässlich. Mit einer gut geschärften Schere oder einem Messer kannst du Pflanzenteile präzise abschneiden, ohne den Rest der Pflanze zu beschädigen. Reinige deine Werkzeuge vor und nach dem Gebrauch, um die Übertragung von Krankheiten oder Pilzsporen zu vermeiden. Achte darauf, dass keine Erde oder Fremdstoffe in die Sammelbehälter gelangen, um Verunreinigungen zu vermeiden.

Nach der Ernte ist es wichtig, die Pflanzen schonend zu behandeln. Lege sie locker in den Behälter und vermeide es, sie zu quetschen oder eng zu packen. Empfindliche Teile wie Blüten sollten besonders vorsichtig behandelt werden. Wenn du verschiedene Arten von Pflanzen sammelst, halte sie getrennt, um Verwechslungen zu vermeiden. Beschrifte gegebenenfalls deine Behälter, besonders wenn du später viele verschiedene getrocknete Kräuter lagern möchtest.

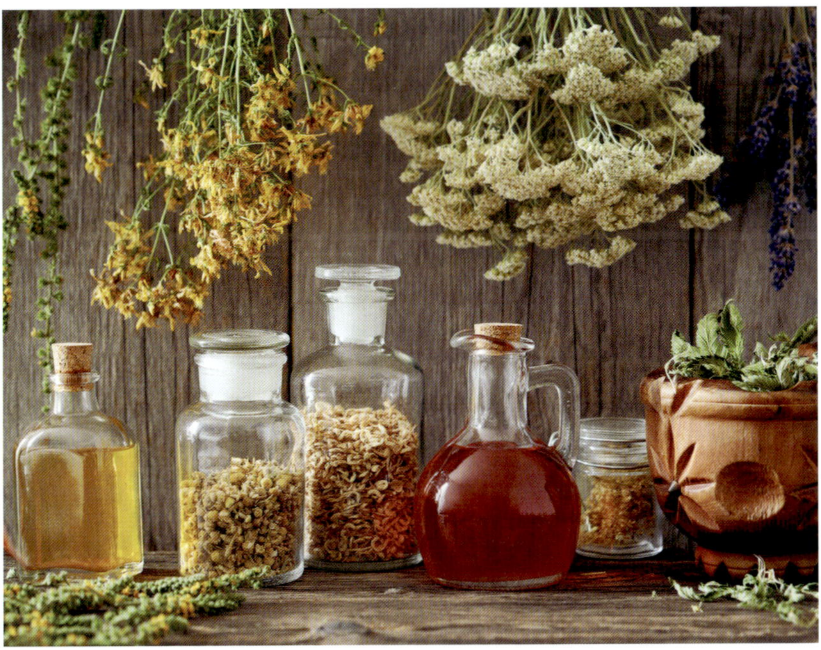

*Die traditionelle Lagerung und Verarbeitung von Heilpflanzen. Die Kräuter werden in kleinen Sträußen kopfüber aufgehängt, was eine schonende Trocknung bei guter Luftzirkulation gewährleistet und den Erhalt wertvoller Inhaltsstoffe unterstützt.*

## Trocknung

Trockne die Pflanzen so schnell wie möglich nach der Ernte. Breite sie dazu in dünnen Schichten auf sauberen und trockenen Unterlagen aus. Ideal ist ein gut belüfteter, schattiger Platz. Direkte Sonneneinstrahlung kann wertvolle Inhaltsstoffe zerstören und die Farben der Pflanzen verblassen lassen. Die Pflanzen sollten regelmäßig gewendet werden, um eine gleichmäßige Trocknung zu gewährleisten und Schimmelbildung vorzubeugen. Die Trocknungsdauer variiert je nach Pflanzenteil und Witterung und kann von wenigen Tagen bis zu mehreren Wochen dauern.

## Lagerung

Sobald die Pflanzen vollständig getrocknet sind, sie also beim Zerreiben rascheln und nicht mehr feucht oder elastisch sind, sollten sie in geeigneten Behältern gelagert werden. Ideal sind luftdichte Behälter aus Glas oder Metall mit gut schließendem Deckel. Dunkle Behälter oder die Aufbewahrung in einem dunklen Schrank schützen die Pflanzen vor Licht, denn UV-Strahlung kann die Wirkstoffe zerstören. Beschrifte jedes Gefäß mit dem Pflanzennamen und dem Erntedatum, um den Überblick zu behalten.

### Ein interessanter Tipp

Kräuterbündel kopfüber an einem trockenen Ort aufhängen. So können die ätherischen Öle in den Blättern und Blüten verbleiben, anstatt in die Stängel einzudringen. Achte jedoch darauf, dass die Bündel nicht zu dick sind, damit die Luft gut zirkulieren kann.

Die Lagerung sollte kühl und trocken erfolgen. Extreme Temperaturen und hohe Luftfeuchtigkeit können die Qualität der getrockneten Pflanzen beeinträchtigen. Ein Tipp zur Schädlingsabwehr: Natürliche Abwehrmittel wie getrocknete Lavendelblüten oder Zedernholz in die Nähe der Vorräte legen. Sie halten Motten und andere Insekten fern, ohne die Pflanzen zu verunreinigen.
Es empfiehlt sich, die Vorräte regelmäßig zu kontrollieren. Überprüfe die Behälter auf Feuchtigkeit, Schimmel oder Schädlingsbefall. Bei den ersten Anzeichen sollten die betroffenen Pflanzen entsorgt werden, um eine Ausbreitung zu verhindern. Bei der Lagerung von Heilpflanzen bitte niemals chemische Pestizide oder Fungizide verwenden, da diese die Reinheit und Sicherheit beeinträchtigen können.

## Die Apotheke als sichere Wahl als Alternative zur Wildsammlung

Für all jene, die den Aufwand der Wildsammlung scheuen, bieten Apotheken standardisierte Produkte in Arzneibuchqualität, die höchsten Standards entsprechen. Diese Produkte unterliegen strengen Prüfungen und garantieren eine gleichbleibende Wirkstoffkonzentration. Im Gegensatz dazu sollte man Produkte aus dem Lebensmitteleinzelhandel, die oft als Gesundheitstees angeboten oder mit schönen Sprüchen beworben werden, vermeiden. Sie unterliegen nicht denselben Qualitätsanforderungen und enthalten häufig nur geringfügige Mengen an Wirkstoffen, die kaum therapeutischen Nutzen haben. Das sollen sie auch nicht, denn hier handelt es sich um Lebensmittel und nicht um Arzneimittel. Apothekenprodukte, in dem

Fall Arzneitees, hingegen erfüllen die Vorschriften der Arzneibücher und bieten eine sichere und zuverlässige Alternative zur Wildsammlung.

## Die Zubereitung von Heilpflanzen: Tees und Tinkturen

Die Zubereitung von Heilpflanzen ist ebenso wichtig wie das Sammeln selbst. Nicht nur die Auswahl der richtigen Pflanzen ist entscheidend, sondern auch die Art und Weise ihrer Zubereitung spielt eine wesentliche Rolle. Wildpflanzen bieten eine Vielzahl von Möglichkeiten, um Körper und Geist in Einklang zu bringen. Die wohltuende Wirkung von Tees auf unsere mentale Gesundheit ist seit Jahrhunderten bekannt.

### Arzneitees und Arzneiteemischungen

Arzneitees können aus einzelnen Pflanzen oder aus sorgfältig zusammengestellten Mischungen hergestellt werden. In Deutschland sind rund 1000 verschiedene Einzeltees und Teemischungen erhältlich. Typischerweise besteht ein Arzneitee aus mehreren Pflanzen und bildet somit eine feste Kombination von Wirkstoffen. Es ist ratsam, eine Teemischung aus wenigen, idealerweise vier bis maximal sieben Pflanzen zu kreieren, um die gewünschten Effekte zu erzielen.
Eine Teekur kann das mentale Wohlbefinden positiv beeinflussen. Das achtsame Zubereiten des Tees und das bewusste, schluckweise Trinken über den Tag verteilt können zu einer entspannenden Routine werden. Dabei entfalten sich sensorische Wirkungen wie Duft, Geschmack und ein angenehmes Wärmegefühl im Brustbereich – Effekte, die bei festen Arzneiformen oft fehlen.

### Der heiße Aufguss: Infus

Die häufigste Zubereitungsform eines Tees ist der heiße Aufguss, fachsprachlich als

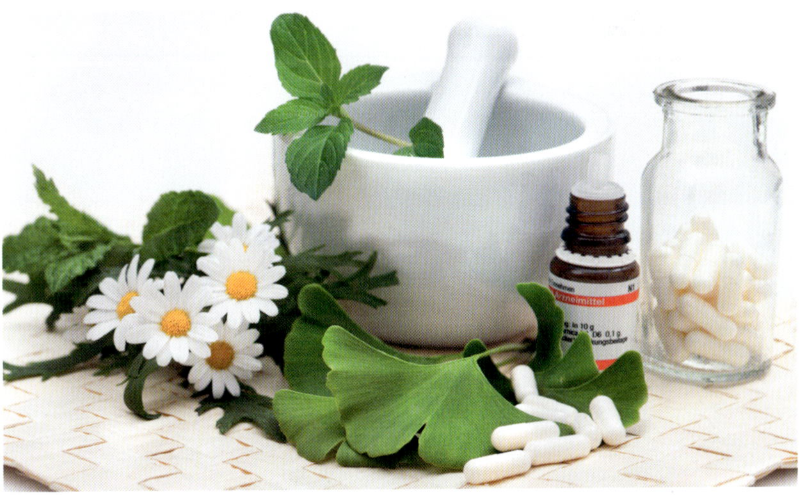

*Die harmonische Verwandlung von frischen Heilpflanzen wie Ginkgo, Kamille und Pfefferminze zu standardisierten pharmazeutischen Präparaten wird in diesem Bild veranschaulicht.*

## Beruhigungstee bei nervöser Unruhe

Teezubereitungen aus Baldrian, Melisse, Johanniskraut und Passionsblumenkraut sind klassische Heilpflanzen für Unruhezustände und Einschlafschwierigkeiten bei nervöser Anspannung. Obwohl nicht alle für diese Wirkung verantwortlichen Inhaltsstoffe vollständig im wässrigen Auszug gelöst werden, haben solche Tees dennoch eine wertvolle Bedeutung. Das Ritual des Teetrinkens kann Körper und Geist auf die Ruhephase einstimmen und die Schlafbereitschaft fördern. Im Buch werden Sie weitere wichtige Pflanzen und deren Anwendung kennenlernen. Für einen entspannenden Tee, der bei Nervosität und Einschlafschwierigkeiten hilft, kann folgende Mischung zubereitet werden:

- 30 g Baldrianwurzel (Valerianae radix)
- 30 g Melissenblätter (Melissae folium)
- 20 g Passionsblumenkraut (Passiflorae herba)
- 20 g Lavendelblüten (Lavandulae flos)

**Zubereitung:** Einen Esslöffel der Teemischung mit 150 ml sprudelnd kochendem Wasser übergießen. Den Aufguss abgedeckt zehn Minuten ziehen lassen und anschließend abseihen. Den Tee frisch zubereiten und am besten abends vor dem Schlafengehen trinken.

Infus bezeichnet. Diese Methode eignet sich besonders für zarte Pflanzenteile wie Blüten, Blätter oder fein zerkleinerte Wurzeln und Rinden. Man verwendet dazu einen gestrichenen Teelöffel des getrockneten Pflanzenteils und übergießt ihn mit 150 Millilitern sprudelnd kochendem Wasser. Das kochende Wasser tötet die meisten Mikroorganismen ab und reduziert so die Keimzahl um etwa 90 %.

Als Ziehzeit gilt ein Richtwert von sieben Minuten. Je nach Inhaltsstoff kann diese jedoch variieren. Flavonoide, wie sie in der Goldrute vorkommen und in harntreibenden Tees verwendet werden, benötigen beispielsweise eine längere Ziehzeit von zehn bis zwanzig Minuten. Bei Tees mit ätherischen Ölen sollte der Aufguss abgedeckt werden, um die flüchtigen Bestandteile zu bewahren.

Nach dem Ziehen rührt man das Infus um und seiht es durch ein Teesieb ab. Den Rückstand drückt man mit einem Löffel aus, um möglichst viele Wirkstoffe zu extrahieren. Auch Teebeutel sollten nach dem Ziehen leicht ausgedrückt werden.

***Einnahmeempfehlung für Tees:***

Allgemein gilt die Regel, dreimal täglich eine Tasse zu trinken: morgens auf nüchternen Magen, nachmittags gegen 17 Uhr und abends vor dem Schlafengehen.

Ausnahmen:

- Schlaf- und Abführtees sollten abends eingenommen werden.
- Pfefferminz- und Kamillentee bei Magenverstimmungen können zu den Mahlzeiten oder nach Bedarf getrunken werden.
- Lindenblüten- und Holunderblütentee sollten heiß vor dem zu Bett gehen getrunken werden, um die schweißtreibende Wirkung durch die Wärmezufuhr zu unterstützen.

- Harntreibende Tees werden idealerweise morgens zum Frühstück eingenommen, dabei kann auch eine größere Menge (bis zu 1 Liter) auf einmal getrunken werden.
- Appetitanregende Tees sollten etwa eine halbe Stunde vor den Mahlzeiten eingenommen werden. Dies gilt auch für Leber- und Gallentees, die oft bittere Pflanzen enthalten und den Appetit anregen können.
- Bei chronischen Beschwerden kann eine Teekur als begleitende Therapie über 3 bis 4 Wochen hilfreich sein, bei der täglich 2 bis 3 Tassen getrunken werden.

**Das Kaltmazerat: Sanfte Extraktion**
Ein Auszug mit kaltem Wasser eignet sich besonders für schleimhaltige Pflanzen, deren Wirkstoffe durch Hitze abgebaut würden. Heilpflanzen wie Eibischwurzel oder Isländisches Moos werden so zubereitet, um die enthaltenen Schleimstoffe optimal zu lösen. Da bei dieser Methode keine Keimreduzierung durch Hitze erfolgt, sollte das Kaltmazerat stets frisch zubereitet und unverzüglich getrunken werden.

**Das Dekokt: Abkochung für harte Pflanzenteile**
Bei der Abkochung, dem Dekokt, werden Wurzeln und Rinden zunächst zerkleinert und mit kaltem Wasser angesetzt. Dieser Ansatz wird zum Sieden gebracht und je nach Pflanze fünf bis fünfzehn Minuten gekocht. Nach kurzem Stehenlassen wird der Sud abgeseiht. Diese Methode eignet sich für Pflanzen mit schwer löslichen Inhaltsstoffen, wie beispielsweise die Kieselsäure im Ackerschachtelhalm, die erst unter großer Hitze freigesetzt wird.

## Methoden für zu Hause und professionelle Anwendungen

Tinkturen (Tincturae) sind flüssige Zubereitungen, bei denen 1 Teil pflanzliche Droge 10 Teilen Extraktionsflüssigkeit oder 1 Teil pflanzliche Droge 5 Teilen Extraktionsflüssigkeit entspricht. Tinkturen werden durch Mazeration oder Perkolation hergestellt. Da die Perkolation eher in Apotheken Anwendung findet, ist für zu Hause die Mazeration der klassische Ansatz. Für die Leserinnen und Leser dieses Naturführers, die zuhause nur beschränkte Möglichkeiten haben, ist die Mazeration besonders gut geeignet, da sie keine aufwendigen Geräte erfordert und mit einfachen Mitteln durchgeführt werden kann. Ein Teil der Pflanzendroge wird mit fünf bis zehn Teilen Extraktionsflüssigkeit – meist Ethanol in geeigneter Konzentration – versetzt. Alternativ können Tinkturen auch durch das Lösen von dickflüssigen oder trockenen Extrakten hergestellt werden. Tinkturen sind in der Regel klar, wobei ein geringfügiger Niederschlag normal ist und die Qualität nicht beeinflusst.
Um die wirksamen Inhaltsstoffe von Pflanzen optimal zu nutzen, können verschiedene Extraktionsverfahren angewendet werden. Die Wahl der Methode beeinflusst nicht nur die Effizienz des Auszugs, sondern auch die Zusammensetzung der extrahierten Wirkstoffe. Es gibt zwei wesentliche Verfahren: die Mazeration und die Perkolation, wir beschränken uns aber auf die Mazeration. Zudem gibt es noch verbesserte Methoden zur Beschleunigung und Steigerung der Ausbeute.

## Baldriantinktur

**Herstellung:** Baldrianwurzel wird zur Herstellung der Baldriantinktur nach dem Mazerationsverfahren verarbeitet. Dafür nimmt man 20 g Baldrianwurzel und 100 g Ethanol 70 %. Diese Mischung wird in einem dicht verschlossenen und lichtgeschützten Gefäß für mehrere Tage angesetzt, wobei regelmäßig umgeschüttelt wird.
**Aussehen:** Rotbraune Flüssigkeit
**Geruch:** Nach Baldrianwurzel
**Geschmack:** Nach Baldrianwurzel
Baldriantinktur ist mit verdünntem Alkohol oder mit der gleichen Menge Alkohol klar, jedoch mit gereinigtem Wasser trüb mischbar. Zur Lagerung sollte die Tinktur vor direktem Sonnenlicht geschützt in dicht schließenden Gefäßen aufbewahrt werden.
**Anwendung:** Bei nervöser Unruhe ½ TL 2–3 × täglich. Bei Einschlafstörungen 1 TL 1 × täglich.

**Mazeration: Der Klassiker unter den Auszugsverfahren – der Ansatz**
Die Mazeration ist ein diskontinuierliches Verfahren, bei dem das Pflanzenmaterial in eine Extraktionsflüssigkeit eingelegt wird. Das Ziel der Mazeration ist es, ein Gleichgewicht zwischen Pflanze und Flüssigkeit zu erreichen. Da die Inhaltsstoffe nur bis zu diesem Gleichgewicht ausgezogen werden, handelt es sich nicht um einen erschöpfenden Auszug. Das bedeutet, dass noch Wirkstoffe im Pflanzenmaterial verbleiben können.
**Schrittweise Mazeration zu Hause:** Die zerkleinerte Pflanzendroge wird mit einer geeigneten Extraktionsflüssigkeit, meist mit einem Ethanol-Wasser-Gemisch, übergossen und in einem gut verschlossenen, vor Sonnenlicht geschützten Gefäß für etwa fünf Tage bei Raumtemperatur stehen gelassen. Gelegentliches Umschütteln des Ansatzes kann den Extraktionsprozess beschleunigen. Abschließend werden die Flüssigkeit und der Drogenrückstand voneinander getrennt.
**Vor- und Nachteile:** Die Mazeration zeichnet sich durch einen geringen Arbeitsaufwand und eine schonende Auszugsweise aus, die die empfindlichen Inhaltsstoffe der Pflanze bewahrt. Allerdings bleibt ein gewisser Anteil an Wirkstoffen in der Droge zurück, und das Verfahren benötigt mehrere Tage. Durch eine Anpassung des Verfahrens, wie die Erhöhung der Temperatur (Digestion) oder Bewegungsmazeration, lassen sich diese Nachteile jedoch verringern.

**Bewegte Mazeration: Schneller zum Ziel**
Um die Extraktion zu beschleunigen, kann der Mazerationsansatz in Bewegung gehalten werden. Diese sogenannte Schüttelmazeration führt innerhalb von 10 bis 30 Minuten zu einem Konzentrationsausgleich, indem das Pflanzenmaterial intensiv geschüttelt wird. Das beschleunigt die Lösung der Inhaltsstoffe, erhöht jedoch nicht unbedingt die Ausbeute.
Noch schneller geht es mit der Turboextraktion oder Wirbelextraktion. Hierbei werden hochtourige Mischgeräte, wie der

Ultra-Turrax, verwendet. Zu Hause kann das mit einem Stabmixer gemacht werden. Dabei ist darauf zu achten, dass man nicht zu lange mixt, da hohe Temperaturen entstehen. Man sollte eher schrittweise gegebenenfalls unter Zugabe von Ethanol-Wasser-Gemisch vorgehen. Dadurch wird die Extraktionszeit auf wenige Minuten verkürzt, oft reichen bereits 5 bis 10 Minuten für einen effektiven Auszug.

## Hinweise zu Nebenwirkungen

Die meisten in Deutschland gebräuchlichen Teepflanzen sind gut verträglich und haben keine bekannten unerwünschten Nebenwirkungen. Dennoch können einige Pflanzen wie Arnikablüten, Mistelkraut oder Flohsamen allergische Reaktionen auslösen. Pflanzen mit hohem Gerbstoffgehalt wie Bärentraubenblätter, Frauenmantelkraut oder Tormentillwurzelstock können bei empfindlichen Personen Magenbeschwerden verursachen. Ebenso können bitterstoffreiche Pflanzen wie Enzianwurzel, Löwenzahn oder Wermutkraut zu einer Übersäuerung des Magens führen.

Abführende Pflanzen wie Faulbaumrinde, Rhabarberwurzel, Sennesblätter und Sennesschoten sollten nicht über einen längeren Zeitraum eingenommen werden, da sie zu Elektrolytverlusten und insbesondere zu Kaliummangel führen können. Eine Langzeitanwendung dieser Pflanzen entspricht nicht dem bestimmungsgemäßen Gebrauch und kann unerwünschte Wirkungen hervorrufen.

Bei der Anwendung von Wildpflanzen für die mentale Gesundheit ist es entscheidend, sowohl die richtige Zubereitung als auch die individuelle Verträglichkeit zu berücksichtigen. So können Sie die positiven Eigenschaften der Pflanzen optimal nutzen und Ihr Wohlbefinden auf natürliche Weise fördern.

Abschließend ist festzuhalten, dass pflanzliche Drogenzubereitungen in der Phytotherapie eine wesentliche Rolle spielen. Unter „Zubereitungen“ verstehen wir hier verschiedene Formen der Verarbeitung von pflanzlichen Materialien, um deren Inhaltsstoffe nutzbar zu machen und ihre therapeutische Wirksamkeit zu optimieren. In diesem Kapitel haben wir uns auf Teezubereitungen und Tinkturen konzentriert, da diese Methoden leicht zu Hause nachzumachen sind und einen einfachen Einstieg in die Welt der pflanzlichen Heilmittel bieten.

Darüber hinaus gibt es jedoch noch weitere wichtige Zubereitungsformen wie Ölauszüge und Tinkturen, bei denen ätherische Öle in Ethanol verdünnt werden. Auch die in der Pharmazie wichtigen Zubereitungen wie Fluidextrakte, Trockenextrakte und Pflanzenpresssäfte sind für Phytopharmaka von großer Bedeutung.

In den folgenden Artporträts werden an geeigneter Stelle auch Rezepturen für Ölauszüge und Tinkturen vorgestellt, um ein umfassendes Verständnis der Anwendungsmöglichkeiten zu vermitteln.

Mit dieser Grundlage lade ich dich ein, in die detaillierten Artporträts der Arzneipflanzen einzutauchen.

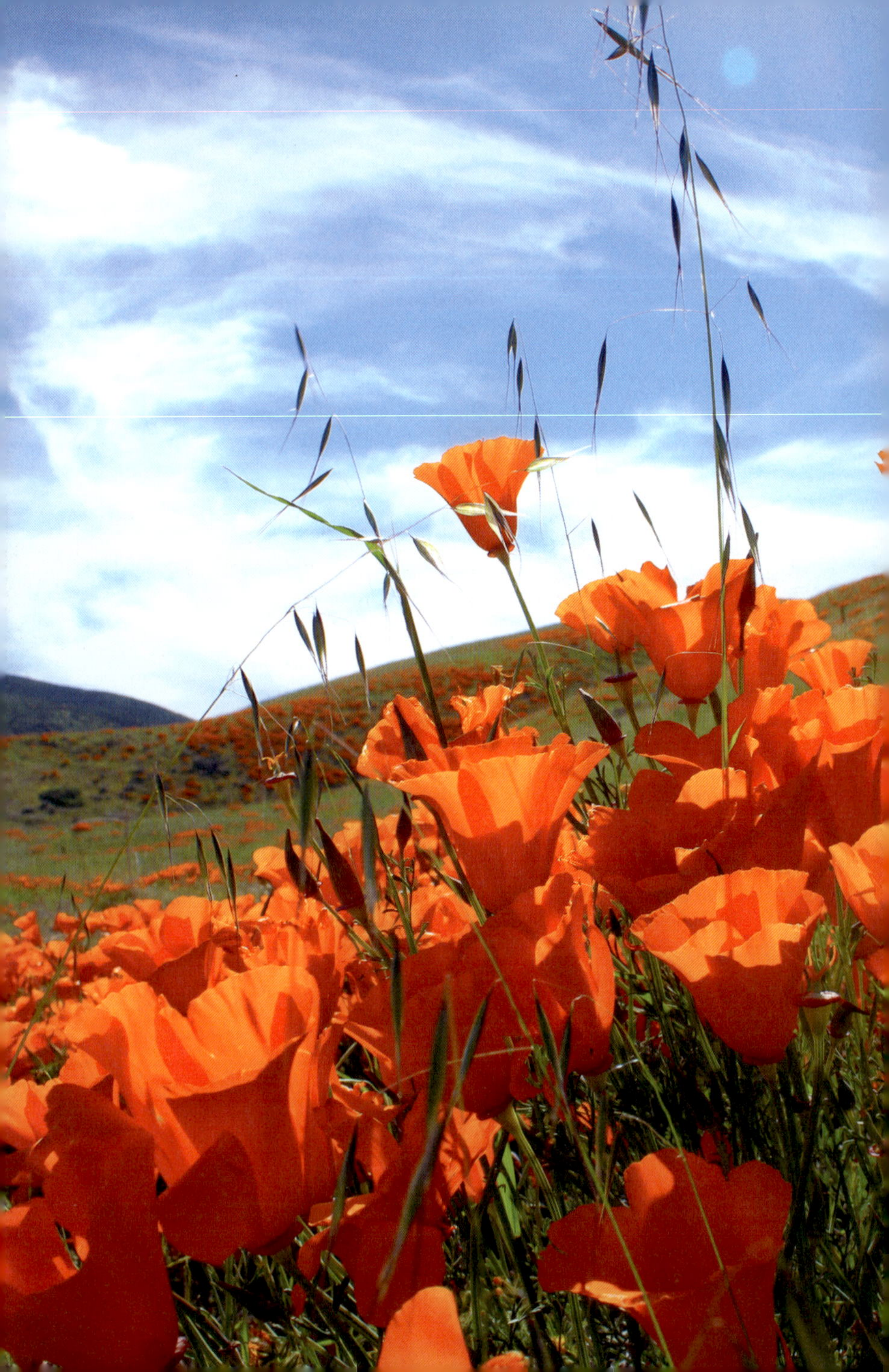

# Die Heilpflanzen

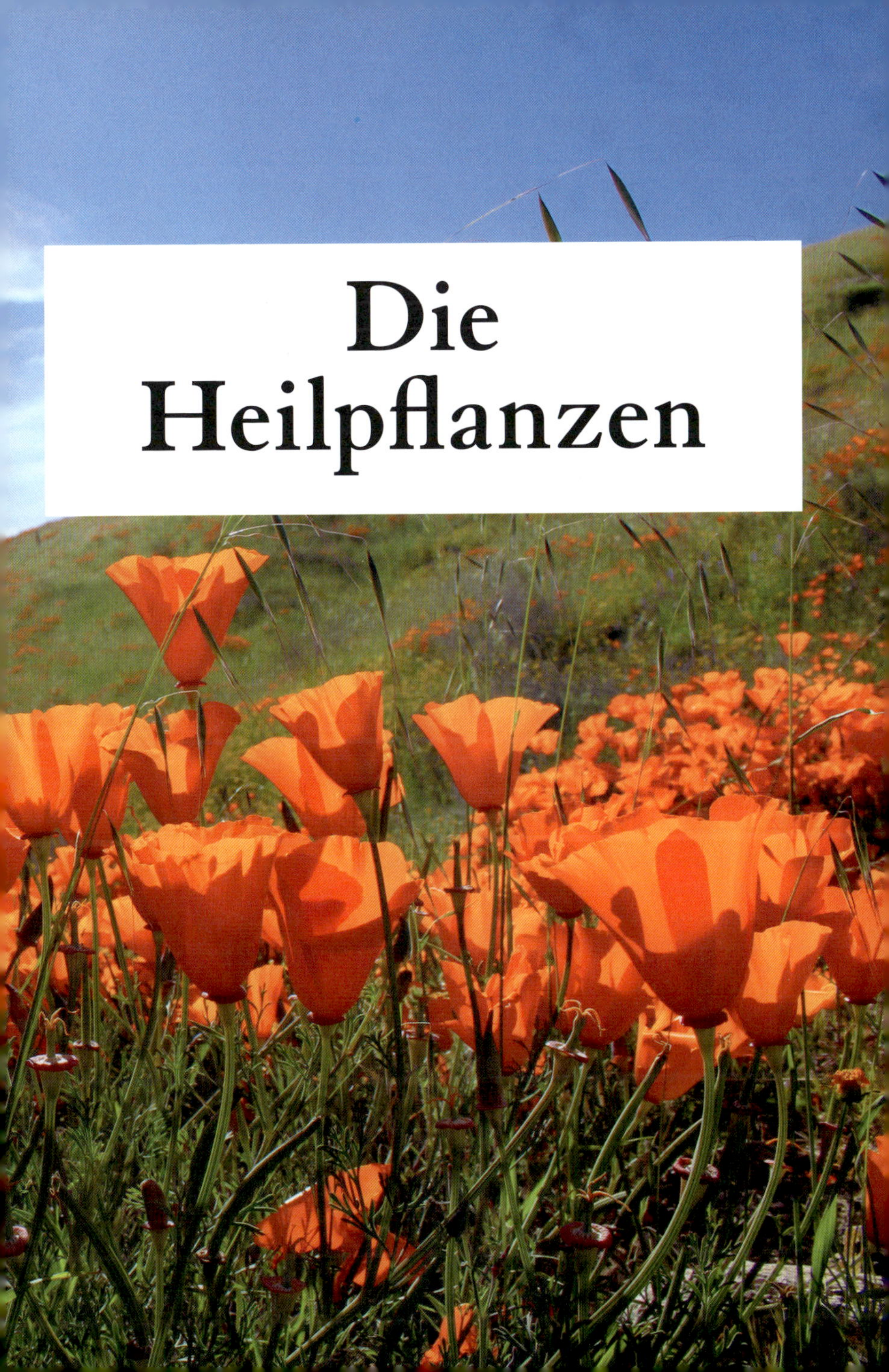

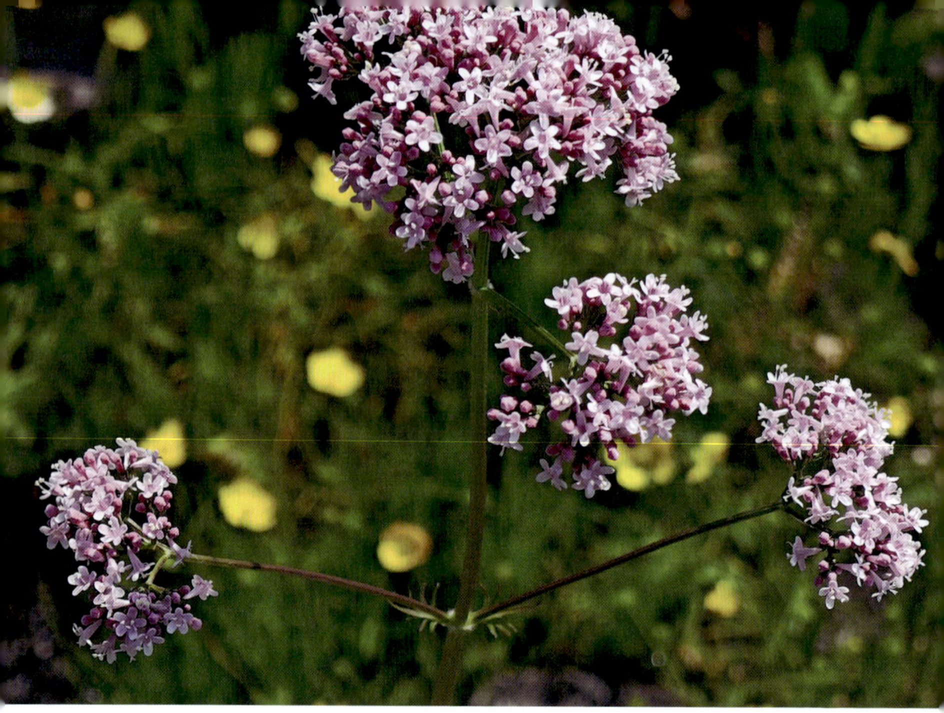

# Arznei-Baldrian

*Valeriana officinalis agg.* · Baldriangewächse · V-VIII · 50–180 cm · Sedativa

**Merkmale:** Der Stängel ist kahl oder behaart und trägt 4 bis 13 Blattpaare, die nach oben kleiner werden. Die grundständigen Blätter sind unpaarig gefiedert und bestehen aus 3 bis 13 Fiederpaaren mit lanzettlichen Fiederblättchen. Der Blütenstand ist vielblütig und dicht rispen- bis zymenartig mit zahlreichen kleinen, rosa bis weißen Blüten, die einen intensiven, süßlichen Duft verströmen. Dieser Duft lockt zahlreiche Insekten an, vor allem Schmetterlinge und Bienen, die für die Bestäubung sorgen. Die Früchte des Baldrians sind 2 bis 5 mm lang, kahl oder behaart und tragen so genannte Pappusborsten. Diese 4 bis 7 mm langen, fe-

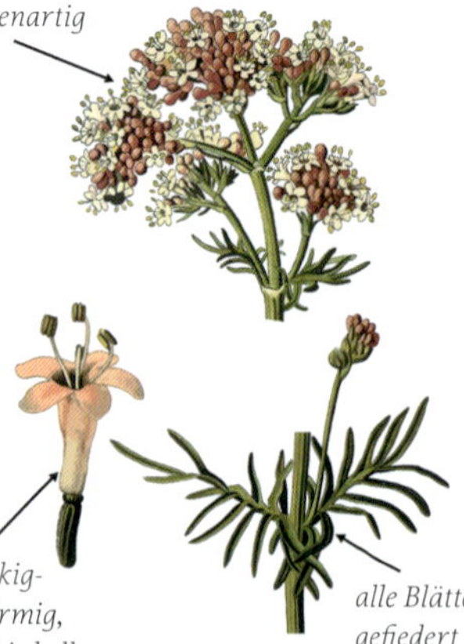
*Blütenstand rispen- bis zymenartig*
*Blüte glockig-trichterförmig, weißlich bis hellrosa*
*alle Blätter gefiedert*

derartigen Borsten erleichtern die Verbreitung der Früchte durch den Wind, indem sie wie kleine Fallschirme wirken. Unter der Erde bildet der Baldrian ein kräftiges, verzweigtes Rhizom mit zahlreichen Nebenwurzeln, in denen die wertvollen Inhaltsstoffe gespeichert sind. **Vorkommen:** Baldrian ist in Europa und Teilen Asiens heimisch und bevorzugt feuchte Standorte wie Flussufer, Bachläufe, feuchte Wiesen und lichte Wälder. Die Pflanze gedeiht sowohl in sonnigen als auch in halbschattigen Lagen und ist bis in Höhenlagen von etwa 1.000 Metern zu finden. Ihre Anpassungsfähigkeit an verschiedene Bodenverhältnisse, solange ausreichend Feuchtigkeit vorhanden ist, macht sie zu einer weitverbreiteten Art.

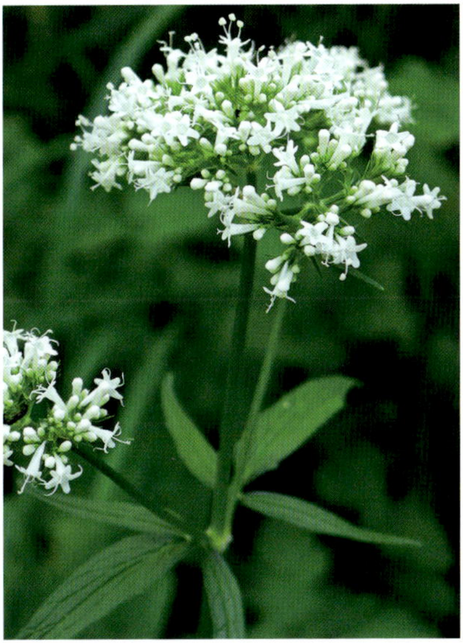

*In der Artengruppe* Valeriana officinalis *kommen auch komplett weiße Blütenstände vor.*

## INHALTSSTOFFE UND PHARMAKOLOGISCHE EIGENSCHAFTEN

Die Hauptwirkstoffe sind Bestandteile ätherischer Öle wie Bornylacetat und Valerianol, Sesquiterpensäuren wie Valerensäure und Hydroxyvalerensäure, sowie Iridoide und Lignane. Die Valerensäure und die Lignane sind besonders für ihre sedativen und anxiolytischen Effekte bekannt. Sie wirken auf das zentrale Nervensystem, indem sie die GABA-Übertragung modulieren, was zu einer Beruhigung und Entspannung führt. GABA (Gamma-Aminobuttersäure) ist für die beruhigende Wirkung in unserem Nervensystem verantwortlich und ist der wichtigste hemmende Botenstoff.

## HISTORISCHE ANWENDUNG

Die Anwendung von Baldrian reicht weit zurück und ist in vielen Kulturen dokumentiert. In der Antike erwähnten ihn Autoren wie Hippokrates und Dioskurides. Sie nutzten Baldrian zur Behandlung von Verdauungsbeschwerden, Menstruationsproblemen und zur Wundheilung. Im Mittelalter erlangte Baldrian große Bedeutung als "Allheilmittel". In Klöstern wurde er kultiviert und in den berühmten Kräuterbüchern dieser Zeit ausführlich beschrieben. Hildegard von Bingen empfahl Baldrian bei Schlaflosigkeit und Herzbeschwerden. Während der Pestepidemien wurde er als Schutzmittel gegen die "böse Luft" eingesetzt, und man trug ihn als Amulett oder verbrannte ihn als Räucherwerk.

## VOLKSMEDIZINISCHE ANWENDUNG

In der Volksmedizin dient Baldrian vor allem zur Beruhigung des Nervensystems. Er wurde als Mittel gegen "Hysterie", Epilepsie und andere nervöse Leiden verwendet. Auch in der Tiermedizin fand er Anwendung, um unruhige Tiere zu beruhigen. In ländlichen Gebieten wurden Baldrianwurzeln unter das Kopfkissen gelegt oder in Schlafsäcken eingenäht, um einen erholsamen Schlaf zu fördern. Dies wird mitunter auch heute noch gemacht, jedoch ist der Geruch nicht jedermanns oder jederfrau Sache, andere wiederrum lieben den Geruch.

Für ein abendliches **Vollbad** mit Baldrian benötigt man etwa 100 Gramm geschnittene Baldrianwurzel für eine Badezeit von 15 bis 20 Minuten. Alternativ kann auch Baldrianöl verwendet werden; hier genügen 300 bis 400 Milligramm, was etwa zehn Tropfen entspricht, um eine beruhigende Wirkung zu erzielen. Dies entspannt Körper und Geist.

## ZUBEREITUNGSARTEN UND VERWENDETE PFLANZENTEILE

Verwendet werden die Baldrianwurzel (*Valerianae radix*) sowie Baldrianöl (*Valerianae aetheroleum*). Als Zubereitungen sind der Teeaufguss sowie die Tinktur und das Trockenextrakt gebräuchlich. Die im Handel befindlichen Drogen stammen aus Wildsammlungen und aus Kulturen in Holland, Belgien und Osteuropa, auch in Deutschland wird Baldrian zum Beipiel in Thüringen angebaut.

### Tee

Ein Teeaufguss aus Baldrianwurzel eignet sich hervorragend als Beruhigungstee. Täglich ein bis zwei Tassen werden empfohlen, besonders bei Einschlafstörungen etwa eine halbe Stunde vor dem Schlafengehen. Baldrianwurzel lässt sich auch gut mit anderen beruhigenden Heilpflanzen wie Passionsblumenkraut, Hopfen oder Melisse kombinieren, um die entspannende Wirkung zu verstärken. Zu beachten ist, dass sich die schlaffördernde Wirkung von Baldrian erst nach regelmäßiger Anwendung über fünf bis vierzehn Tage einstellt.
Für einen Teeaufguss übergießt man zwei bis drei Gramm zerkleinerte Baldrianwurzel mit etwa 150 Milliliter kochendem Wasser und lässt den Tee zugedeckt zehn bis fünfzehn Minuten ziehen. Danach wird der Aufguss abgeseiht und kann warm getrunken werden.

### Tinkturen

Eine weitere wirksame Zubereitung ist die Baldriantinktur. Dazu werden 50 Gramm getrocknete Baldrianwurzel in ein sauberes Weithalsglas gegeben und mit 250 Milliliter 70-prozentigem Ethanol/Weingeist (im Verhältnis 1:5) übergossen. Das Glas wird verschlossen und 5 Tage lang an einem dunklen, kühlen Ort unter regelmäßigem Schütteln aufbewahrt. Nach dem Abseihen durch ein feines Tuch oder einen Filter im Trichter erhält man eine Tinktur, die nochmals 5 Tage stehen gelassen und dann abpipettiert oder nochmals vorsichtig filtriert wird. Sie wird teelöffelweise eingenommen, bei nervösen Zuständen 1-2 Teelöffel, bei Schlafstörungen 1 Teelöffel vor dem Schlafengehen. Diese Darreichungsform eignet sich besonders für Personen, die eine höhere Wirkstoffkonzentration benötigen, da die Teezubereitung hier nur ergänzend wirksam ist.

## MEDIZINISCHE ANWENDUNG UND INDIKATIONEN

In der modernen Phytotherapie wird Baldrian zur Behandlung leichter nervöser Anspannungen und Schlafstörungen eingesetzt. Seine Wirksamkeit ist durch verschiedene wissenschaftliche Studien belegt und wird von verschiedenen maßgeblichen Gesundheitsorganisationen anerkannt. Unterschiedliche Baldrianpräparate sind in Apotheken und Drogerien erhältlich. Auch ätherisches Baldrianöl wird in Badezusätzen verwendet, um Entspannung zu fördern.

### Fertigpräparate

Es stehen verschiedene Fertigpräparate zur Verfügung, die wichtigsten sind: BALDRIANTINKTUR Hetterich, BALDRIAN DISPERT, BALDRIPARAN, Kytta-Sedativum (Kombinationspräparat mit Baldrian-, Hopfen- und Passionsblumen-Trockenextrakt).

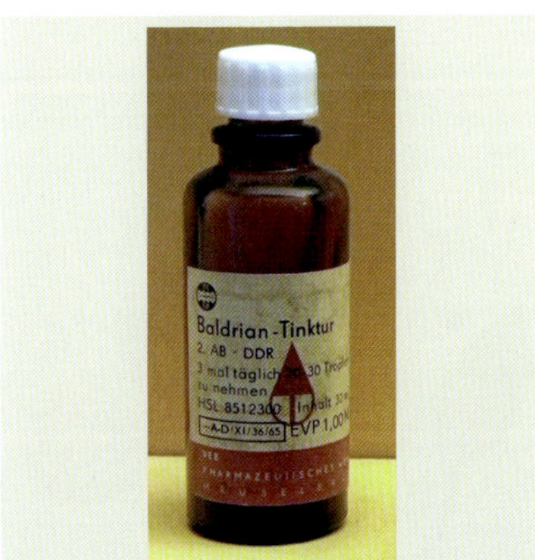


*Baldriantinktur, hergestellt nach der Rezeptur des 2. Arzneibuches der DDR, als pflanzliche Heilmittel noch in kleinen braunen Fläschchen ihren Weg zu den Menschen fanden.*

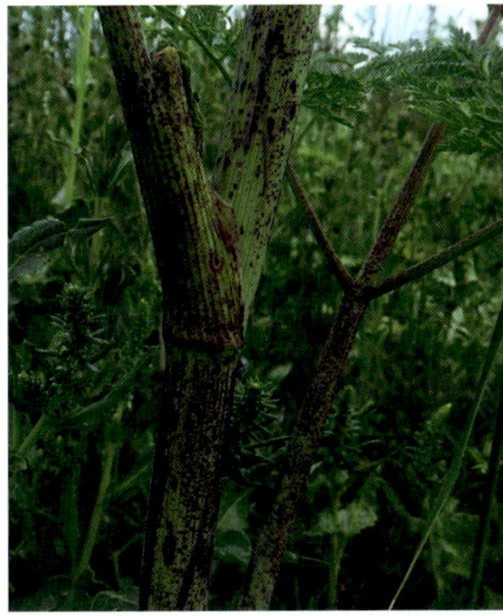

*Der Gefleckte Schierling, ein Doldenblütler und eine potente Giftpflanze, ist durch seine charakteristischen Flecken vom Baldrian zu unterscheiden.*

## SICHERHEIT UND TOXIZITÄT

Die Sicherheit und Toxizität von Baldrian sind gut untersucht. Allgemein gilt die Pflanze als sicher und gut verträglich. Nebenwirkungen sind selten und können bei Überdosierung oder langer Anwendung auftreten. Dazu gehören Kopfschmerzen, Magen-Darm-Beschwerden oder Schläfrigkeit am Tag. Ein Gewöhnungseffekt ist möglich, daher wird empfohlen, Baldrian nicht über einen längeren Zeitraum ohne ärztlichen Rat einzunehmen. Schwangere, stillende Frauen und Kinder unter zwölf Jahren sollten auf die Anwendung verzichten, da keine ausreichenden Studien zur Unbedenklichkeit vorliegen.

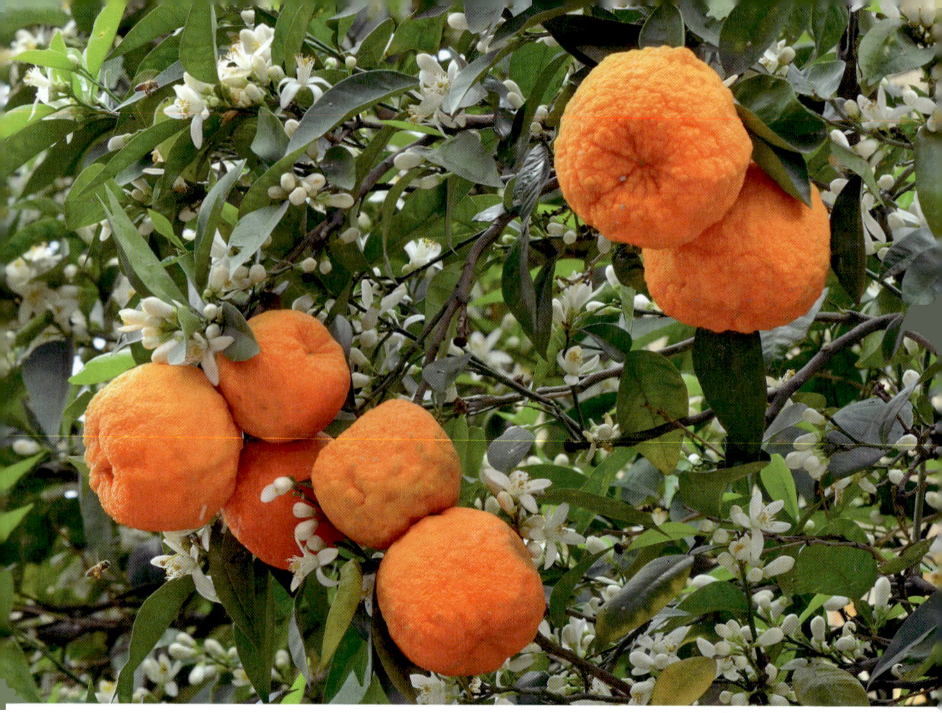

# Bitterorange / Pomeranze

*Citrus* × *aurantium* · Rautengewächse · III–VI · 3–10 m · Sedativa (Stimulans)

**Merkmale:** Die Bitterorange ist ein immergrüner Baum, der Wuchshöhen von bis zu zehn Metern erreicht und eine runde Krone bildet. Die Zweige sind in den Blattachseln mit Dornen besetzt, die meist dünn und kurz sind, an jungen, kräftigen Trieben aber auch eine Länge von fünf bis acht Zentimetern erreichen können. Die Blätter sind eiförmig, haben eine etwas verlängerte, aber stumpfe Spitze und laufen am Blattgrund keilförmig zu. Sie enthalten Öldrüsen, deren ätherisches Öl, Petitgrain genannt, einen angenehmen Duft verströmt. Auch die weißen Blüten duften stark. Die Früchte sind rundlich, leicht abgeflacht und haben

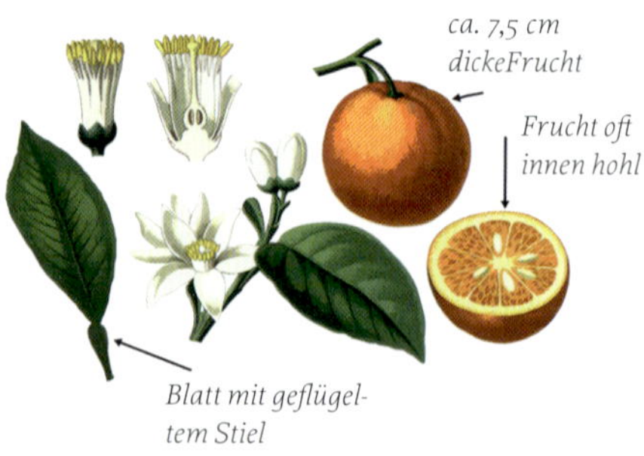
ca. 7,5 cm
dickeFrucht
Frucht oft
innen hohl
Blatt mit geflügel-
tem Stiel

eine dicke, unregelmäßige Schale, die bei der Reife leuchtend orange und härter als die der Apfelsine ist.
**Vorkommen:** Die Bitterorange hat ihren Ursprung im nordöstlichen Indien sowie in den angrenzenden Regionen Chinas und Myanmars. Von dort aus verbreitete sich die Pomeranze nordwärts nach Japan und westwärts durch Indien bis in den Mittelmeerraum. In Europa wurde sie etwa zu Beginn der christlichen Zeitrechnung bekannt. Die Bitterorange gilt zudem als die erste Zitrusfrucht, die in die Neue Welt eingeführt wurde.
Die Pflanze bevorzugt warme, sonnige Standorte und durchlässige, nährstoffreiche Böden. Sie ist frostempfindlich und gedeiht daher am besten in Gebieten mit milden Wintern. Oft findet man sie in Gärten, Parks und Plantagen, wo sie sowohl als Nutz- als auch als Zierpflanze kultiviert wird.

## INHALTSSTOFFE UND PHARMAKOLOGISCHE EIGENSCHAFTEN

Die Hauptwirkstoffe der Pomeranze befinden sich in der Schale und den Blättern. Ätherische Öle wie Limonen, Linalool und Myrcen sind reichlich vorhanden. Bitterstoffe wie Naringin und Neohesperidin verleihen der Frucht ihren charakteristischen Geschmack. Alkaloide wie Synephrin, Octopamin und Tyramin sind ebenfalls enthalten und besitzen stimulierende Eigenschaften. Synephrin kann den Stoffwechsel anregen, die Fettverbrennung fördern und den Appetit unterdrücken. Die ätherischen Öle ha-ben antimikrobielle, entzündungshemmende und verdauungsfördernde Eigenschaften.

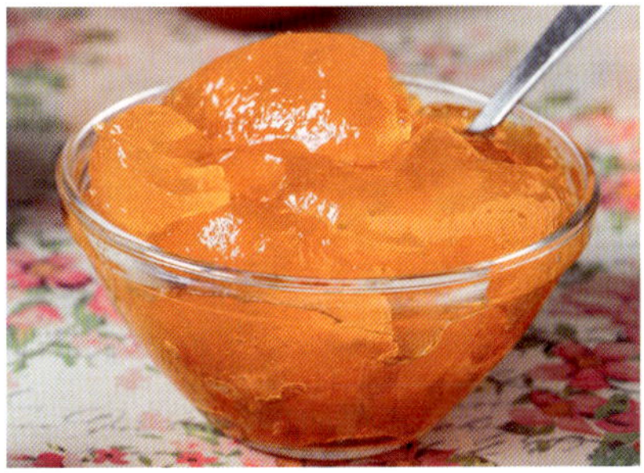

*Die aus England bekannte „marmelade" wird aus Bitterorangen hergestellt.*

## HISTORISCHE ANWENDUNG

Bereits im 11. Jahrhundert wurde die Pomeranze von den Arabern nach Europa gebracht. In der mittelalterlichen Medizin nutzte man sie zur Behandlung von Verdauungsbeschwerden, Appetitlosigkeit und Skorbut. Die Schale wurde wegen ihrer aromatischen und bitteren Eigenschaften geschätzt und in Likören, Marmeladen und als Gewürz verwendet. In der traditionellen chinesischen Medizin ist die getrocknete unreife Frucht unter dem Namen Zhi Shi bekannt und wird zur Behandlung von Verdauungsstörungen, Verstopfung und als Qi-regulierendes Mittel eingesetzt.

## VOLKSMEDIZINISCHE ANWENDUNG UND ZUBEREITUNGSARTEN

Volksheilkundlich werden Bitterorangenblüten als beruhigendes Nervenmittel bei Erregungszuständen und Schlaflosigkeit angewendet. Auch dem ätherischen Öl (Neroliöl) wird beruhigende und antidepressive Wirkung zugeschrieben, sodass es volksheilkundlich bei Angst- und Prüfungssituationen sowie bei kardialen nervösen Unruhezuständen eingesetzt wird.

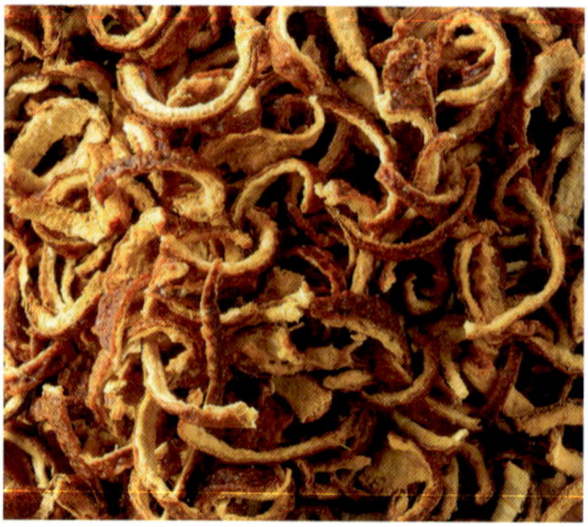

*Die Bitterorangenschale als Droge*

## ZUBEREITUNGSARTEN UND VERWENDETE PFLANZENTEILE

Es sind mehrere Drogen und Zubereitungen der Bitterorange beschrieben, darunter die Bitterorangenschale (Aurantii amari epicarpium et mesocarpium), die Bitterorangenblüten (Aurantii amari flos) sowie das Neroliöl/Bitterorangenblütenöl (Neroli aetheroleum) als ätherisches Öl. Die Zubereitungen sind vielfältig und in verschiedenen Arzneibüchern zu finden. Die Qualität von Eingestelltem Bitterorangenfluidextrakt (Aurantii amari extractum liquidum normatum) und Bitterorangenschalensirup (Aurantii flavedinis sirupus) ist in der Pharmacopoea Helvetica (Ph. Helv.) festgelegt, dem Arzneibuch der Schweiz.

Eine Monografie für Pomeranzenblütenwasser (Aqua aurantii floris) sowie für Pomeranzenextrakt (Extractum aurantii) ist im Ergänzungsband zum DAB 6 (Erg. B. 6) enthalten.

## TEEZUBEREITUNGEN

Ein Teeaufguss aus Bitterorangenschale kann mehrmals täglich getrunken werden, idealerweise warm. Zur Anregung des Appetits sollte der Aufguss etwa eine halbe Stunde vor den Mahlzeiten eingenommen werden, während er bei Verdauungsbeschwerden nach den Mahlzeiten hilfreich sein kann. Die empfohlene Tagesdosis liegt bei 4 bis 6 Gramm der getrockneten Bitterorangenschale als Aufguss.

**Bitterorangenschalentinktur**
(*Aurantii amari epicarpii et mesocarpii tinctura*)

- Zutaten: 1 Teil frisch pulverisierte Bitterorangenschale, 5 Teile Ethanol 70 %
- Herstellung: Die pulverisierte Bitterorangenschale wird in 5 Teilen Ethanol (70 % Alkohol) eingelegt. Dies erfolgt meist durch Mazeration, bei der die Mischung über einen bestimmten Zeitraum ruht, um die Wirkstoffe zu extrahieren.
- Tagesdosis: 2 bis 3 Gramm Tinktur (Verhältnis 1:5).

**Bitterorangenschalensirup**
(*Aurantii flavedinis sirupus*)

- Zutaten: 544 g Zucker (Saccharose), 305 g gereinigtes Wasser, 50 g Bitterorangenfluidextrakt, 100 g Süße Orangentinktur
- Herstellung:
  1. Den Zucker in 305 g gereinigtem Wasser im Wasserbad erwärmen, bis sich der Zucker vollständig löst.
  2. Nach dem Abkühlen wird das verdampfte Wasser ersetzt.
  3. 50 g Bitterorangenfluidextrakt und 100 g Süße Orangentinktur werden hinzugefügt und gründlich vermischt.

## MEDIZINISCHE ANWENDUNG UND INDIKATIONEN

In der modernen Phytotherapie wird die Pomeranze zur Behandlung von Appetitlosigkeit und dyspeptischen Beschwerden eingesetzt. Ihre Bitterstoffe regen die Produktion von Speichel und Magensaft an, was die Verdauung fördert. Auch bei leichten Krämpfen im Magen-Darm-Trakt kann sie lindernd wirken. Volksmedizinisch ist sie auch als Sedativum gerne in Teemischungen oder alleine sowie als umstrittenes Mittel zum Abnehmen, vor allem in Nahrungsergänzungsmitteln in Verwendung.

## FERTIGPRÄPARATE

Es sind ausschließlich Mischdestillate auf dem Markt, wie Gallexier Kräuterbitter Elixier oder Klosterfrau Melissengeist, in dem einer von vielen Bestandteilen Bitterorangenschale ist. Hierbei ist außerdem Vorsicht geboten, da solche Destillate mit 96 % Vol. Alk. schnell zu einem hohen Alkoholpegel führen können. Solche Brände waren mitunter auch schon Brandursache in Pflegeheimen.

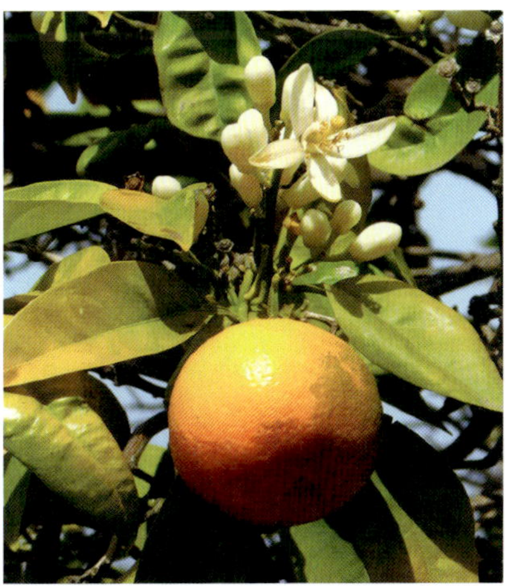

*Die Blüte und Frucht der Bitterorange in natürlichem Habitat*

## SICHERHEIT UND TOXIZITÄT

Die Pomeranze gilt in üblichen Dosierungen als sicher. Bei der Anwendung von hochdosierten Extrakten oder Nahrungsergänzungsmitteln mit hohem Synephrin-Gehalt können jedoch Nebenwirkungen wie Bluthochdruck, Herzrasen, Kopfschmerzen und Schlafstörungen auftreten. Personen mit Herz-Kreislauf-Erkrankungen, Bluthochdruck oder Schilddrüsenüberfunktion sollten auf die Einnahme verzichten oder vorher einen Arzt konsultieren. Schwangere und stillende Frauen sowie Kinder unter 12 Jahren sollten die Pomeranze nicht therapeutisch verwenden. Wechselwirkungen mit Medikamenten wie MAO-Hemmern und bestimmten Antidepressiva sind möglich.

## SAMMLUNG IN DER NATUR

Beim Sammeln von Pomeranzen ist darauf zu achten, dass die Früchte von unbehandelten Bäumen stammen, da Zitruspflanzen häufig mit Pestiziden behandelt werden. Die Schalen sollten vor der Verwendung gründlich gewaschen oder von Bio-zertifizierten Pflanzen stammen. Verwechslungen können mit anderen Zitrusfrüchten wie Süßorange oder Grapefruit auftreten. Die Pomeranze lässt sich durch ihre dicke, raue Schale und den bitteren Geschmack unterscheiden. Für medizinische Zwecke sollten nur die richtigen Pflanzenteile und Sorten verwendet werden.

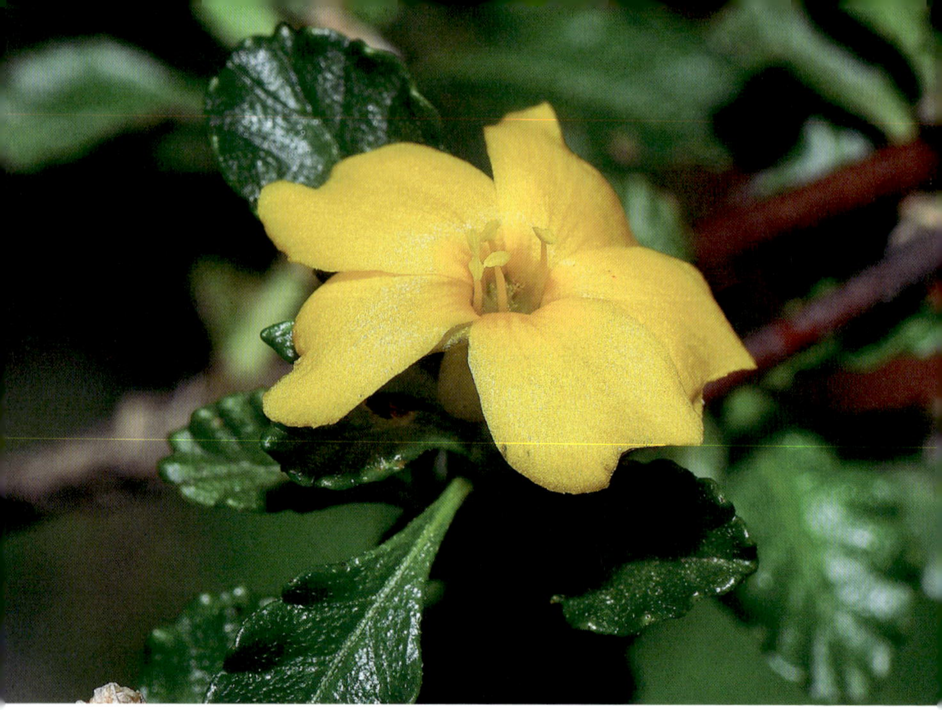

# Damiana

*Turnera diffusa* · Passionsblumengewächse · V-VIII · 30–60 (120) cm
Aphrodisiakum, Tonikum

**Merkmale:** Damiana ist ein kleiner Strauch, der eine Höhe von 30 bis 60 cm erreicht. Die Pflanze zeichnet sich durch kräftig grüne Blätter und leuchtend gelbe Blüten aus. Die Blätter sind sehr variabel, leicht gezähnt oder gelappt und behaart und etwa 10 bis 25 mm lang. Die Blüten, die von Mai bis August erscheinen, sind klein, fünfzählig und haben einen Durchmesser von etwa 1,5 cm. Sie verströmen einen angenehmen, süßlichen Duft. Nach der Blütezeit bildet die Pflanze kleine, kapselförmige Früchte, die Samen enthalten.
**Vorkommen:** Damiana stammt aus den trockenen, halbtrockenen und subtropischen Regionen Nord- und Mittelameri-

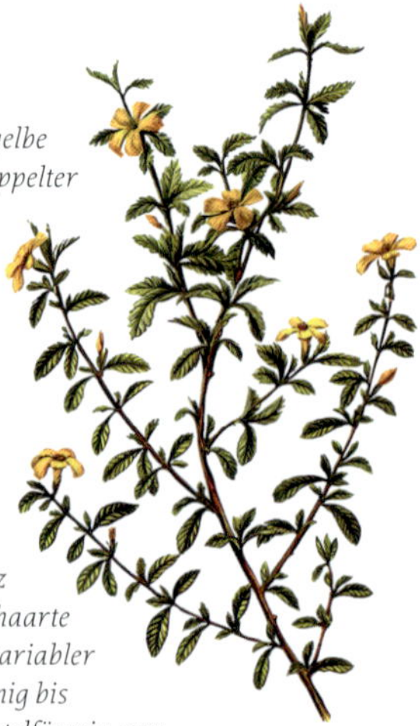

*Fünfzählige gelbe Blüten mit doppelter Blütenhülle*

*Einfache und kurz gestielte, leicht behaarte Laubblätter mit variabler Spreite von eiförmig bis lanzettlich bis spatelförmig, verkehrt-eiförmig, eilanzettlich*

kas. Die Pflanze wächst in ihrer natürlichen Umgebung hauptsächlich in Mexiko, insbesondere in den nördlichen Regionen wie Baja California und Sonora, sowie in Teilen Mittelamerikas und der Karibik. Sie ist auch in Südamerika bis nach Argentinien und Brasilien zu finden. Damiana gedeiht auf kargen, steinigen Böden und bevorzugt warme, sonnige Standorte. Die Pflanze kommt häufig in offenen, buschigen Gebieten, an Hängen und in trockenen Wäldern vor.
In jüngerer Zeit wird Damiana auch kommerziell in Kalifornien angebaut, wo sie für die pharmazeutische Industrie geerntet wird. Der Anbau in solchen Regionen erfolgt oft auf Plantagen, wo die Pflanze unter kontrollierten Bedingungen kultiviert wird, um eine konstante Qualität der Wirkstoffe zu gewährleisten. Die weite Verbreitung der Pflanze, insbesondere in wärmeren, trockeneren Klimazonen, spiegelt ihre Anpassungsfähigkeit an harsche Umweltbedingungen wider.

### INHALTSSTOFFE UND PHARMAKOLOGISCHE EIGENSCHAFTEN

Die Inhaltsstoffe der Damiana-Pflanze umfassen eine breite Palette von ätherischen Ölen, Flavonoiden, Bitterstoffen und anderen wirksamen Verbindungen. Die wichtigsten ätherischen Öle sind α-Pinen, β-Pinen, Cineol und Thymol. Flavonoide wie Gonzalitosin tragen zur antioxidativen Wirkung der Pflanze bei, während die harzigen Bestandteile, insbesondere Damianin, für die charakteristischen tonisierenden und aphrodisierenden Wirkungen verantwortlich sind. Pharmakologisch wirkt Damiana vor allem als Tonikum, das die Durchblutung des Unterleibs fördert und krampflösend auf die Muskulatur des Verdauungstraktes und der Gebärmutter wirkt. Die Pflanze hat auch leicht stimulierende Eigenschaften, was sie besonders wertvoll für die Behandlung von sexuellen Funktionsstörungen macht. Damiana hat auch eine leicht psychotrope Wirkung, die zu einer Verbesserung der Stimmung und einem allgemeinen Gefühl der Entspannung führen kann.

## Damiana-Likör

**Zutaten:**

- 1 Flasche (0,7 l) Alkohol (weißer Rum [Zuckerrohrschnaps] oder Tequila)
- Ca. 10–20 g Damiana-Kraut (Turnera diffusa)
- Ca. 20–25 g Sägepalmenfrüchte (Fructus Sabalae Serrulata tot.)
- 2 Vanilleschoten (= 7–9 g) (Vanilla planifolia)
- 4 Zimtstangen (ca. 15 g) (Cinnamomum verum)
- Ca. 2 g Muskatnuss (Myristica fragrans)
- Ca. 0,5 g Galangawurzel (Alpinia galanga [L.] Willd. [syn. Maranta galanga L.] oder Alpinia officinarum Hance)
- Jasminblüten (Jasminum officinalis)

**Zubereitung:** Die Vanilleschoten längs aufschneiden oder halbieren. Alle Zutaten in den Alkohol geben und die Mischung an einem warmen Ort mindestens zwei Wochen ziehen lassen. Danach die Zutaten entweder abseihen oder im Alkohol belassen. Trinken Sie täglich ein kleines Glas oder eine Stunde vor einem erotischen Erlebnis.

## HISTORISCHE ANWENDUNG

*Turnera diffusa* hat eine lange Tradition in der ethnobotanischen Medizin der indigenen Völker Nord- und Mittelamerikas. Schon in präkolumbianischer Zeit wurde die Pflanze von den Maya und Azteken als Aphrodisiakum und Heilmittel gegen verschiedene Beschwerden genutzt. Der Missionar Jesús María de Salvatierra war einer der Ersten, der die Pflanze in seiner Chronik von 1699 als Aphrodisiakum erwähnte, und seitdem hat sie sich weit verbreitet.

Im 19. Jahrhundert fand Damiana Eingang in die medizinischen Bücher Mexikos und der USA, wo es als Tonikum und Mittel gegen sexuelle Funktionsstörungen empfohlen wurde. Die Pflanze wurde um 1880 in Europa eingeführt und schnell als Heilmittel populär, insbesondere aufgrund ihrer aphrodisierenden Wirkung.

Vom Schutzpatron der Apotheker, dem heiligen Damian, leitet sich der Trivialname Damiana ab.

## VOLKSMEDIZINISCHE ANWENDUNG

In der traditionellen Volksmedizin wird Damiana nicht nur wegen ihrer aphrodisierenden Eigenschaften geschätzt, sondern auch zur Behandlung einer Vielzahl von anderen Beschwerden. Die Pflanze wird in Mittel- und Südamerika als Mittel gegen Asthma, Menstruationsbeschwerden, Verdauungsprobleme, Kopfschmerzen und Nervosität eingesetzt. Aufgrund ihrer muskelentspannenden und stimmungsaufhellenden Wirkung eignet sich Damiana auch zur Linderung von Krämpfen und nervösen Störungen. In Mexiko ist die Pflanze als Tee besonders beliebt und wird zur Regulierung des Menstruationszyklus und als Diuretikum verwendet.

## ZUBEREITUNGSARTEN UND VERWENDETE PFLANZENTEILE

Die am häufigsten verwendete Pflanzenteile der Damiana-Pflanze sind die Blätter (*Turnerae folium*). Diese werden getrocknet und sowohl für Tees als auch für Tinkturen oder Liköre verwendet. Je nach Zubereitungsart kann Damiana beruhigend, stimulierend oder aphrodisierend wirken.

## TEES

Damiana-Tee wird traditionell zubereitet, indem man etwa einen Teelöffel getrockneter Blätter mit heißem Wasser übergießt und für etwa 10 Minuten ziehen lässt. Zwei Tassen pro Tag – morgens und abends – sind ausreichend, um die

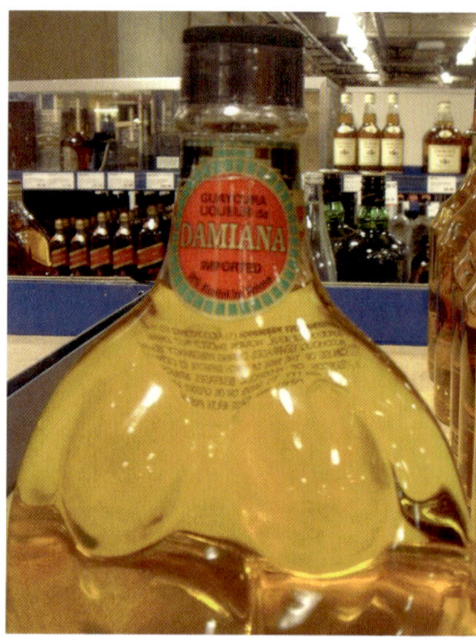


*Ein dort weit verbreiteter mexikanischer Likör mit Damiana, der hier „hierba de la pastora" (Kraut des Hirten) genannten Pflanze.*

krampflösende und stimmungsaufhellende Wirkung zu nutzen. Der Tee wird besonders bei Menstruationsbeschwerden und nervösen Störungen empfohlen.

## TINKTUREN

Damiana-Tinkturen sind ebenfalls eine beliebte Zubereitungsart. Hierbei werden die getrockneten Blätter in Alkohol eingelegt und für mehrere Wochen extrahiert. Diese Form der Zubereitung wird häufig in der Homöopathie eingesetzt.

## MEDIZINISCHE ANWENDUNG UND INDIKATIONEN

Damiana wird zur Behandlung von sexuellen Funktionsstörungen, insbesondere Libidoverlust, eingesetzt. Darüber hinaus ist es ein wirksames Mittel gegen Menstruationsschmerzen und allgemeine Schwächezustände. Auch in der Phytotherapie wird es wegen seiner tonisierenden Eigenschaften geschätzt, die eine positive Wirkung auf das Nervensystem haben.

## FERTIGPRÄPARATE

In der modernen Medizin wird Damiana in Form von Trockenextrakten, Kapseln oder Tees angeboten. Ein bekanntes Präparat ist „libiLoges", das zur Steigerung der sexuellen Lust eingesetzt wird.

## SICHERHEIT UND TOXIZITÄT

Damiana gilt in der richtigen Dosierung als sicher und ungiftig. Es gibt keine dokumentierten Fälle von schweren Nebenwirkungen. Dennoch sollten Schwangere und stillende Frauen von der Einnahme absehen, da die Wirkung auf das ungeborene Kind oder den Säugling nicht ausreichend untersucht ist.

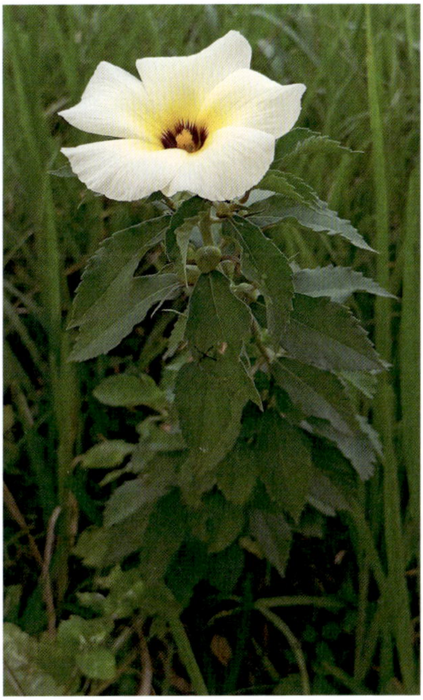

*Ein Exemplar der Turnera ulmifolia, mit deutlich unterschiedlicher Morphologie und Erscheinung. Dennoch sind diese Verwechslungen häufig.*

## VERWECHSLUNG

Lebensfähiges Pflanzenmaterial und Samen, die sowohl von privaten als auch von kommerziellen Quellen als *T. diffusa* verkauft werden, entpuppen sich in den meisten Fällen als falsch identifizierte *Turnera ulmifolia* (auch bekannt als „Falsche Damiana"), eine nahe verwandte Art. Dieses weitverbreitete Problem wurde von der wissenschaftlichen Gemeinschaft erkannt und hat sowohl bei Hobbygärtnern als auch bei professionellen Gärtnern zu großer Verwirrung geführt.

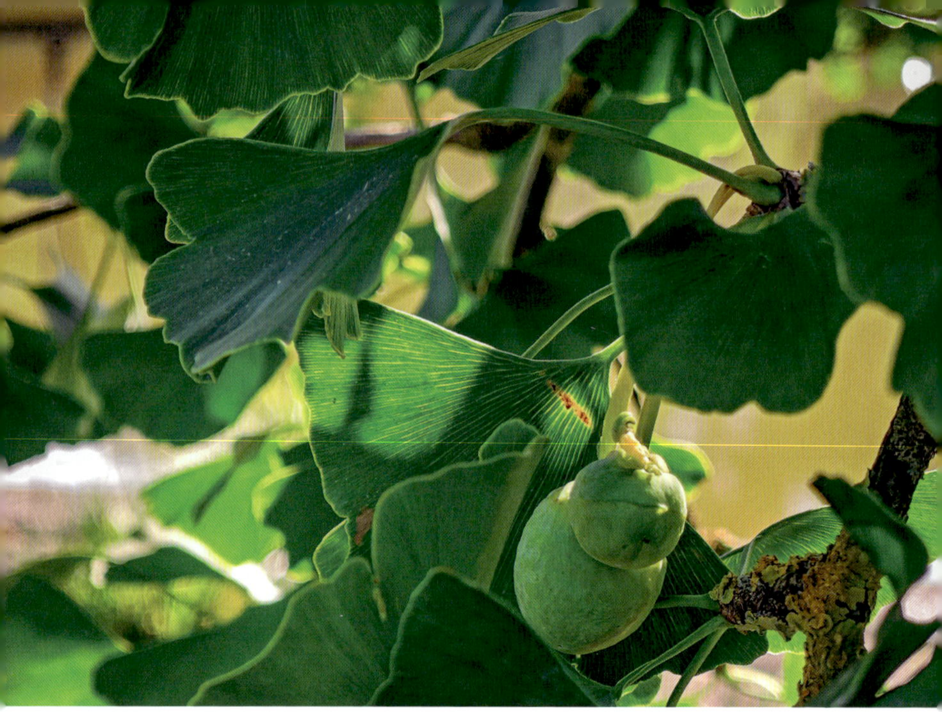

# Ginkgo

*Ginkgo biloba L.* · Gingkogewächse · V–VIII · 30–40 Meter
Neuroprotektiva, Antidementiva

**Merkmale:** *Ginkgo biloba*, oft als lebendes Fossil bezeichnet, ist der letzte lebende Vertreter einer Pflanzenfamilie, die vor über 200 Millionen Jahren weltweit verbreitet war. Sein zweihäusiger Aufbau – d. h. die Existenz von männlichen und weiblichen Bäumen – ist ein bemerkenswertes Merkmal. Die Blätter sind charakteristisch fächerförmig, etwa 6–8 cm breit, meist zweilappig, und zeigen eine einzigartige gabelige Nervatur. Die Blütenstände der männlichen Bäume bestehen aus Pollensackgruppen, die in traubenartigen Blütenständen angeordnet sind. Weibliche Bäume bilden samenartige Strukturen, die an Zapfen erinnern.

*Blätter sommergrün, meist gabelig geteilt bis fächerförmig, gabelnervig*

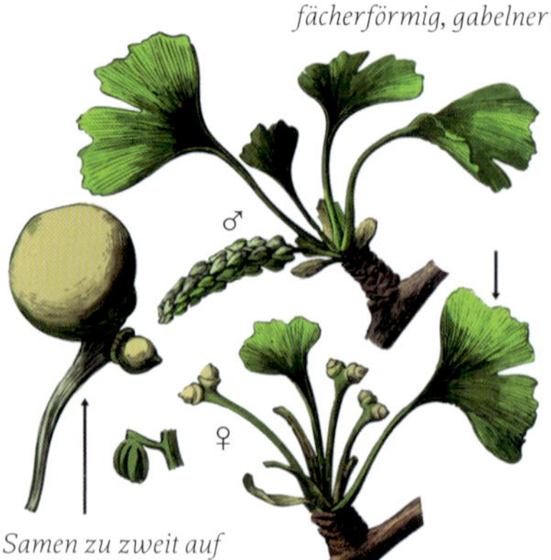


*Samen zu zweit auf einem 1–2 cm langen gabeligen Stiel, fleischig*

Diese Samen haben eine fleischige Hülle, welche bei Reife Buttersäure absondert und einen unangenehmen Geruch verströmt. Trotz dieses Geruchs sind die Samenkerne essbar und in Ostasien als Delikatesse geschätzt.

*Ginkgo biloba* erreicht im Durchschnitt eine Höhe von 30 bis 40 Metern, wobei die größten Exemplare über 50 Meter hoch werden können. Die Krone ist locker verzweigt, während die Borke bei älteren Bäumen rissig und graubraun wird. Ein weiteres botanisches Merkmal ist die bemerkenswerte Widerstandsfähigkeit des Baumes gegenüber extremen Umweltbedingungen. Ginkgo toleriert Luftverschmutzung in urbanen Standorten, starke Windverhältnisse und sogar radioaktive Strahlung, wie es die berühmten Ginkgo-Bäume in Hiroshima nach dem Atombombenabwurf 1945 gezeigt haben.

**Vorkommen:** Der *Ginkgo biloba* stammt ursprünglich aus Ostasien und wurde dort, vor allem in China und Japan, über Jahrtausende kultiviert. In China galt der Ginkgo als heiliger Baum und wurde vor allem in Tempelanlagen gepflanzt. Heute gibt es keine Wildbestände mehr, alle bekannten Exemplare stammen aus jahrtausendelanger Kultivierung. Im 18. Jahrhundert wurde der Baum nach Europa und Nordamerika eingeführt, wo er vor allem als Zierbaum in Parks und Straßen gepflanzt wurde. Aufgrund seiner außergewöhnlichen Anpassungsfähigkeit gedeiht der Ginkgo in verschiedenen Klimazonen und auf unterschiedlichen Böden, bevorzugt aber gut durchlässige, nährstoffreiche Böden und sonnige bis halbschattige Standorte.

Wegen seiner Resistenz gegen Schadstoffe und seiner Anpassungsfähigkeit an die

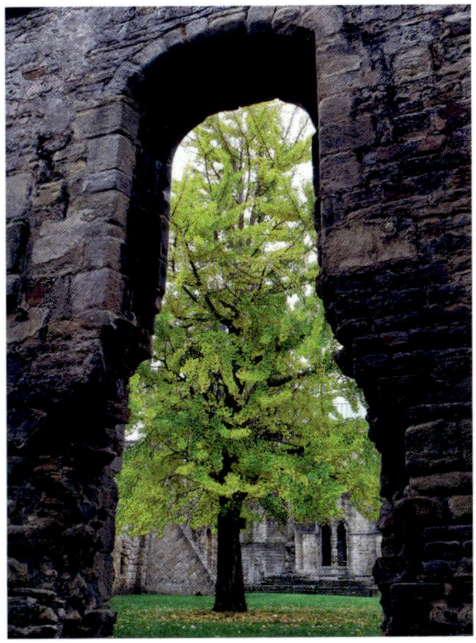

*Dieser Ginkgo wurde wohl im 19. Jahrhundert gepflanzt. Während des Baus des Klosters um 800 n. Chr. war die Art noch nicht in Europa verbreitet.*

Umweltbedingungen wird der Baum in städtischen Gebieten häufig als Straßenbaum verwendet. *Ginkgo biloba* ist eine der wenigen Baumarten, die praktisch immun gegen Krankheiten und Schädlingsbefall sind.

## INHALTSSTOFFE UND PHARMAKOLOGISCHE EIGENSCHAFTEN

Die pharmakologische Bedeutung von *Ginkgo biloba* beruht auf einer Reihe von bioaktiven Inhaltsstoffen, die in den Blättern enthalten sind. Die wichtigste Gruppe sind die Flavonoide, darunter Quercetin, Kämpferol und Isorhamnetin, die eine starke antioxidative Wirkung besitzen. Daneben enthalten die Blätter Ginkgolide (A, B, C, J) und Bilobalid, die zu den Terpenlactonen gehören und für die durchblutungsfördernde und neuroprotektive Wirkung verantwortlich sind. Eine wesentliche pharmakologische Wirkung von Ginkgolid B ist die Vorbeugung von Thrombosen und Durchblutungsstörungen. Außerdem erweitern Ginkgo-Extrakte die Blutgefäße und fördern die Mikrozirkulation, insbesondere im Gehirn und in den Extremitäten. Bilobalid hat neuroprotektive Eigenschaften und schützt vor oxidativem Stress und Entzündungsprozessen. Ginkgolsäuren, die nur in geringen Konzentrationen in den Blättern vorkommen, können in hohen Dosen toxisch wirken und allergische Reaktionen auslösen.

Studien haben gezeigt, dass die Flavonoide und Terpenlactone nach oraler Aufnahme gut aufgenommen werden und schnell in den Blutkreislauf gelangen.

## HISTORISCHE ANWENDUNG

Ginkgo wurde bereits in der traditionellen chinesischen Medizin (TCM) zur Behandlung von Atemwegserkrankungen, Asthma und Gedächtnisstörungen eingesetzt. In alten chinesischen Texten wird der Baum „Yin Xing" genannt, was „silberne Aprikose" bedeutet, in Anspielung auf die essbaren Samen, die die weibliche Pflanze produziert. Die ältesten schriftlichen Aufzeichnungen über die medizinische Verwendung von Ginkgo stammen aus dem „Shennong Bencao Jing", einem chinesischen Kräuterbuch, das auf etwa 2800 v. Chr. datiert wird.

In die europäische Naturheilkunde fand der Ginkgo ab dem 18. Jahrhundert Eingang. Die Blätter des Ginkgo wurden zunächst zur Behandlung von Hautwunden und als allgemeines Stärkungsmittel eingesetzt, später erkannte man auch ihre Wirkung auf das Kreislaufsystem und die kognitiven Funktionen. Auch Goethe war von diesem Baum und seinen Blättern beeindruckt, so gibt es in Weimar ein Ginkgo-Museum.

## VOLKSMEDIZINISCHE ANWENDUNG

In der asiatischen Volksmedizin wird Ginkgo traditionell als Mittel gegen Asthma, Husten und als Tonikum zur Steigerung der Vitalität eingesetzt. Die Samen werden in China auch zur Behandlung von Blasen- und Nierenerkrankungen verwendet. Aufgrund der durchblutungsfördernden Eigenschaften der Blätter kommt Ginkgo in der westlichen Volksmedizin bei Durchblutungsstörungen, kalten Händen und Füßen sowie Schwindel zum Einsatz.

## ZUBEREITUNGSARTEN UND VERWENDETE PFLANZENTEILE

Die medizinisch verwendeten Pflanzenteile sind die getrockneten Blätter (*Ginkgo folium*), die als Extrakt, Tinktur oder seltener als Tee zubereitet werden. Die Extrakte aus den Blättern werden standardisiert, um einen konstanten Gehalt an Flavonoiden und Terpenlactonen zu gewährleisten.

### Tees und Aufgüsse

Obwohl Ginkgo-Tees traditionell verwendet wurden, ist die Zubereitung von Tee aus den Blättern heute medizinisch nicht mehr zu empfehlen. Die Menge der wirksamen Inhaltsstoffe im Tee ist zu gering, um eine therapeutische Wirkung zu erzielen. Zudem besteht die Gefahr, dass nicht standardisierte Tees gesundheitsschädliche Ginkgolsäuren in unkontrollierter Konzentration enthalten.

## MEDIZINISCHE ANWENDUNG UND INDIKATIONEN

*Ginkgo biloba* wird vor allem bei folgenden Indikationen eingesetzt:

- **Altersbedingte kognitive Störungen:** Verbesserung der Gedächtnisleistung und Konzentration.
- **Demenz:** Behandlung von leichten bis mittelschweren Demenzsyndromen einschließlich der primären degenerativen und vaskulären Demenz.
- **Durchblutungsstörungen:** Unterstützung der Mikrozirkulation, insbesondere bei peripheren arteriellen Verschlusskrankheiten.
- **Tinnitus und Schwindel:** Linderung von Durchblutungsstörungen, die im Innenohr verursacht werden.
- **Claudicatio intermittens:** Linderung der Gehbehinderung, die durch verengte Arterien verursacht wird.

### Fertigpräparate

*Ginkgo biloba* ist in Form standardisierter Extrakte in zahlreichen Fertigpräparaten erhältlich, die eine gleichbleibende Dosierung der aktiven Inhaltsstoffe gewährleisten. Solche Präparate enthalten in der Regel einen Trockenextrakt, wobei Aceton als Extraktionsmittel verwendet wird. Diese Präparate sind in Tabletten-, Kapsel- und Tropfenform verfügbar und werden zur Langzeitanwendung empfohlen, da Ginkgo eine kumulative Wirkung hat. Zu nennen sind hier Tebonin, Ginkgobil, Ginkgo AL als Phytopharmaka.

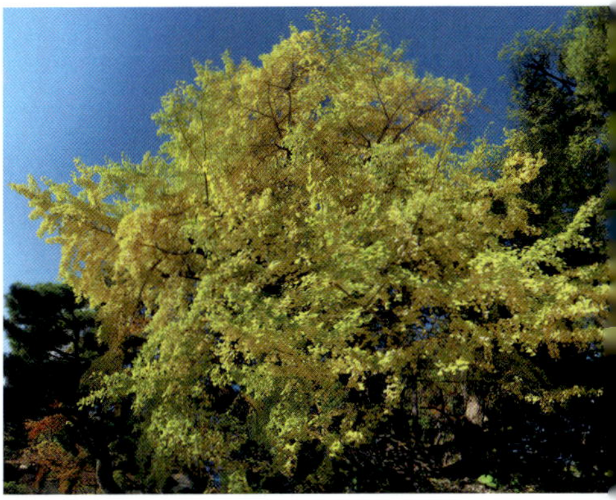

*Ein in Japan wachsender über tausend Jahre alter Ginkgobaum.*

## SICHERHEIT UND TOXIZITÄT

Die Verwendung von Ginkgo biloba ist im Allgemeinen sicher, wenn die Präparate entsprechend der empfohlenen Dosierung eingenommen werden. Nebenwirkungen treten selten auf, umfassen jedoch in Einzelfällen Magen-Darm-Beschwerden, Kopfschmerzen oder allergische Hautreaktionen. Es wurde auch über seltene Fälle von Blutungen berichtet, insbesondere bei gleichzeitiger Einnahme von Antikoagulantien wie Warfarin. Während der Schwangerschaft und Stillzeit wird von der Einnahme von Ginkgo abgeraten, da es bisher keine ausreichenden Studien zur Sicherheit gibt. Auch für Jugendliche unter 18 Jahren liegt keine Empfehlung vor.

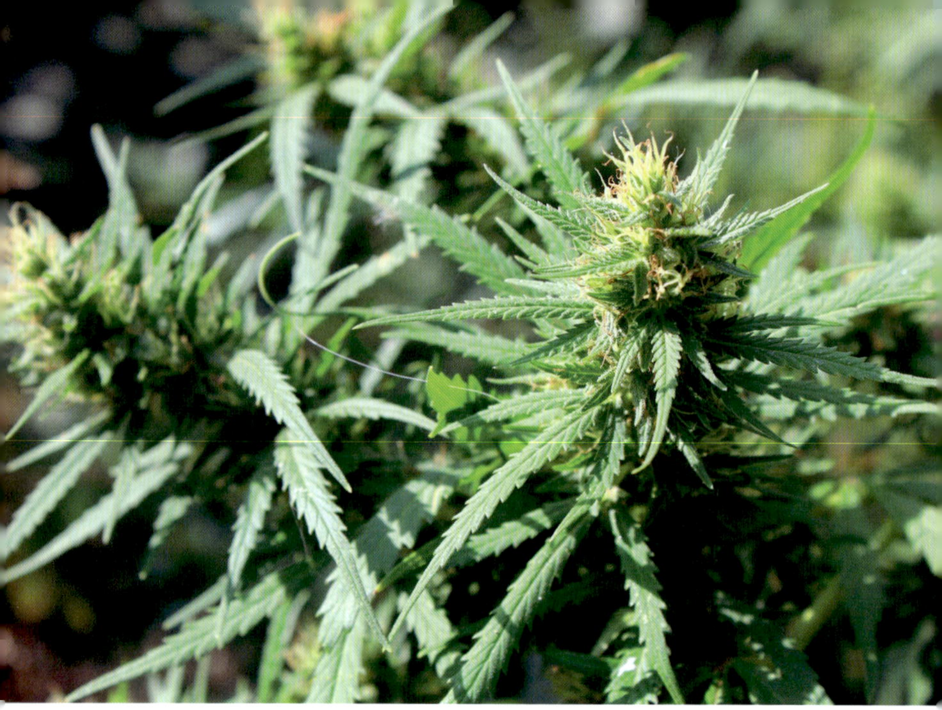

# Hanf

*Cannabis sativa L.* · Hanfgewächse · VI–IX · 1,5–4 m · anxiolytisch-antipsychotisch

**Merkmale:** *Cannabis sativa L.* ist eine einjährige, krautige Pflanze, deren maximale Wuchshöhe stark variieren kann und zwischen 1,5 und 4 Metern liegt. Die Pflanze ist zweihäusig, was bedeutet, dass ein Individuum entweder weibliche oder männliche Blüten ausbildet, wobei selten auch einhäusige Formen auftreten. Die lang gestielten Blätter sind handförmig zusammengesetzt und bestehen üblicherweise aus fünf bis neun lanzettlichen, grob gezähnten Blättchen, mit schmaler, lang zulaufender Form. Die männlichen Blüten bilden locker verzweigte, grünlich gelbe Rispen, während die weiblichen Blüten dicht gedrängt in Ähren angeordnet sind

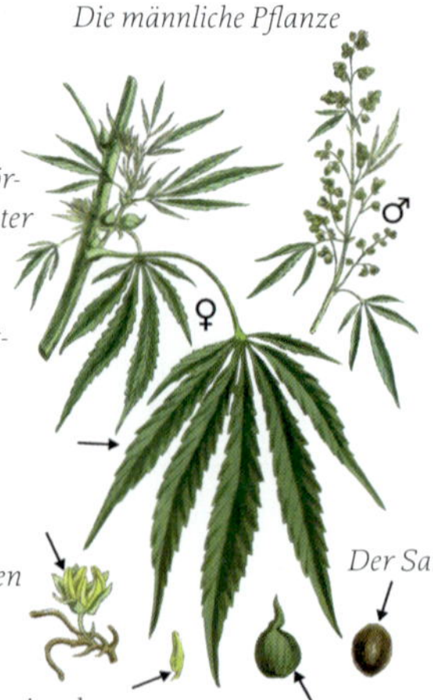

und stark harzhaltige Drüsenhaare (Trichome) aufweisen, die insbesondere $^{8}$9-Tetrahydrocannabinol (THC) und Cannabidiol (CBD) anreichern. Die botanische Variabilität von *Cannabis sativa* ist hoch; man unterscheidet unter anderem die Unterarten *C. sativa* subsp. *sativa* (oftmals Faserhanf) und *C. sativa* subsp. *indica* (höherer THC- Gehalt).

**Vorkommen:** Die ursprüngliche Heimat von *Cannabis sativa* liegt in den gemäßigten Breiten Zentralasiens bis Nordwestindiens. Im Laufe der Zeit hat sich die Pflanze jedoch weltweit in gemäßigten und tropischen Zonen verbreitet. Bedeutende Anbauregionen sind neben Kanada und den Niederlanden auch Spanien und Israel, wo zumeist hochkontrollierte Gewächshauskulturen gepflegt werden. *Cannabis sativa* gedeiht bevorzugt auf gut drainierten, nährstoffreichen Böden und zeichnet sich durch eine hohe Toleranz gegenüber verschiedenen Klimabedingungen aus.

## INHALTSSTOFFE UND PHARMAKOLOGISCHE EIGENSCHAFTEN

Der pharmakologische Schwerpunkt von *Cannabis sativa* liegt auf den Cannabinoiden, einer Gruppe fettlöslicher Verbindungen, die sich vor allem in den Drüsenhaaren der weiblichen Blüten bilden.
Besonders bedeutsam sind THC und CBD. THC (Dronabinol) entfaltet seine Hauptwirkungen über die Aktivierung von CB1-Rezeptoren im zentralen Nervensystem, wodurch es analgetisch, antiemetisch, muskelrelaxierend und psychoaktiv wirkt. Die Modulation des Dopamin- und Serotoninsystems bewirkt stimmungsaufhellende Wirkungen. Die Hemmung der GABAergen und glutamatergen Signalübertragung beeinflusst das Gedächtnis, die motorische Koordination und die sensorische Wahrnehmung einschließlich einer veränderten Zeitwahrnehmung.
THC entfaltet entzündungshemmende und immunmodulierende Wirkungen, die insbesondere bei chronischen Entzündungen und Autoimmunerkrankungen von Bedeutung sind.
CBD (Cannabidiol) wirkt vor allem neuroprotektiv, angstlösend, krampflösend und entzündungshemmend. Ergänzt werden diese durch weitere Cannabinoide wie Cannabinol oder Cannabigerol. Zudem enthält das ätherische Öl der Pflanze Terpene (z. B. Myrcen, Limonen, Caryophyllen) sowie antioxidative und neuroprotektive Flavonoide.

## HISTORISCHE ANWENDUNG UND TRADITIONELLE NUTZUNG

Historisch wurde Cannabis bereits laut dem Shennong Ben Cao Jing, einem chinesischen Text über Ackerbau und Heilpflanzen (200 n. Chr.), zur Stimmungsaufhellung eingesetzt. In der tibetischen Medizin kombiniert man es mit Rosenwurz *(Rhodiola rosea)* zur Prophylaxe von Höhenkrankheit, während jamaikanische Rastafari-Traditionen „Ganja"-Tee mit Zimt für spirituelle Klarheit nutzen. Auch in Europa ist Cannabis seit der Antike als Arznei- und Nutzpflanze dokumentiert. Hildegard von Bingen erwähnte Hanfsamen und im 19. Jahrhundert erlangten Hanfpräparate Bekanntheit für ihre schmerzlindernd und sedierenden Eigenschaften.

## VOLKSMEDIZINISCHE ANWENDUNG

Tee-Aufgüsse aus Blüten und Blättern können schmerzlindernd und entspannend

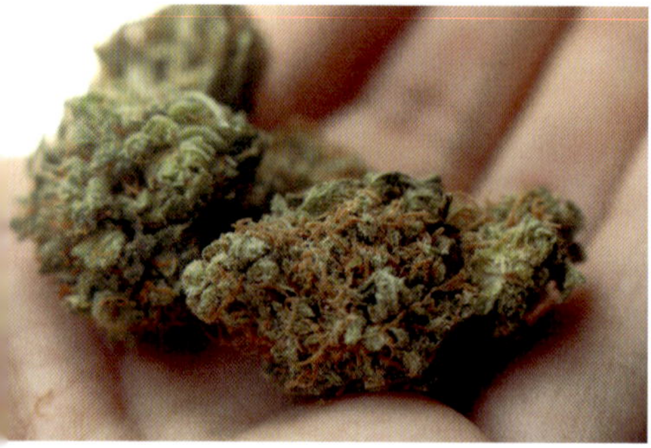

*Die getrockneten Cannabisblüten dienen als Arzneidroge, gute Qualität zeichnet sich durch eine hohe Harzproduktion und einen starken, vielschichtigen Duft aus.*

wirken, wobei die Fettlöslichkeit der Cannabinoide eine Zugabe von Milch oder pflanzlichen Ölen nahelegt. Tinkturen entstehen durch Mazeration der Blüten in Ethanol und werden traditionell bei Schlafstörungen oder Appetitmangel angewendet. Die Inhalation mittels Pfeife, in einem „Joint" mit Tabak oder traditioneller Wasserpfeifen findet in vielen Regionen rituelle und therapeutische oder freizeitmäßige Verwendung.

## ZUBEREITUNGSARTEN UND VERWENDETE PFLANZENTEILE

Cannabis flos bezeichnet die getrockneten, medizinisch genutzten Blüten der weiblichen Cannabispflanze. Sie enthalten variierende Konzentrationen an THC und CBD und werden je nach Sorte gezielt für therapeutische Zwecke eingesetzt. In Deutschland stehen derzeit über 200 verschiedene Sorten zur Verfügung, die sich in Cannabinoid-Profilen (z.B. unterschiedliche CBD und THC Konzentrationen und damit auch therapeutische Anwendungen), Terpenzusammensetzung und Wirkspektrum unterscheiden. Die Blüten werden meist inhalativ (Verdampfung) oder oral (Extrakte, Kapseln) angewendet. Aufgrund begrenzter Verfügbarkeiten sollte vor einer Verschreibung stets die Lieferfähigkeit der gewünschten Sorte durch die Apotheke überprüft werden.

### Tees und Extrakte

Für die Zubereitung eines Cannabis-Tees werden 0,5 g Blüten in 0,5 Liter kochendes Wasser gegeben, mit Milch oder Sahne zur besseren Löslichkeit der Cannabinoide versetzt und 10 Minuten gekocht. Nach dem Abseihen kann der Tee nach Belieben gesüßt werden. Um die Bioverfügbarkeit zu erhöhen, sollten die Blüten vor der Zubereitung 30 Minuten bei 120 °C im Backofen erhitzt (und dabei decarboxyliert) werden. So reicht bereits 0,1 – 0,2 g für denselben Effekt wie 0,5 g ohne Erhitzung. Temperaturen über 145 °C sollten vermieden werden, da THC ab 157 °C verdampft.

Für die Herstellung von Cannabis-Öl eignet sich besonders Olivenöl, da es ungiftig, preiswert und nicht entflammbar ist. Zur Extraktion werden Cannabis und Olivenöl in einem Glasgefäß platziert und 1 – 2 Stunden in kochendes Wasser gestellt, wodurch eine schonende Erhitzung bei 70 – 90 °C erfolgt. Um die THC-Freisetzung weiter zu verbessern, sollte das Cannabis vor der Ölzubereitung ebenfalls 30 Minuten bei 120 °C erhitzt werden.

## MEDIZINISCHE ANWENDUNG UND INDIKATIONEN

*Cannabis sativa* findet in der modernen Medizin ein vielfältiges Anwendungsspektrum. Unter strenger Qualitätskontrolle angebaute und getrocknete Blüten weisen definierte Gehalte an THC und CBD auf und können als Fertigarzneimittel verordnet werden. Der Einsatz erfolgt insbesondere bei chronischen Schmerzen, Spastiken, neuropathischen Schmerzen und Chemotherapie-induzierter Übelkeit. Es liegen zudem Hinweise auf eine Wirksamkeit bei Epilepsie und Angststörungen vor.

### FERTIGPRÄPARATE

Wer im deutschsprachigen Raum CBD therapeutisch nutzen möchte, kann es als Nahrungsergänzungsmittel aus Faserhanf erwerben, wobei der rechtliche Status umstritten ist. Ärzte können CBD-Lösungen auf Privatrezept verschreiben, und einige CBD-Fertigextrakte sind in Apotheken und Drogerien erhältlich. Zudem gibt es reines, kristallines CBD im Internet. Verschreibungsfähige CBD-reiche Cannabisblüten enthalten meist 1 % THC und 9 – 16 % CBD, während einige Sorten mittlere THC- und CBD-Gehalte aufweisen. Seit 2019 ist in Deutschland ein CBD-reicher Cannabis-Extrakt mit dem Namen Epidyolex auf dem Markt. Zudem sind zugelassen der Extrakt Sativex und das synthetische THC-Derivat Nabilon (Canemes).

### SICHERHEIT UND TOXIZITÄT

*Cannabis sativa* wird im Allgemeinen als gut verträglich eingestuft. Häufige Nebenwirkungen sind Schwindel, Mundtrockenheit und Müdigkeit. Bei höheren Dosierungen kann es zu verstärkten psychotropen Effekten und seltener zu Angst- oder Panikreaktionen kommen. Vorsicht ist insbesondere bei vorbestehenden Psychosen oder Herz- Kreislauf-Erkrankungen geboten, da THC eine Erhöhung der Herzfrequenz und Blutdruckschwankungen hervorrufen kann. Während der Schwangerschaft wird von der Anwendung abgeraten. Wechselwirkungen können unter anderem bei Medikamenten auftreten, die über CYP450-Enzyme metabolisiert werden, was eine mögliche Anpassung der Dosierung erforderlich macht.

## Rechtslage

Am 1. April 2024 ist in Deutschland das neue **Cannabisgesetz (CanG)** in Kraft getreten und hat die Rechtslage grundlegend reformiert. Seitdem ist der Besitz von bis zu 25 Gramm Cannabis in Privatwohnungen und bis zu 50 Gramm in Wohnungen für Erwachsene ab 18 Jahren legal. Zudem sind bis zu drei Cannabispflanzen für den Eigenanbau erlaubt. Die Weitergabe an Minderjährige bleibt strafbar. Zusätzlich wurden Cannabis-Anbauvereine (CAV) eingeführt, in denen bis zu 500 Mitglieder gemeinschaftlich Cannabis anbauen und jeweils bis zu 50 g pro Monat an Einzelpersonen abgeben dürfen. Für 18- bis 21-Jährige ist die monatliche Höchstmenge auf 30 g begrenzt und der THC-Gehalt darf maximal 10 % betragen. Der Konsum in der Öffentlichkeit ist im Umkreis von 100 Metern um Schulen, Kindertagesstätten und Jugendeinrichtungen verboten. Seit dem 1. April 2024 unterliegt medizinisches Cannabis nicht mehr dem Betäubungsmittelgesetz (BtMG), sondern nur noch der Verschreibungspflicht.

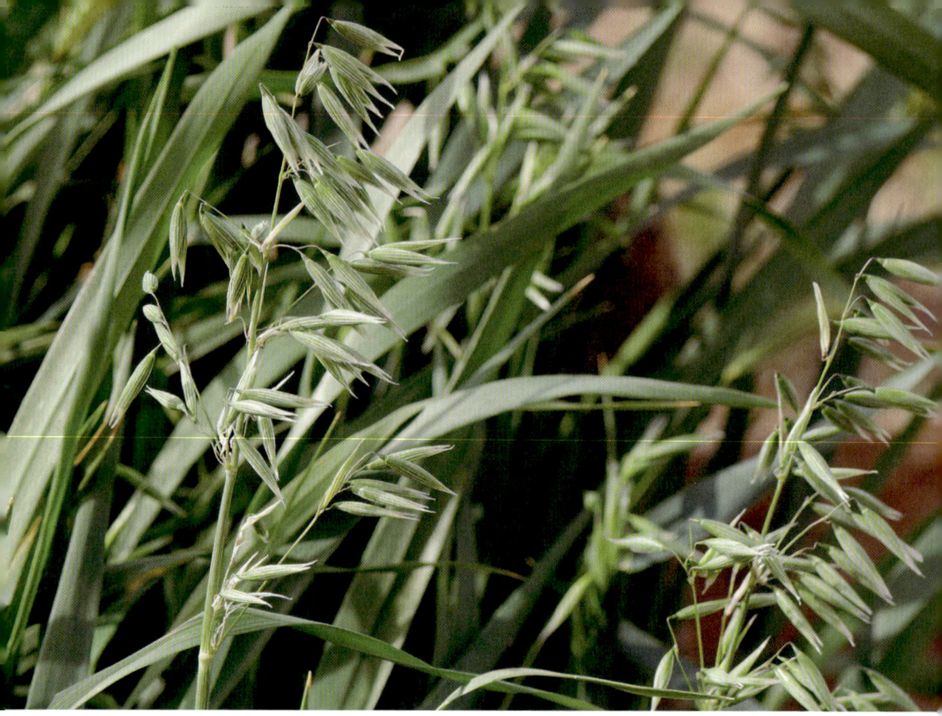

# Saat-Hafer

*Avena sativa L.* · Süßgräser · V–VIII · 60–120 cm · Sedativa Tonika

**Merkmale:** *Avena sativa*, auch Saathafer genannt, gehört zur Familie der Süßgräser (Poaceae) und ist ein einjähriges, aufrecht wachsendes Rispengras. Die Pflanze erreicht eine Höhe von 60 bis 120 cm und zeichnet sich durch ihre charakteristische Rispenform aus, die aus mehreren Ährchen besteht. Die Blätter sind lanzettlich, zwischen 15 und 30 cm lang und umschließen den glatten bis rauen Halm. Am oberen Ende des Stängels bildet sich eine lockere Rispe mit meist waagerecht abstehenden Ährchen. Jede Rispe trägt 2 bis 3 Blüten, von denen oft nur zwei fruchtbar sind. Die Blüten sind zwittrig, windbestäubt und öffnen sich gewöhn-

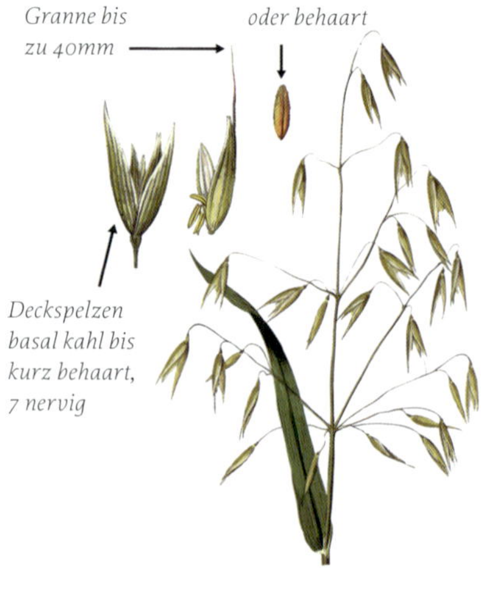
*Granne bis zu 40mm*
*Früchte basal kahl oder behaart*
*Deckspelzen basal kahl bis kurz behaart, 7 nervig*

lich am Nachmittag. Die Körner des Hafers, die sich zu Früchten entwickeln, sind tief gefurcht und fest mit zwei großen Spelzen verbunden, was ihre Ernte und Verarbeitung erschwert.

**Vorkommen:** Der Saathafer stammt ursprünglich aus Eurasien und hat sich im Laufe der Jahrtausende weltweit verbreitet. In Mitteleuropa wird er seit der Bronzezeit kultiviert. Heute findet man ihn vor allem in den gemäßigten Klimazonen der Nordhalbkugel, wo er bevorzugt auf mäßig sauren, lehmigen oder sandigen Böden gedeiht. Er benötigt ein feuchtes und kühles Klima und wird häufig als Sommergetreide angebaut. Obwohl Hafer ursprünglich als Unkraut galt, hat er sich im Laufe der Jahrhunderte zu einer wichtigen Kulturpflanze entwickelt. Wildformen wie *Avena fatua* wachsen heute noch an Wegrändern und auf Brachflächen.

## INHALTSSTOFFE UND PHARMAKOLOGISCHE EIGENSCHAFTEN

Der Hafer, der hauptsächlich aus den kurz vor der Blüte geernteten oberirdischen Pflanzenteilen besteht, weist eine beeindruckende Vielfalt an bioaktiven Inhaltsstoffen auf. Zu den wichtigsten gehören Polysaccharide wie Beta-Glucane, Steroidsaponine, Flavonoide und Flavonolignane. Besonders hervorzuheben ist der hohe Gehalt an löslicher Kieselsäure, die für die positive Wirkung auf Haut und Bindegewebe verantwortlich ist. Die in Hafer enthaltenen Beta-Glucane, eine Art löslicher Ballaststoffe, helfen dabei, den Cholesterin- und Blutzuckerspiegel zu senken. Sie binden im Darm Gallensäuren, was zu einer Senkung des Cholesterins führt.

Die pharmakologischen Wirkungen des Hafers beruhen vor allem auf der entzündungshemmenden, antioxidativen und immunmodulierenden Wirkung der enthaltenen Saponine und Flavonoide. Haferkrautextrakte werden zunehmend zur Behandlung von Hauterkrankungen wie Neurodermitis sowie zur Stressbewältigung und zur Verbesserung der kognitiven Leistungsfähigkeit eingesetzt. Haferkraut wird eine konzentrationsfördernde und beruhigende Wirkung auf das zentrale Nervensystem zugeschrieben.

Hafer ist aufgrund seines hohen Magnesiumgehalts von 177 mg pro 100 g eine wertvolle Nährstoffquelle, die zur Unterstützung der geistigen Gesundheit beitragen kann. Magnesium spielt eine wichtige Rolle für das Nervensystem und die Gehirnfunktion. Studien zeigen, dass ein Magnesiummangel mit psychischen Erkrankungen wie Depressionen und Angststörungen in Zusammenhang steht.

Durch den Verzehr von Hafer kann der Magnesiumbedarf gedeckt und damit das Risiko depressiver Symptome verringert werden, da Magnesium die Serotoninproduktion im Gehirn fördert.

Darüber hinaus kann Magnesium auch zur Verringerung von Angst und Stress beitragen, indem es die Aktivität der HPA-Achse reguliert, die an der Stressbewältigung beteiligt ist.

## HISTORISCHE ANWENDUNG

Bereits in der Antike ist Hafer als Heil- und Nutzpflanze dokumentiert, wenngleich er in erster Linie als Tierfutter Verwendung fand, denn er wurde als minderwertiges Getreide betrachtet. Erst ab dem Mittelalter erfuhr er eine Aufwertung als Nahrungsmittel für Mensch

Haferkraut wird traditionell sowohl zur Raucherentwöhnung als auch zur Behandlung von Opioidabhängigkeit eingesetzt. Tinkturen aus grünem Hafer sollen das Verlangen nach Nikotin und Opioid reduzieren und Entzugserscheinungen lindern. Die beruhigenden Inhaltsstoffe des Hafers, wie Flavonoide und Saponine, unterstützen das Nervensystem, indem sie die psychische Belastung während der Entwöhnungsphase mildern. In den 1970er-Jahren zeigten Studien, dass alkoholische Haferextrakte bei einigen Probanden das Rauchverlangen signifikant reduzieren konnten. Auch in der ayurvedischen Medizin wird grüner Haferextrakt erfolgreich zur Behandlung von Opiumabhängigkeit eingesetzt. Die übliche Dosierung der Haferkraut-Tinktur beträgt 20 bis 30 Tropfen bis zu dreimal täglich. Haferkraut sollte jedoch nicht bei Kindern, Schwangeren oder Stillenden angewendet werden. Randomisierte klinische Studien zur endgültigen Bestätigung der Wirksamkeit fehlen noch.

und Tier, vor allem in den nördlicheren Regionen Europas. Im 19. Jahrhundert wurde seine stärkende Wirkung in der Naturheilkunde hervorgehoben, wobei Haferkraut zur Stärkung des Nervensystems, insbesondere bei stressbedingten Beschwerden, empfohlen wurde.

## VOLKSMEDIZINISCHE ANWENDUNG

In der Volksmedizin fand Hafer vor allem Anwendung bei der Behandlung von Erschöpfung, Nervosität und Schlafstörungen. Die beruhigende Wirkung des Haferkrauts wurde genutzt, um bei Unruhezuständen, Angst und leichter Depression Linderung zu verschaffen. Daneben wurden Zubereitungen aus Haferkraut und -stroh äußerlich bei Hauterkrankungen, wie Ekzemen und Neurodermitis, angewendet. In Bädern oder Umschlägen konnte Haferstroh den Juckreiz lindern und die Hautregeneration fördern. Auch zur Unterstützung bei der Rauchentwöhnung wurde Haferkraut verwendet.

## ZUBEREITUNGSARTEN UND VERWENDETE PFLANZENTEILE

Verwendet werden das Haferkraut (frisch oder getrocknet), die Haferfrüchte (Avenae fructus) und das Haferstroh (Avenae stramentum). Das Kraut wird kurz vor der Blüte geerntet und zu Tee oder Tinktur verarbeitet. Die Früchte dienen hauptsächlich als Nahrungsmittel in Form von Haferflocken, während das Haferstroh vor allem in Bädern zur Linderung von Hautkrankheiten verwendet wird.

### Tee

Haferkrauttee ist eine einfache Möglichkeit, von den beruhigenden Eigenschaften der Pflanze zu profitieren. Gießen Sie 3 g geschnittenes Haferkraut mit 150 ml kochendem Wasser auf, lassen Sie es 10 Minuten ziehen und seihen Sie es ab. Trinken Sie den Tee am besten abends, um Schlafstörungen und Unruhezustände zu lindern. Zwei bis drei Tassen pro Tag sind ideal.

### Tinkturen

Zur Herstellung einer Haferkrauttinktur (DEV 1:5; 70 % Ethanol) wird frisches Haferkraut in hochprozentigem Alkohol

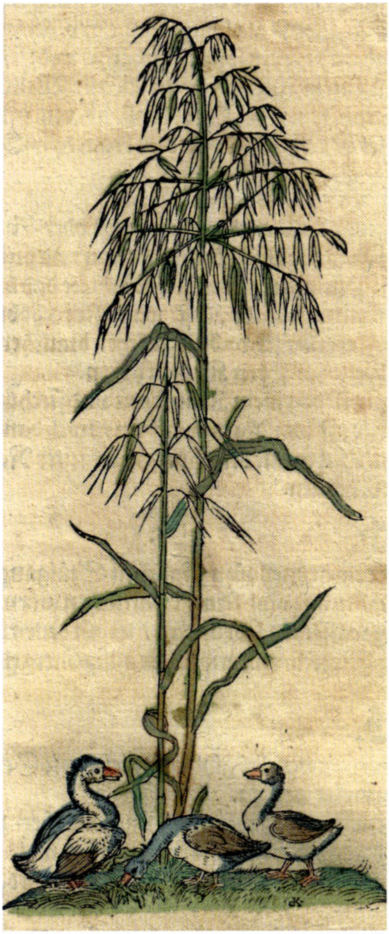

*Das Bild aus Hieronymus Bocks „Kräuterbuch" von 1546 zeigt eine Avena-Art, vermutlich Hafer, illustriert mit drei Gänsen im Vordergrund. Hafer wurde für seine stärkende Wirkung und als Mittel gegen Magen- und Darmerkrankungen geschätzt.*

angesetzt. Die Tinktur wird dann tropfenweise zur Beruhigung und Förderung der Schlafqualität verwendet. Bei Bedarf nimmt man von diesen 5–15 Tropfen und bei Schlaflosigkeit 20 Tropfen abends.

## MEDIZINISCHE ANWENDUNG UND INDIKATIONEN

Der Schwerpunkt der Behandlung liegt auf nervösen Störungen, Hauterkrankungen und leichten Verdauungsstörungen. Die Europäische Arzneimittelagentur (EMA) stuft Haferkraut als traditionelles pflanzliches Arzneimittel ein, das zur Linderung leichter Stresssymptome und als Schlafhilfe eingesetzt werden kann.

### Indikationen

Haferkraut wird bei nervöser Erschöpfung, Unruhe, leichten Angstzuständen und Schlaflosigkeit angewendet. Anerkannt ist auch die unterstützende Behandlung bei Hauterkrankungen wie Ekzemen und Neurodermitis.

### Fertigpräparate

Präparate sind in Form von Pflanzenpresssäften wie der Schoenenberger Heilpflanzensaft Hafer sowie Vollmers Präparierter Grüner Hafertee. Dieser Tee ist eine Kombination aus Haferkraut, Brennesselblättern und Alpenfrauenmantelkraut.

## SICHERHEIT UND TOXIZITÄT

Haferkraut gilt als sicher in der Anwendung, es sind keine wesentlichen Nebenwirkungen bekannt. Allerdings wird empfohlen, auf die innerliche Anwendung bei Kindern unter 12 Jahren sowie bei Schwangeren und Stillenden zu verzichten, da keine ausreichenden Daten zur Sicherheit vorliegen. Haferprodukte sollten mit ausreichend Flüssigkeit eingenommen werden, um eine gute Verteilung der Ballaststoffe im Darm zu gewährleisten.

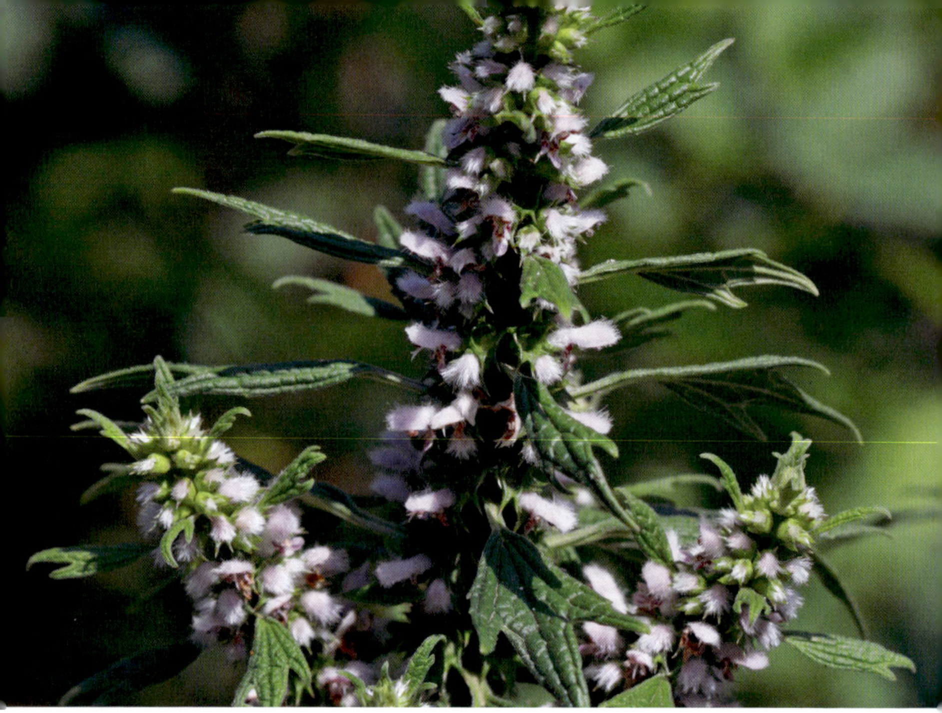

# Herzgespannkraut

*Leonurus cardiaca* · Lippenblütler · IIV–IX · 30 – 100 cm · Sedativa

**Merkmale:** Das Herzgespann (*Leonurus cardiaca*), im Volksmund auch Löwenschwanz genannt, ist eine ausdauernde krautige Pflanze aus der Familie der Lippenblütler (Lamiaceae). Sie erreicht eine Wuchshöhe von 30 bis 100 cm und zeichnet sich durch ihren markanten, kantigen, oft zottig behaarten Stängel aus. Die gegenständigen, tief gelappten Blätter, die an Ahornblätter erinnern, verleihen der Pflanze ein robustes Aussehen. Besonders auffällig sind die entlang des Stängels angeordneten Blütenquirle. Die Blüten sind zartrosa bis weiß und erscheinen von Mai bis August. Jede Blüte ist zweilippig, wobei die Oberlippe leicht helmförmig und

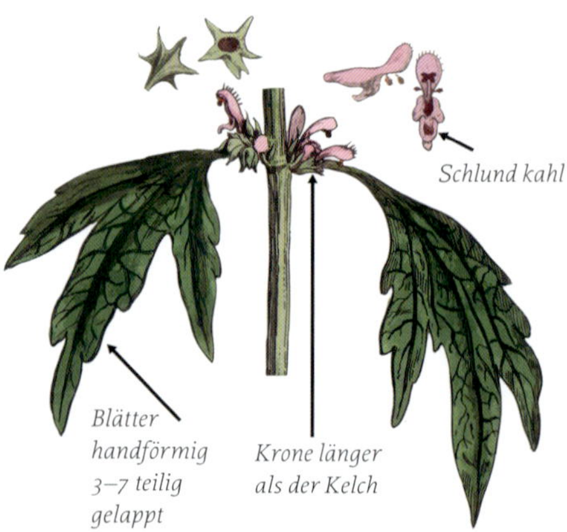
Schlund kahl
Blätter handförmig 3–7 teilig gelappt
Krone länger als der Kelch

behaart ist, während die Unterlippe in drei Segmente geteilt ist. Nach der Blüte bildet die Pflanze kleine viereckige Nüsschen, die im Herbst reifen.
**Vorkommen:** Die Art ist in Europa, Zentralasien und Nordamerika verbreitet. Sie bevorzugt nährstoffreiche Böden und ist häufig an Ruderalstellen wie Schuttplätzen, Wegrändern, Hecken oder Zäunen zu finden. In Städten breitet sie sich oft in Fugen von Gehwegen und an Mauern aus. Die Pflanze ist anspruchslos und liebt sonnige, mäßig feuchte Standorte. Sie gedeiht in gemäßigten Klimazonen und ist besonders in Mitteleuropa verbreitet.

## INHALTSSTOFFE UND PHARMAKOLOGISCHE EIGENSCHAFTEN

Besonders hervorzuheben ist die Wirkung auf das Herz-Kreislauf-System: Herzgespann reguliert die Herztätigkeit und hilft bei leichten nervösen Herzbeschwerden. Ursolsäure schützt das Herz, indem er freie Radikale reduziert und die Energieproduktion in den Mitochondrien des Herzens optimiert. Auch eine blutdrucksenkende Wirkung sowie eine Verbesserung des psychischen Wohlbefindens bei Patienten mit Bluthochdruck konnte in Studien nachgewiesen werden. Darüber hinaus wirkt Herzgespannkraut entzündungshemmend. Bemerkenswert sind auch die antimikrobiellen Eigenschaften: Ursolsäure wirkt stark gegen Biofilme und Bakterien. In Kombination mit Antibiotika verstärkt sie die Wirkung gegen resistente Keime.
Die antioxidative Wirkung des Herzgespannkrauts wird durch phenolische Verbindungen und Flavonoide vermittelt, die die Zellen vor oxidativem Stress schützen. Als besonders wirksam haben sich ethanolische Extrakte erwiesen. In der Frauenheilkunde wird das Kraut traditionell bei Menstruations-, Wechseljahrsbeschwerden und zur Förderung der Gebärmuttergesundheit eingesetzt. Es wirkt beruhigend, krampflösend und nervenstärkend. Herzgespann hilft bei allgemeinen Angst- und depressiven Verstimmungen. Es wird auch als antiviral beschrieben. Durch die Linderung von Symptomen der Schilddrüsenüberfunktion wie Herzklopfen und innerer Unruhe unterstützt es auch die Schilddrüsenfunktion.

## Anbau, Aussaat und Ernte

Der Echte Herzgespann gedeiht am besten in gut durchlässigen, feuchten Böden an sonnigen bis halbschattigen Standorten. Die Vermehrung erfolgt durch Aussaat oder durch Teilung im Frühjahr oder Herbst. Die Pflanzen werden nach der Blüte, aber vor der Samenbildung geschnitten und getrocknet. Die Pflanze ist völlig winterhart und kann ohne zusätzlichen Schutz überwintern.

## HISTORISCHE ANWENDUNG

Das Herzgespann hat eine lange und reiche Geschichte in der Heilpflanzenkunde, die bis in die Antike zurückreicht. Im antiken Griechenland und Rom wurde *Leonurus cardiaca* als Heilpflanze verwendet. Dioskurides, beschreibt die Pflanze als herzstärkend und krampflösend.
In den berühmten Kräuterbüchern des Mittelalters wird das Herzgespann als Heilmittel gegen Herzklopfen, „Herzschwindel" und „Herzkrampf" angepriesen. Es wurde besonders bei nervösen Herzbeschwerden und bei Überanstrengung empfohlen. Im 16. und 17. Jahrhun-

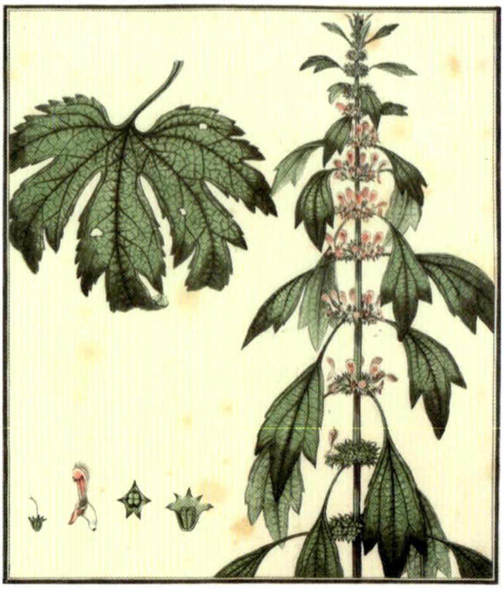

*Eine fast 250 Jahre alte Darstellung des Herzgespanns aus „Herbier de la France“ von Pierre Bulliard, veröffentlicht zwischen 1780 und 1793.*

dert spielte das Herzgespann in der Medizin eine wichtige Rolle. Es wurde mit einer beruhigenden Wirkung auf das Herz, einer harntreibenden Wirkung zur Förderung des Harnflusses und als Mittel gegen Epilepsie in Verbindung gebracht. Auch in der Traditionellen Chinesischen Medizin (TCM) ist das Herzgespann unter dem Namen „Yi Mu Cao“ bekannt. Es wurde vor allem zur Behandlung von Menstruationsbeschwerden und zur Förderung der Durchblutung eingesetzt.

## VOLKSMEDIZINISCHE ANWENDUNG

In der Volksmedizin hat sich das Herzgespann insbesondere bei nervösen Zuständen, Unruhe und Schlaflosigkeit bewährt. Es wurde auch bei Frauenleiden, insbesondere bei Menstruationskrämpfen und zur Förderung der Wehen, eingesetzt.

## ZUBEREITUNGSARTEN UND VERWENDETE PFLANZENTEILE

Für die medizinische Verwendung wird hauptsächlich das blühende Kraut (Leonuri cardiacae herba) geerntet. Es umfasst die Stängel, Blätter und Blüten der Pflanze, die zur Blütezeit gesammelt und getrocknet werden. Die Droge wird zur Herstellung von Tees, Tinkturen, Extrakten und homöopathischen Zubereitungen verwendet.

### Tee

Herzgespanntee ist eine häufig verwendete Zubereitungsform. Für die Zubereitung eines Tees werden 2–4 g der getrockneten Pflanze mit 150 ml kochendem Wasser übergossen. Der Tee sollte für 10 Minuten ziehen und dann abgeseiht werden. Die empfohlene Tagesdosis beträgt 3 bis 10 g der Droge, verteilt auf mehrere Tassen über den Tag.

### Tinkturen

Herzgespann-Tinkturen bieten eine konzentrierte Form der Wirkstoffe und sind besonders geeignet bei akuten Beschwerden oder wenn eine höhere Dosierung erforderlich ist. Üblicherweise werden 20 bis 30 Tropfen der Tinktur, dreimal täglich, in Wasser eingenommen. Tinkturen lassen sich leicht selbst herstellen, wie in der Einleitung dieses Buchs beschrieben.

## MEDIZINISCHE ANWENDUNG UND INDIKATIONEN

Die medizinische Anwendung von Herzgespann ist vielfältig und umfasst hauptsächlich die Behandlung von nervösen Herzbeschwerden. Es wird traditionell bei funktionellen Herzproblemen eingesetzt, die häufig mit Angst und Unruhe einhergehen, wie etwa Herzklopfen oder Tachykardien. Diese funktionellen Herzbeschwerden sind oft stressbedingt und gehen nicht auf organische Herzprobleme zurück, weshalb Herzgespann in diesen Fällen besonders wirksam ist.

### Indikationen

Das Committee on Herbal Medicinal Products (HMPC) der Europäischen Arzneimittelagentur (EMA) hat Herzgespann als traditionelles pflanzliches Arzneimittel eingestuft. Es wird für die Behandlung von leichten nervösen Herzbeschwerden sowie als Beruhigungsmittel bei nervösen Erregungszuständen empfohlen, sofern ernsthafte kardiologische Erkrankungen ausgeschlossen sind. Auch die European Scientific Cooperative on Phytotherapy (ESCOP) hat Herzgespann in ihre Monografien aufgenommen und empfiehlt es zur Anwendung bei funktionellen Herzbeschwerden nervösen Ursprungs, wie Herzklopfen und nervös bedingten Tachykardien. Die Wirksamkeit wird durch langjährige klinische Erfahrung und pharmakologische Studien gestützt. Die deutsche Kommission E bestätigt ebenfalls die Wirksamkeit von Herzgespann bei nervösen Herzbeschwerden und als unterstützende Therapie bei leichten Formen der Hyperthyreose.

### Fertigpräparate

Es sind zahlreiche Fertigarzneimittel auf dem Markt erhältlich, die Herzgespann enthalten. Die Präparate sind oft in Kombination mit anderen pflanzlichen Wirkstoffen erhältlich, um synergistische Effekte zu erzielen, insbesondere bei nervösen Herzbeschwerden oder zur Beruhigung. Zu erwähnen sind die Kombinationspräparate Biovital Classic und Oxacant sedativ Liquid.

## SICHERHEIT UND TOXIZITÄT

Das Herzgespann gilt als sicher in der Anwendung, wenn es in den empfohlenen Dosierungen verwendet wird. Nebenwirkungen sind nicht bekannt. Schwangere Frauen sowie Kinder und Jugendliche unter 18 Jahren sollten aufgrund der mangelhaften Datenlage auf die Anwendung verzichten.

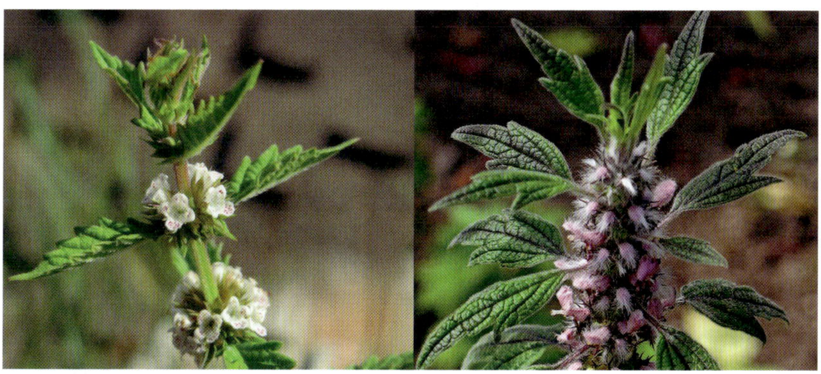

*Das Bild zeigt links Ufer-Wolfstrapp* (Lycopus europaeus) *und rechts Herzgespannkraut* (Leonurus cardiaca).

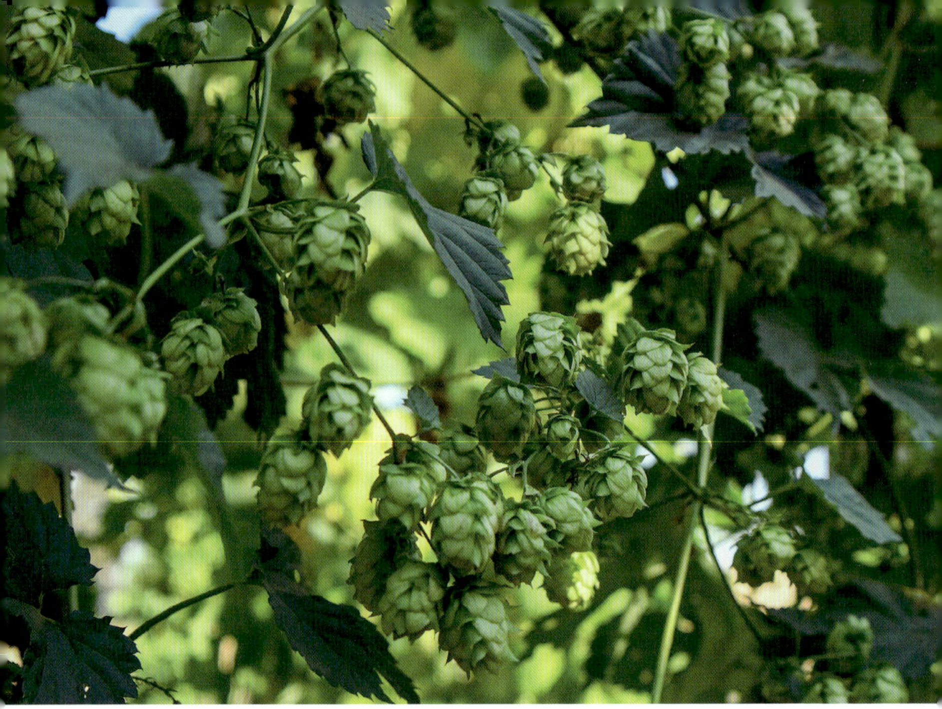

# Hopfen

*Humulus lupulus* · Hanfgewächse · IV–VIII · 2–6 m Wildform, 4–8 m Zuchtform · Sedativa

**Merkmale:** Der Hopfen (*Humulus lupulus*) ist eine ausdauernde, krautige Schlingpflanze, die sich durch ihren kräftigen, rechtswindenden Wuchs auszeichnet. Die Pflanze ist zweihäusig, das heißt, sie entwickelt getrennte männliche und weibliche Blüten. Lediglich die weiblichen Blütenstände, welche als Hopfenzapfen oder Hopfendolden bezeichnet werden, finden Verwendung in der Medizin sowie in der Brauindustrie. Die Blätter sind in der Regel dreifach bis fünffach gelappt und grob gezähnt. Charakteristisch sind die Hopfendrüsen, die sich auf den Innenseiten der Deckblätter der weiblichen Blütenzapfen befinden und gelbli-

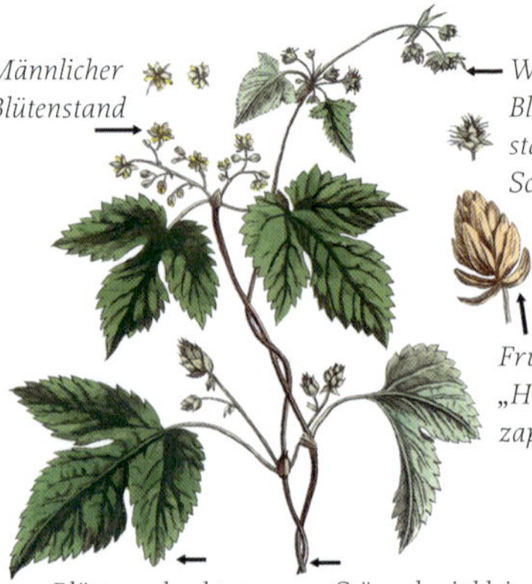
Männlicher Blütenstand
Weibliche Blütenstände als Scheinähre
Fruchtstand, „Hopfenzapfen“
Blätter gebuchtet bis gelappt
Stängel mit kleinen Kletterhaaren

che, harzige Drüsenschuppen enthalten. Diese sind für die medizinische Wirksamkeit und den bitteren Geschmack verantwortlich.

**Vorkommen:** Hopfen wächst ursprünglich in den gemäßigten Zonen Eurasiens und Nordamerikas, wo er an Flussufern, in Auenwäldern und Gebüschen gedeiht. In Mitteleuropa ist er weit verbreitet, sowohl wild als auch in Kulturen. Heute wird er weltweit in gemäßigten Klimazonen kultiviert, wobei Deutschland, die USA und Tschechien zu den Hauptanbaugebieten zählen. Er bevorzugt nährstoffreiche, feuchte Böden und eine sonnige bis halbschattige Lage.

### INHALTSSTOFFE UND PHARMAKOLOGISCHE EIGENSCHAFTEN

Hopfen weist ein breites pharmakologisches Spektrum auf, das besonders durch seine beruhigende und schlaffördernde Wirkung gekennzeichnet ist. Hauptwirkstoffe sind Bitterstoffe wie Humulon und Lupulon, Polyphenole wie Xanthohumol sowie ätherische Öle, die gemeinsam auf das zentrale Nervensystem wirken. Insbesondere die Modulation des GABA-Systems steht im Vordergrund, worin die beruhigende Wirkung begründet liegt. Studien zeigen, dass ethanolische Extrakte verschiedener Hopfensorten die Gesamtschlafzeit signifikant erhöhen und gleichzeitig die Zeit bis zum Einschlafen signifikant verkürzen. Diese Effekte werden durch eine erhöhte GABA-Konzentration im Gehirn erklärt, was auf eine verstärkte GABAerge Signalübertragung hinweist. In Experimenten mit Mäusen konnten die schlaffördernde Wirkung von Hopfenextrakten nachgewiesen werden.

### HISTORISCHE ANWENDUNG

Hopfen wurde bereits im Altertum vielseitig genutzt. Um 200 n. Chr. ist der Anbau in Babylonien vor allem für medizinische Zwecke dokumentiert. Die Pflanze wurde bei Leberbeschwerden, Fieber und Verdauungsstörungen eingesetzt. Auch in den Schriften von Dioskurides und Plinius dem Älteren wird der „wilde Hopfen“ erwähnt, vor allem als harntreibendes und entzündungshemmendes Mittel. Eine systematische Verwendung zum Bierbrauen ist in der Antike jedoch nicht belegt. Vielmehr war die Pflanze in dieser Zeit als Heilpflanze bekannt, ohne jedoch die Bedeutung zu haben, die sie später im Mittelalter erlangte.

## Anbau, Aussaat und Ernte

Hopfen bevorzugt einen feuchten, durchlässigen, humosen Boden in sonniger bis halbschattiger Lage. Während der Winterruhe sollte der Zuwachs der Vorsaison zurückgeschnitten und der Neuaustrieb nach Bedarf ausgedünnt werden. Die Vermehrung erfolgt durch Aussaat der Samen im Frühjahr bei 15 – 18 °C, durch weiche oder grüne Stecklinge im Frühjahr oder durch Blattknospenstecklinge im Sommer von weiblichen Pflanzen. Goldener Hopfen wird aus Samen gezogen. Die Blüten werden im Herbst geerntet und können frisch oder getrocknet für Aufgüsse, Flüssigextrakte, Tinkturen und zur Ölgewinnung verwendet werden.
Die jungen Triebe werden im Frühjahr geschnitten und können in der Küche verwendet werden. Hopfen ist völlig winterhart.

Ab dem 8. Jahrhundert, begann der Hopfenanbau in Mitteleuropa, vor allem in den Klostergärten, wo er zunächst weiterhin für medizinische Zwecke verwendet wurde. In den Schriften von Hildegard von Bingen aus dem 12. Jahrhundert wird Hopfen als Heilpflanze zur Linderung von Magenbeschwerden, Unruhe und Entzündungen empfohlen. Hildegard erkannte auch die konservierenden Eigenschaften des Hopfens, was später für das Bierbrauen von großer Bedeutung werden sollte. Während zuvor Biere mit einer Mischung aus verschiedenen Kräutern, dem sogenannten „Grut", gewürzt wurden, setzte sich der Hopfen aufgrund seiner bitteren und gleichzeitig konservierenden Wirkung nach und nach als bevorzugtes Braumittel durch.
Der erste Beleg für die Verwendung von Hopfen zum Bierbrauen stammt aus dem Jahr 822 aus dem Kloster St. Gallen. Ab dem 11. Jahrhundert gewann der Hopfen vor allem in Mitteleuropa an Bedeutung, gefolgt von einem zunehmend systematischem Anbau.

## VOLKSMEDIZINISCHE ANWENDUNG

In der Volksmedizin gilt Hopfen als bewährtes Mittel gegen Schlafstörungen, Unruhe und Angstzustände. Neben der innerlichen Anwendung als Tee oder Tinktur wurde er auch in Schlafkissen verwendet, um eine beruhigende Wirkung zu erzielen. Zudem wurde er in der traditionellen europäischen Medizin zur Behandlung von Fieber, Entzündungen und Harnwegsbeschwerden eingesetzt.
In der nordamerikanischen Medizin galt er als Antirheumatikum sowie blutreinigendes Tonikum.

## ZUBEREITUNGSARTEN UND VERWENDETE PFLANZENTEILE

Verwendet werden hauptsächlich die getrockneten weiblichen Blütenstände (Hopfenzapfen – Lupuli flos), seltener auch die jungen Triebe.

### Tee

Hopfen wird traditionell als Tee zur Beruhigung und als Schlafmittel verwendet. Ein Aufguss aus den getrockneten Hopfenzapfen kann alleine oder in Kombination mit anderen beruhigenden Pflanzen, wie Baldrian oder Melisse, zubereitet werden.
Zubereitung: 1 – 2 g getrocknete Hopfenzapfen mit 150 ml kochendem Wasser übergießen und 10 – 15 Minuten ziehen lassen. Täglich können 2 – 3 Tassen getrunken werden, besonders abends vor dem Schlafengehen.

### Tinkturen

Hopfentinkturen bieten eine konzentrierte Form der Wirkstoffe.
Zubereitung: 50 g getrocknete Hopfenzapfen mit 250 ml 70 %igem Alkohol übergießen und 5 – 10 Tage, wie in der Anleitung in den einführenden Kapiteln erklärt, an einem dunklen Ort ziehen lassen. Danach abseihen und in einer dunklen Flasche aufbewahren. Dosierung: 15 – 20 Tropfen täglich, bei Schlafstörungen etwa 30 Minuten vor dem Zubettgehen einnehmen.

## MEDIZINISCHE ANWENDUNG UND INDIKATIONEN

Hopfen ist in der modernen Phytotherapie als pflanzliches Sedativum und Anxiolytikum von großer Bedeutung. Aufgrund seiner beruhigenden Eigen-

### Teemischung gegen Schlafstörungen

Mischen Sie Hopfenzapfen (40 %), Baldrianwurzel (30 %), Passionsblumenkraut (20 %) sowie Melissenblätter (10 %) miteinander. Diese Mischung beruhigt und fördert das Einschlafen. 1 Teelöffel pro Tasse kochendes Wasser, 10 Minuten ziehen lassen.

schaften wird er zur Behandlung von Schlafstörungen, nervöser Unruhe und leichten Angstzuständen eingesetzt.

### Indikationen

Die Wirksamkeit und Sicherheit von Hopfen wurden durch mehrere offiziellen Monografien und wissenschaftliche Kommissionen bestätigt. Das HMPC der europäischen Arzneimittelagentur (EMA) hebt hervor, dass Hopfenzapfen insbesondere in Kombination mit anderen beruhigenden Heilpflanzen wie Baldrianwurzel zur Linderung leichter Stresssymptome und zur Förderung des Schlafes eingesetzt werden können. Ähnliche Aussagen finden sich in der Monografie der ESCOP, die Hopfen als pflanzliches Mittel zur Behandlung von Unruhe, Nervosität und leichten Schlafstörungen empfiehlt. Auch die Kommission E des deutschen Bundesinstituts für Arzneimittel und Medizinprodukte hat Hopfen in ihrer Positivliste geführt und ihn bei Befindlichkeitsstörungen wie Unruhe, Angstzuständen und leichten Schlafstörungen als geeignet eingestuft.

## FERTIGPRÄPARATE

Praktische Anwendungen von Hopfen zeigen sich in der Vielzahl an Fertigpräparaten, die auf dem Markt erhältlich sind. Diese Präparate bestehen entweder aus reinen Hopfenextrakten oder aus Mischungen mit anderen beruhigenden Pflanzen wie Baldrian, Passionsblume oder Melisse. Diese Präparate sind in verschiedenen Darreichungsformen wie Tabletten, Kapseln, Tropfen und Teemischungen erhältlich. Ein bekanntes Beispiel ist das Präparat Baldriparan. Zur Beruhigung, das eine Kombination aus Hopfen und Baldrian enthält und zur Linderung nervöser Unruhe sowie zur Förderung eines gesunden Schlafs eingesetzt wird. Ein weiteres gängiges Präparat sind Hova Beruhigungstabletten, die ebenfalls eine Baldrian-Hopfen-Kombination enthalten.

## SICHERHEIT UND TOXIZITÄT

Hopfen gilt in den empfohlenen Dosierungen als sicher und nebenwirkungsarm. In seltenen Fällen kann es zu allergischen Reaktionen kommen. Aufgrund seines milden östrogenen Effekts sollte Hopfen jedoch während der Schwangerschaft und Stillzeit nur nach Rücksprache mit einem Arzt verwendet werden. Bei Kindern unter 12 Jahren wird von einer Anwendung abgeraten.

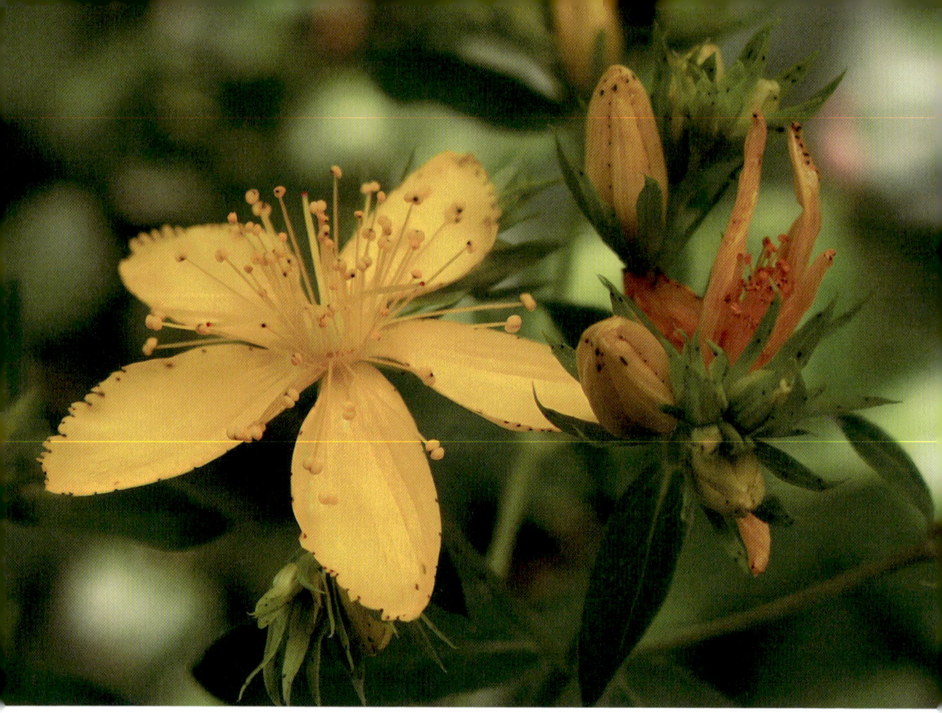

# Johanniskraut

*Hypericum perforatum L.* · Johanniskrautgewächse · IIV–VIII · 100 cm
Antidepressivum, Anxiolytikum

**Merkmale:** Das Johanniskraut, auch Tüpfel-Johanniskraut genannt, (*Hypericum perforatum*) ist eine ausdauernde krautige Pflanze, die Wuchshöhen von bis zu 100 cm erreicht. Die Stängel sind rund bis kantig, oft verzweigt und an den Rändern leicht gerillt. Ein besonderes Erkennungsmerkmal der Pflanze sind die kreuzgegenständig angeordneten Blätter mit durchscheinenden Punkten. Diese Punkte sind kleine Öldrüsen, die im Gegenlicht deutlich sichtbar werden. Sie geben der Pflanze ihren Artnamen „*perforatum*“, da die Blätter wie „durchlöchert“ aussehen. Die Blüten sind leuchtend gelb und stehen in lockeren, traubigen Blüten-

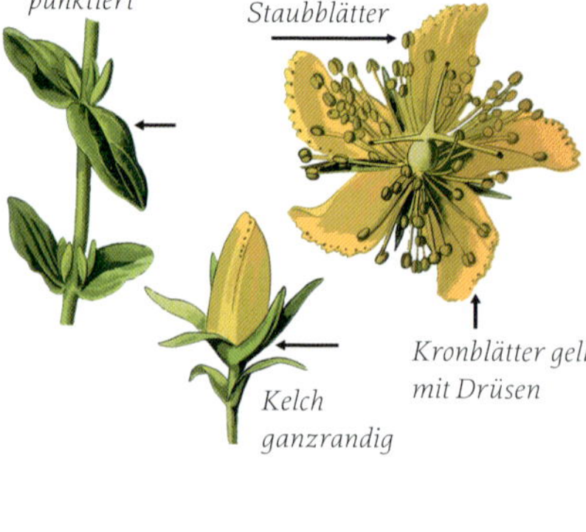

Blätter, dicht durchscheinend punktiert
50–100 Staubblätter
Kelch ganzrandig
Kronblätter gelb, mit Drüsen

ständen. Jede Blüte besteht aus fünf Blütenblättern, die an den Rändern ebenfalls mit drüsigen Punkten besetzt sind, die das ätherische Öl der Pflanze enthalten. Die zahlreichen Staubblätter stehen in der Mitte der Blüte in dichten Gruppen zusammen, was den Blüten ein buschiges Aussehen verleiht. Ein weiteres Erkennungsmerkmal ist der rote Saft, der beim Zerreiben der Blüten austritt und auf den Gehalt an Hypericin hinweist.

**Vorkommen:** Das Johanniskraut ist in Europa, Westasien und Nordafrika heimisch und besiedelt eine Vielzahl von Lebensräumen. Es wächst bevorzugt auf nährstoffarmen Böden, an Wegrändern, auf Wiesen oder in lichten Wäldern. Es gilt als Pionierpflanze und ist häufig auf gestörten (ruderalen) Flächen anzutreffen. Durch ihre Anspruchslosigkeit und Anpassungsfähigkeit hat sie sich auch in Nordamerika, Australien und Neuseeland eingebürgert und gilt dort als invasive Art.

## INHALTSSTOFFE UND WIRKUNG

Die Hauptwirkstoffe des Johanniskrauts sind Naphthodianthrone wie Hypericin und Pseudohypericin mit antiviraler, antidepressiver und stimmungsaufhellender Wirkung.

Hyperforin, ein weiterer zentraler Bestandteil, hemmt die Wiederaufnahme von Neurotransmittern wie Serotonin, Dopamin und Noradrenalin, ähnlich wie synthetische SSRI-Antidepressiva. Außerdem aktiviert es den Ionenkanal TRPC6, fördert die Neuroplastizität und unterstützt das Wachstum von Neuriten.

Die Flavonoide wie Quercetin, Rutin und Hyperosid wirken antioxidativ, entzündungshemmend und gefäßschützend,

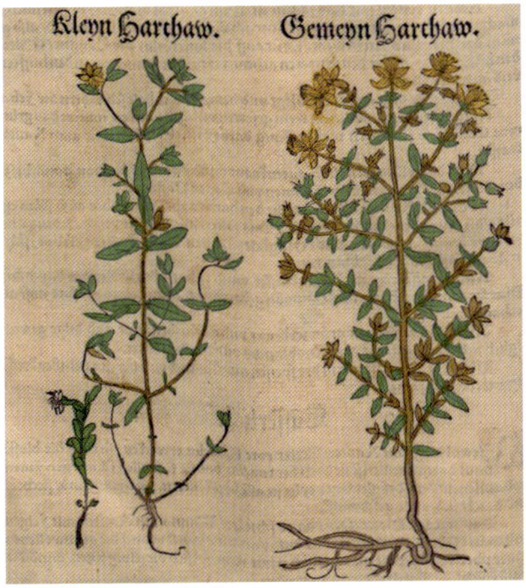


*Die Zeichnungen stammen aus dem 1551 erschienenen „New Kreütter Buch" von Hieronymus Bock, einem der Pioniere der „modernen Botanik" und zeigen das Johanniskraut in zwei Formen – „Kleyn Harthaw" und „Gemeyn Harthaw",*

während die Biflavonoide die Bioverfügbarkeit anderer Wirkstoffe steigern. Die im ätherischen Öl enthaltenen Sesquiterpene tragen durch ihre beruhigende und entzündungshemmende Wirkung zur psychischen Ausgeglichenheit bei.

## HISTORISCHE ANWENDUNG

Johanniskraut wurde schon von den Griechen und Römern als Heilmittel genutzt. In der römischen Medizin galt es als pflanzliches Wundheilmittel. Im Mittelalter war Johanniskraut eine der wichtigsten Pflanzen in der europäischen Medizin. Das Johanniskraut, das um den 24. Juni, dem Tag Johannes' des Täufers, blüht, wurde nicht nur als Heilmittel verwendet, sondern auch zum Schutz vor Dämonen und bösen Geistern. Der rote Saft, der dabei austritt, wurde als Zeichen der Heilkraft gedeutet. Zur Sommersonnenwende wurden Johanniskrautkränze verwendet, um Haus und Hof vor Blitz und Unheil zu schützen.

### VOLKSMEDIZINISCHE ANWENDUNG

In der Volksmedizin Europas wurde Johanniskraut besonders bei Nervenleiden, Schlafstörungen und „Melancholie" eingesetzt. Darüber hinaus galt es als wirksames Mittel gegen Gicht, Rheuma und Magen-Darm-Beschwerden. Äußerlich wurde es in Form von Rotöl zur Behandlung von Wunden, Narben und Verbrennungen angewendet.

### ZUBEREITUNGSARTEN UND VERWENDETE PFLANZENTEILE

Als Droge werden die frischen Triebspitzen zur Blütezeit gesammelt, das Johanniskraut (Hyperici herba).

#### Tee

Johanniskrauttee wird vor allem zur Behandlung von nervösen Störungen und leichten Schlafproblemen verwendet. Die Zubereitung eines Tees erfolgt durch Aufguss von 1,5 bis 2 g getrocknetem Johanniskraut mit 150 ml kochendem Wasser. Der Tee sollte 5 – 10 Minuten ziehen. Aufgrund der geringen Konzentration der aktiven Inhaltsstoffe ist Johanniskrauttee jedoch weniger wirksam gegen Depressionen als standardisierte Extrakte.

#### Tinkturen

Johanniskraut-Tinkturen werden durch Mazeration frischer oder getrockneter Pflanzenteile in Ethanol gewonnen, üblicherweise im Drogen-Extrakt-Verhältnis 1:5 und mit einer Ethanolkonzentration von 50 bis 70 %. Diese Tinkturen eignen sich zur innerlichen Anwendung zur Linderung leichter bis mittelschwerer Verstimmungen und bei vorübergehender geistiger Erschöpfung. Empfohlen wird eine Dosierung von 1 bis 1,5 ml dreimal täglich. Äußerlich kann die Tinktur in verdünnter Form als Umschlag auf entzündete oder gereizte Hautstellen aufgelegt werden, um leichte Entzündungen zu lindern.

## Anbau, Aussat, Ernte

Johanniskraut gedeiht am besten in gut durchlässigen bis trockenen Böden an sonnigen bis halbschattigen Standorten. Die Vermehrung erfolgt durch Aussaat im Herbst oder durch Teilung im Herbst oder Frühjahr. Die Pflanze sät sich leicht selbst aus, daher kann eine Kontrolle erforderlich sein. In einigen Ländern, insbesondere in Australien, wird sie als invasives Wildkraut gesetzlich bekämpft. Johanniskraut ist völlig winterhart und übersteht auch strenge Winter problemlos.

#### Johanniskrautöl

Das Hyperici oleum (Johanniskrautöl) auch genannt Rotöl wird aus frischen Blüten und Olivenöl hergestellt. Es hat eine charakteristisch rote Farbe, die auf den hohen Gehalt an Hypericin zurückzuführen ist.

### MEDIZINISCHE ANWENDUNG UND INDIKATIONEN

Seine medizinische Anwendung ist gut dokumentiert und durch verschiedene Organisationen anerkannt. Die Kommission E, das HMPC und ESCOP haben die thera-

peutische Wirkung von Johanniskraut bei leichten bis mittelschweren depressiven Episoden klar belegt. Die Monografien heben insbesondere die Verwendung von standardisierten Trockenextrakten hervor, die einen standardisierten Gehalt an Hyperforin und Hypericin aufweisen und damit entscheidend für die antidepressiven Eigenschaften sind.
Zusätzlich zur innerlichen Anwendung sind äußerliche Zubereitungen, das Johanisöl (Rotöl), ein bewährtes Heilmittel in den Monografien, empfohlen bei leichten Verbrennungen und Verletzungen.

## Laif 900 – Wirkweise und Rezeptpflicht

Laif 900 ist ein pflanzliches Arzneimittel, das zur Behandlung von mittelschweren depressiven Episoden eingesetzt wird. Es enthält hochdosiertes, standardisiertes Johanniskraut-Extrakt (Hyperici herbae extractum siccum quantificatum). Laif 900 ist aufgrund der Indikation der mittelschweren Depressionen nach ICD-10 verschreibungspflichtig

### Fertigpräparate

Fertigpräparate, die auf standardisierten Johanniskraut-Extrakten basieren, sind in der Apotheke in Form von Kapseln, Tabletten oder Ölen erhältlich. Beispiele hierfür sind „Laif 900 Balance“ und „Jarsin 300/450“, die speziell zur Behandlung von leichten Depressionen entwickelt wurden. Laif 900 hingegen ist auch zur Behandlung von mittelschweren Depressionen zugelassen und daher als einziges Präparat verschreibungspflichtig. Weiterhin gibt es auch Arzneitees wie Bad Heilbrunner Arzneitee Johanniskraut.

Zur Herstellung eines **Johannisöls** werden frische Blüten von Johanniskraut verwendet. Diese werden in ein Glas gegeben und mit Olivenöl (Verhältnis 1:4) übergossen. Das Glas wird verschlossen und an einem sonnigen Ort für 6 Wochen stehen gelassen. Regelmäßiges Schütteln hilft, die Wirkstoffe besser zu extrahieren. Nach der Extraktionszeit wird das Öl durch ein Tuch gefiltert und dunkel aufbewahrt. Dieses Öl kann äußerlich zur Behandlung von Sonnenbrand, Wunden und Narben angewendet werden.

## SICHERHEIT UND TOXIZITÄT

Johanniskraut wird im Allgemeinen gut vertragen, aber es gibt einige wichtige Aspekte, die beachtet werden müssen. Eine der bekanntesten Nebenwirkungen ist die Photosensibilisierung, die vor allem bei hellhäutigen Menschen und bei hohen Dosierungen auftreten kann. Betroffene sollten daher direkte Sonneneinstrahlung meiden. Außerdem können Wechselwirkungen mit verschiedenen Medikamenten auftreten. Johanniskraut induziert das Cytochrom-P450-Enzym, was die Metabolisierung von Medikamenten wie Antikoagulantien, oralen Kontrazeptiva und Antidepressiva beeinflussen kann.

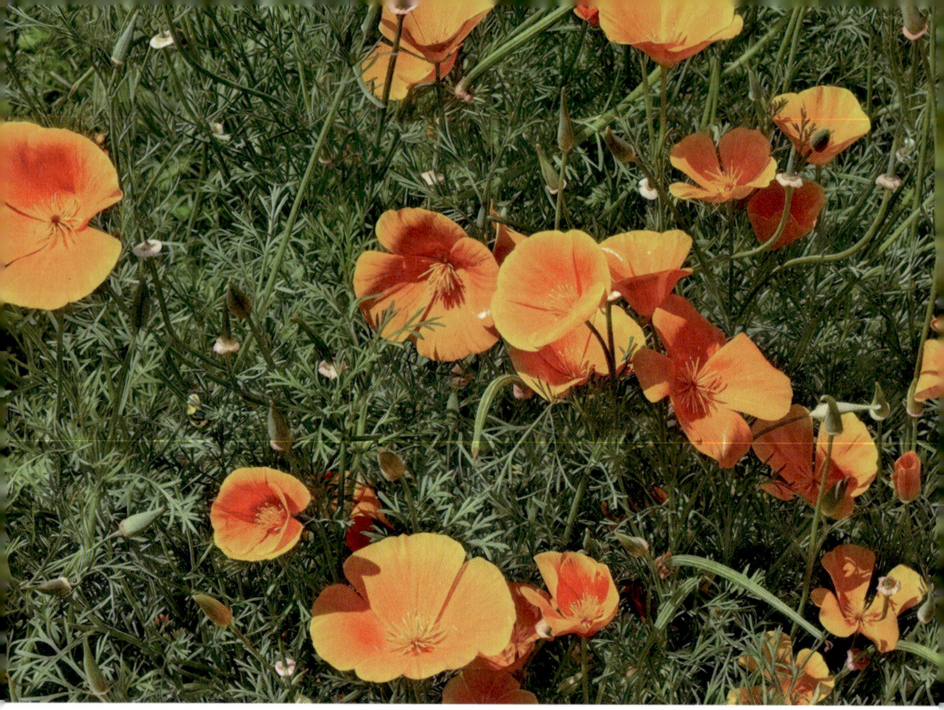

# Kalifornischer Goldmohn

*Eschscholzia californica* · Mohngewächse · V–IX · bis zu 30 cm · Sedativum

**Merkmale:** Der Kalifornische Kappenmohn (*Eschscholzia californica*) ist eine faszinierende ein- und mehrjährige Pflanze. Seine zarten blaugrünen Blätter sind dreifach gefiedert und erinnern an kunstvolle Schnitzereien.
Dieses „Mützchen“ schützt die empfindlichen Blütenknospen, bis die Zeit reif ist. Sobald sich die Blütenblätter entfalten, reißt das Hütchen an der Basis ab und wird komplett abgestreift. Was darunter zum Vorschein kommt, ist ein leuchtendes Farbenspiel: In der Wildform sind die Blüten gelb bis orange, oft mit einem intensiv orangefarbenen Blütenboden. Diese leuchtenden Farben zeigen sich

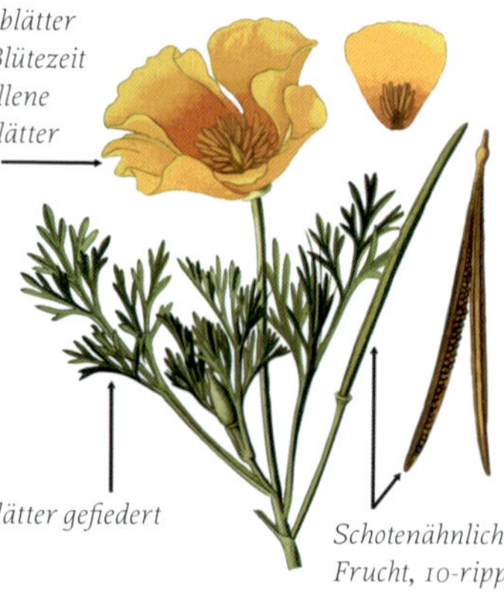
*4 Kronblätter*
*2 zur Blütezeit abgefallene Kelchblätter*
*Blätter gefiedert*
*Schotenähnliche Frucht, 10-rippig*

allerdings nur bei sonnigem Wetter und nur für einen kurzen Zeitraum – etwa zwischen 10 und 17 Uhr. Bei Regen, bedecktem Himmel oder in der Nacht bleiben sie geschlossen, um die empfindlichen Bestäubungsorgane zu schützen. Die Blüten bestehen aus vier Kronblättern, zahlreichen Staubblättern und einem Fruchtknoten. Die Pflanze verfügt über einen ausgeklügelten Mechanismus, um Selbstbestäubung zu vermeiden: Die Staubblätter reifen früher als die Narbe (Protandrie). In ihrer kalifornischen Heimat übernehmen vor allem Käfer die Bestäubung, bei uns sind es Honigbienen und Hummeln.

Nach der Blütezeit wächst der Fruchtknoten stark an und bildet eine bis zu 10 cm lange Kapsel. Diese öffnet sich bei Reife und schleudert die winzigen Samen heraus – ein Kunstgriff der Natur, um eine möglichst weite Verbreitung zu gewährleisten.

**Vorkommen:** Das Verbreitungsgebiet erstreckt sich vom Südwesten des US-Bundesstaates Washington bis nach Texas und reicht im Süden bis zur Halbinsel Baja California in Mexiko. Der Verbreitungsschwerpunkt liegt jedoch in Kalifornien, wo die Pflanze nicht nur die Landschaft, sondern auch die Kultur nachhaltig geprägt hat. Mit ihrer enormen Anpassungsfähigkeit und ihren leuchtenden Blüten sorgt sie in ihrer Heimat zur Blütezeit für ein unvergleichliches Naturschauspiel. Ganze Täler erstrahlen dann in sattem Orange und Gold, so eindrucksvoll, dass die spanischen Entdecker Kalifornien im 18. Jahrhundert „Tierra del Fuego", „Land des Feuers", nannten. Doch die Geschichte des Kalifornischen Kappenmohns endet nicht in seiner Heimat. Seit Jahrhunderten wird er weltweit als Zierpflanze geschätzt und ist in vielen Regionen erfolgreich verwildert. Diese Ausbreitung zeigt, dass der Kalifornische Kappenmohn nicht nur durch seine Farbenpracht besticht, sondern auch durch seine Anpassungsfähigkeit.

## INHALTSSTOFFE UND PHARMAKOLOGISCHE EIGENSCHAFTEN

Der Goldmohnist nicht nur eine botanische Schönheit, sondern auch eine vielseitige Heilpflanze mit bemerkenswerten Inhaltsstoffen. Insbesondere die Benzylisochinolin-Alkaloide (BIA), die in den Wurzeln bis zu 1,6 % des Trockengewichts ausmachen können, verleihen der Pflanze ihre pharmakologische Bedeutung. Zu dieser Stoffgruppe gehören Pavin-Alkaloide. Sie wirken antimikrobiell, beruhigend und angstlösend und unter-

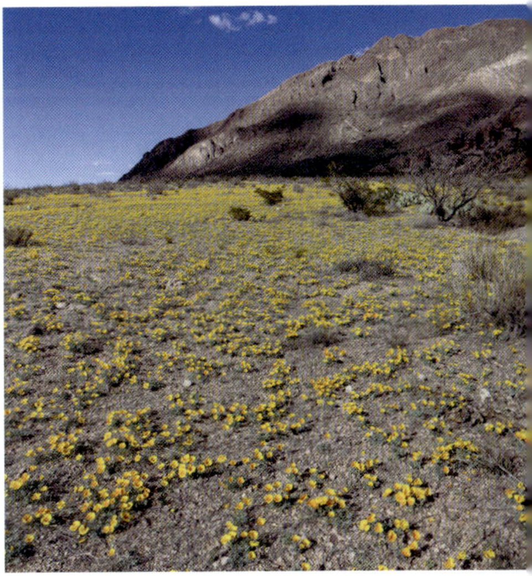

*Das klassische Habitat des Kalifornischen Goldmohns, der „Staatspflanze" von Kalifornien.*

streichen die traditionelle Verwendung der Pflanze zur Förderung von Schlaf und Entspannung.
Neuere Untersuchungen zeigen, dass die Alkaloide, darunter auch (S)-Retikulin, an GABA(A)-Rezeptoren binden und dadurch beruhigende Wirkungen entfalten. Insbesondere das in den Wurzeln vorherrschende Sanguinarin zeigt antimikrobielle und zytotoxische Eigenschaften, wurde aber wegen möglicher Nebenwirkungen wie der Schleimhautveränderung Leukoplakie aus Zahnpflegeprodukten entfernt. Auch Risiken durch bestimmte Alkaloide mahnen zur Vorsicht. Diese Alkaloide wirken auch schmerzstillend und krampflösend. Aufgrund dieser Eigenschaften wird der Kalifornische Kappenmohn traditionell bei Schlafstörungen, Angstzuständen, Neuralgien und stressbedingten Beschwerden eingesetzt. Vor allem in Kombination mit anderen beruhigenden Pflanzen wie Baldrian, Passionsblume oder Melisse wird er in Tees und pflanzlichen Arzneimitteln zur Unterstützung des Nervensystems verwendet.

## HOMÖOPATHISCHE UND ETHNOBOTANISCHE ANWENDUNGEN

In der westlichen Pflanzenheilkunde wird die Pflanze auch bei Migräne, nervösen Darmbeschwerden und depressiven Verstimmungen eingesetzt. In homöopathischen Zubereitungen wird die Pflanze auch gegen Schlaflosigkeit eingesetzt. Aufgrund der pharmakologischen Wirkung wird jedoch von einer Anwendung während der Schwangerschaft abgeraten, da einige Alkaloide, wie z. B. Cryptopin, in vitro eine stimulierende Wirkung auf den Uterus haben.

Der Kalifornische Kappenmohn hat auch eine interessante ethnobotanische Geschichte: Frauen indigener Stämme wie der Mendocino und Pomo verwendeten die zerstoßenen Samenkapseln, um die Milchproduktion zu hemmen.

## VOLKSMEDIZINISCHE ANWENDUNG

Der Kalifornische Kappenmohn ist eine traditionelle Heilpflanze der Ureinwohner Nordamerikas und wird noch heute wegen seiner leicht schmerzstillenden und beruhigenden Eigenschaften geschätzt.
Besonders bei Kindern, z. B. bei Keuchhusten, galt die Pflanze als sanftes und sicheres Schlafmittel. Bei Erwachsenen wurde sie als antineuralgisch und hypnotisch beschrieben. Moderne wissenschaftliche Untersuchungen bestätigen diese Eigenschaften.

## ZUBEREITUNGSARTEN UND VERWENDETE PFLANZENTEILE

Das Kraut des Kalifornischen Kappenmohns, bekannt als Eschscholziae herba oder Kalifornisches Mohnkraut, umfasst die zur Blütezeit geernteten und anschließend schonend getrockneten oberirdischen Pflanzenteile.

### Pulverisierte Droge

Kalifornischer Kappenmohn wird hauptsächlich als getrocknetes Kraut in Pulverform verwendet, das in Kapseln gut dosiert werden kann.
Für Erwachsene wird in der Regel eine Dosis von 300 mg des pulverisierten Krauts empfohlen. Diese Menge kann zweimal täglich in Form von zwei Kapseln eingenommen werden, vorzugs-

weise morgens und abends. Bei Bedarf, z.B. in besonders unruhigen Phasen, kann die Dosis auf bis zu fünf Kapseln pro Tag erhöht werden. Auch für Jugendliche ab 12 Jahren gibt es eine geeignete Dosierung: Hier genügt zweimal täglich eine Kapsel, um nervöse Spannungen abzubauen und den Schlaf zu fördern.
Mit einer etwas niedrigeren Dosierung von 240 mg pulverisiertem Kraut pro Kapsel wird ebenfalls ein bewährtes Schema empfohlen. Bei leichten Unruhezuständen können Erwachsene zweimal täglich je zwei Kapseln einnehmen, am besten zu den Mahlzeiten. Steht die Förderung des Schlafes im Vordergrund, ist eine Einnahme am Abend kurz vor dem Schlafengehen sinnvoll. Beide Anwendungsformen sind für eine Dauer von bis zu vier Wochen vorgesehen.

## MEDIZINISCHE ANWENDUNG UND INDIKATIONEN

Ihre beruhigenden Eigenschaften finden sich in der Monografie des HMPC (Ausschuss für pflanzliche Arzneimittel) wieder, die die Pflanze als traditionelles pflanzliches Arzneimittel für den innerlichen Gebrauch empfiehlt. Dabei werden zwei Hauptanwendungsgebiete hervorgehoben: Zur Linderung leichter Symptome von mentalem Stress, zum anderen als pflanzliche Unterstützung, um den Schlaf zu fördern.

### Fertigpräparate

Es sind ausschließlich homöopathische Präparate sowie Nahrungsergänzungsmittel im Handel. Bekannt ist das Kombinationspräparat Doppelherz Hanföl 750 + Goldmohn + Ashwagandha, auch ein NEM.

## SICHERHEIT UND TOXIZITÄT

Die Sicherheitsbewertung von *Eschscholzia californica*, insbesondere des Krautes (herba), basiert derzeit auf begrenzten nichtklinischen Daten. Es liegen nur wenige Informationen vor, die eine umfassende Sicherheitsbewertung ermöglichen. Insbesondere fehlen Studien zur Reproduktions- und Entwicklungstoxizität. Aufgrund dieser Datenlücke kann die Anwendung in der Schwangerschaft und Stillzeit nicht empfohlen werden, da mögliche Risiken für Mutter und Kind nicht ausgeschlossen werden können.

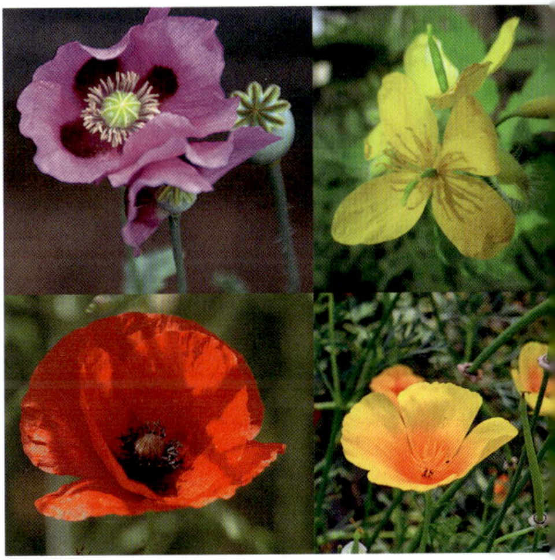

*Die Mohngewächse sind vielfältig, aber enthalten alle Alkaloide. Oben links ist der Schlafmohn (*Papaver somniferum*) zu sehen, die bekannteste Mohnpflanze, aus der Opium und Morphin gewonnen werden. Daneben das Schöllkraut, eine bekannte Mohnpflanze mit krampflösenden Eigenschaften und Bestandteil des bekannten Präparats Iberogast. Unten links der Klatschmohn (*Papaver rhoeas*), der nur als Schmuckdroge in Teezubereitungen verwendet wird, aber auch Alkaloide enthält. Und unten rechts zum Vergleich der Kalifornische Goldmohn. Gut zu erkennen sind die Ähnlichkeiten in der Blütenmorphologie.*

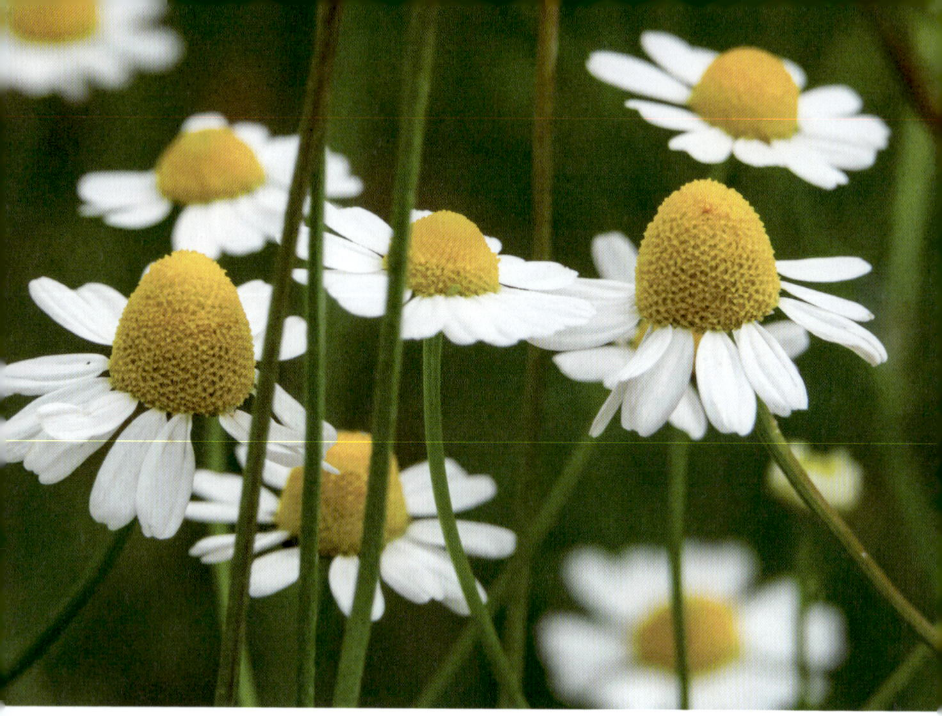

# Echte Kamille

*Matricaria chamomilla* · Korbblütler · V–IX · 15–40 cm · Sedativa

**Merkmale:** Die Pflanze erreicht eine Höhe von 15 bis 40 cm. Sie ist kahl und zeichnet sich durch ein starkes Aroma aus. Die Blätter sind zweifach bis dreifach gefiedert und weisen lineale Zipfel auf. Die Blütenköpfe sind einzeln und haben einen Durchmesser von 1,5–2,5 cm. Die Zungenblüten sind weiß gefärbt, weisen eine Länge von fünf bis zehn Millimetern auf und die Röhrenblüten sind gelb. Der Blütenboden ist kegelförmig und hohl. Die Früchte sind zwischen ein und eineinhalb Millimeter lang, kahl, nicht abgeflacht und mit drei bis fünf weißen Rippen versehen.

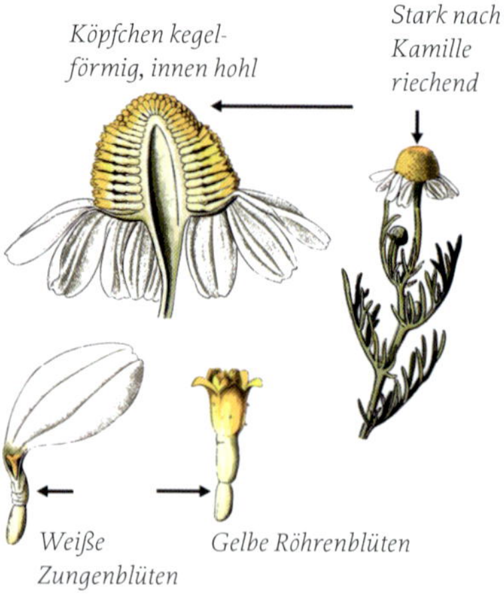

**Vorkommen:** Die Kamille war ursprünglich in Süd- und Osteuropa sowie Vorderasien beheimatet, gegenwärtig jedoch findet man sie in ganz Europa, Nordamerika und Australien. Sie wird in Bulgarien, Ungarn, Ägypten und Argentinien kultiviert, in geringem Maße auch in Deutschland und Spanien. Die Pflanze wächst auf Äckern, in Ruderalfluren und auf Straßen- und Wegrändern.

## INHALTSSTOFFE UND PHARMAKOLOGISCHE EIGENSCHAFTEN

Die Echte Kamille enthält zahlreiche bioaktive Substanzen, die ihre therapeutische Wirkung erklären. Zuvorderst das ätherische Öl (0,3 – 1,5 %), das mindestens in einer Konzentration von 4 ml/kg enthalten sein muss, um Arzneistandards zu erfüllen. Die Zusammensetzung variiert, doch zentrale Inhaltsstoffe sind Bisabololde wie α-Bisabolol, die entzündungshemmend, antimikrobiell und wundheilungsfördernd wirken. Chamazulen verleiht Kamillenöl seine blaue Farbe und verleiht ihm starke entzündungshemmende Eigenschaften. Spathulenol und Spiroether ergänzen das Profil durch antimikrobielle und krampflösende Wirkungen.
Zusätzlich enthält die Kamille bis zu 6 % Flavonoide, die antioxidative, entzündungshemmende und beruhigende Eigenschaften haben. Phenolcarbonsäuren wie Kaffeesäure wirken antioxidativ, während Cumarine und Polysaccharide antimikrobielle, spasmolytische und immunmodulierende Effekte zeigen.

Ein besonderes Augenmerk gilt der Wirkung von **Apigenin** auf das zentrale Nervensystem. Apigenin, eines der Hauptflavonoide der Kamille, ist für die beruhigenden und angstlösenden Effekte der Pflanze verantwortlich. Studien belegen, dass Apigenin angstlösend wirkt, ohne dabei die muskarinischen oder adrenergen Rezeptoren zu beeinflussen. In Verhaltenstests an Mäusen konnte nachgewiesen werden, dass es angstlösend wirkt, ohne dabei sedative Effekte hervorzurufen, außer in bei sehr hoher Dosierung. Auch blieben muskelrelaxierende oder antikonvulsive Effekte aus, was Apigenin von klassischen Benzodiazepinen unterscheidet.

## HISTORISCHE ANWENDUNG UND TRADITIONELLE NUTZUNG

Wird landläufig von „Kamille“ gesprochen, sind oft zwei ähnliche Pflanzenarten gemeint: die Echte Kamille und die Römische Kamille (*Chamaemelum nobile*). Die echte Kamille ist eine einjährige, hoch wachsende Pflanze, während die römische Kamille ein niedrig wachsendes, mehrjähriges Kraut ist. Beide Arten blicken auf eine lange Geschichte der Nutzung in verschiedenen Kulturen zurück, darunter die der alten Ägypter, Römer und Griechen, die die Kamille für ihre medizinischen und therapeutischen Eigenschaften schätzten.
Der botanische Name *Matricaria* leitet sich vom lateinischen Wort „matrix“ für Gebärmutter ab und verweist auf die traditionelle Verwendung der Pflanze als Heilmittel bei Frauenleiden. Seit jeher war die Kamille als „Mutterkraut“ bekannt und wurde zur Regulierung des Menstruationszyklus eingesetzt. Des Weiteren wird die Kamille in zahlreichen Kulturkreisen mit der Sonne assoziiert und symbolisch dem Sonnenorgan Herz zugeordnet. Sie findet Verwendung als Badezu-

satz, in Tees oder in Haarpflegeprodukten. Der Glaube, dass das Waschen der Haare mit warmer Kamillenblütenlauge zu geschmeidigem und schönem Haar verhilft, ist weit verbreitet. Die vielseitige Pflanze wird bis heute für ihre beruhigenden und pflegenden Eigenschaften geschätzt, sowohl äußerlich als auch innerlich.

## VOLKSMEDIZINISCHE ANWENDUNG

Es existieren zahlreiche Berichte über ihre entzündungshemmenden, den Magen-Darm-Trakt betreffenden sowie dermatologischen Wirkungen. Im Rahmen dieser Betrachtung wird ein Fokus auf die beruhigende Wirkung gelegt. Traditionell erfolgt die Anwendung des Krauts in Form eines Aufgusses. Viele Wirkungen konnten inzwischen klinisch bestätigt werden.

## ZUBEREITUNGSARTEN UND VERWENDETE PFLANZENTEILE

Verwendet werden die Kamillenblüten (Matricariae flos), woraus das Kamillenfluidextrakt (Matricariae extractum fluidum) hergestellt wird sowie mit Wasserdampfdestillation das blaue Kamillenöl (Matricariae aetheroleum) gewonnen wird. Die Zubereitung einer Tinktur ist ebenfalls möglich.

### Tees und Aufgüsse

Für ein entspannendes Bad gibt man 50 g Kamillenblüten auf 10 Liter Wasser. Zur Inhalation kann eine Handvoll Kamillenblüten oder einige Tropfen Kamillenöl in heißes Wasser gegeben werden.
Für den Teeaufguss übergießt man 1 Esslöffel Kamillenblüten (ca. 3 g) mit 150 ml heißem, aber nicht kochendem Wasser. Der Tee sollte 5 bis 10 Minuten ziehen

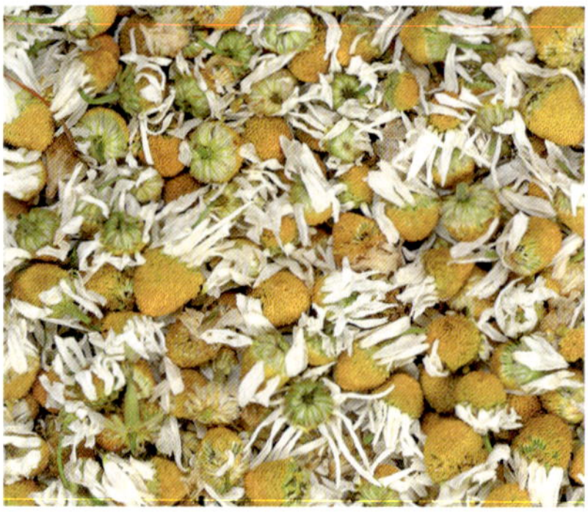

*Die Arzneidroge* Matricariae flos, *in bester Qualität zu erkennen an den ausschließlich vorkommenden Blütenköpfchen. Lebensmitteltees aus Kamille sind haupsächlich Stängelteile und daher nicht so wirksam.*

und anschließend abgeseiht werden. Bei nervösen Unruhezuständen oder bei Schlafstörungen kann der Tee vor dem Zubettgehen eingenommen werden. Der Tee eignet sich auch als Mundspülung oder zum Gurgeln.

## MEDIZINISCHE ANWENDUNG UND INDIKATIONEN

### Indikationen

**Kamillenblüten**

Kamillenblüten werden innerlich zur Linderung gastrointestinaler Beschwerden wie Blähungen und leichten Bauchkrämpfen verwendet. Diese Anwendung basiert auf langjähriger Erfahrung und findet insbesondere bei stressinduzierten Verdauungsproblemen Anklang. Darüber hinaus können sie bei banalen Erkältungen unterstützend wirken. Äußerlich werden Kamillenblüten zur Behandlung von Entzündungen im Mund- und Rachenraum eingesetzt. Auch bei leichteren Entzündungen im Anal- und Genitalbereich, vorausgesetzt, eine ernsthafte

Erkrankung wurde ärztlich ausgeschlossen, zeigen sie lindernde Effekte. Weitere äußerliche Indikationen umfassen leichte Hautentzündungen, wie zum Beispiel bei Sonnenbrand, sowie die Behandlung oberflächlicher Wunden und kleiner Furunkel.

**Kamillenöl**

Kamillenöl wird äußerlich zur Unterstützung bei Entzündungen im Anal- und Genitalbereich angewendet. In der Volksmedizin wird Kamillenöl zudem beruhigende Eigenschaften zugeschrieben, was besonders bei stressbedingten Hautproblemen von Vorteil sein kann.

### Fertigpräparate

Die vielfältigen Darreichungsformen der Kamille ermöglichen einen flexiblen und gezielten Einsatz, der in zahlreichen Fertigpräparaten genutzt wird. So werden aus Kamillenblüten häufig Tees hergestellt, entweder in loser Form oder in Kombination mit anderen Teedrogen in praktischen Aufgussbeuteln. Diese Teezubereitungen eignen sich besonders zur Linderung von stressbedingten Verdauungsbeschwerden oder zur allgemeinen Beruhigung bei Anspannung und Nervosität.
Zudem gibt es auch alkoholische Auszüge und Fluidextrakte wie Kamillosan Konzentrat. Diese können als Tropfen eingenommen oder als Bestandteil von Cremes, Salben und Mundsalben verwendet werden, wie z. B. Kamillan oder Kamillan supra. Diese Präparate eignen sich sowohl zur innerlichen Anwendung als auch zur äußerlichen Anwendung.
Trockenextrakte der Kamille werden häufig zu Dragees verarbeitet, die eine einfache und gezielte orale Einnahme ermöglichen. Ein Beispiel ist Myrrhinil intest, das speziell zur Behandlung von Magen-Darm-Beschwerden entwickelt wurde.
In der Homöopathie bietet die homöopathische Urtinktur Matricaria recutita in flüssigen Zubereitungen eine weitere Möglichkeit, die vielfältigen Heilkräfte der Kamille zu nutzen.
Die Wirksamkeit und Unbedenklichkeit der Kamille wird durch mehrere anerkannte Monografien belegt. Diese wissenschaftlichen Arbeiten bestätigen die langjährige Verwendung und den therapeutischen Nutzen der Kamille, wodurch sie als bewährtes pflanzliches Arzneimittel in einer Vielzahl von Produkten anerkannt wird.

## SICHERHEIT UND TOXIZITÄT

Die Echte Kamille gilt im Allgemeinen als gut verträglich, dennoch können in seltenen Fällen allergische Reaktionen auftreten. Dies betrifft vor allem Personen, die gegen andere Korbblütler (Asteraceae) allergisch sind. Mögliche Symptome einer allergischen Reaktion sind Hautausschlag, Juckreiz oder Atembeschwerden. Wenn solche Symptome auftreten, sollte die Anwendung sofort abgebrochen und ein Arzt aufgesucht werden. Zur Anwendung von Kamillenblüten und Kamillenöl in Schwangerschaft und Stillzeit liegen keine ausreichenden Untersuchungen zur Unbedenklichkeit vor. Daher wird empfohlen, auf die Anwendung in diesen Lebensphasen zu verzichten. Auch für Kinder unter 12 Jahren liegen keine ausreichenden Erkenntnisse vor, weshalb die Anwendung ebenfalls nicht empfohlen wird.

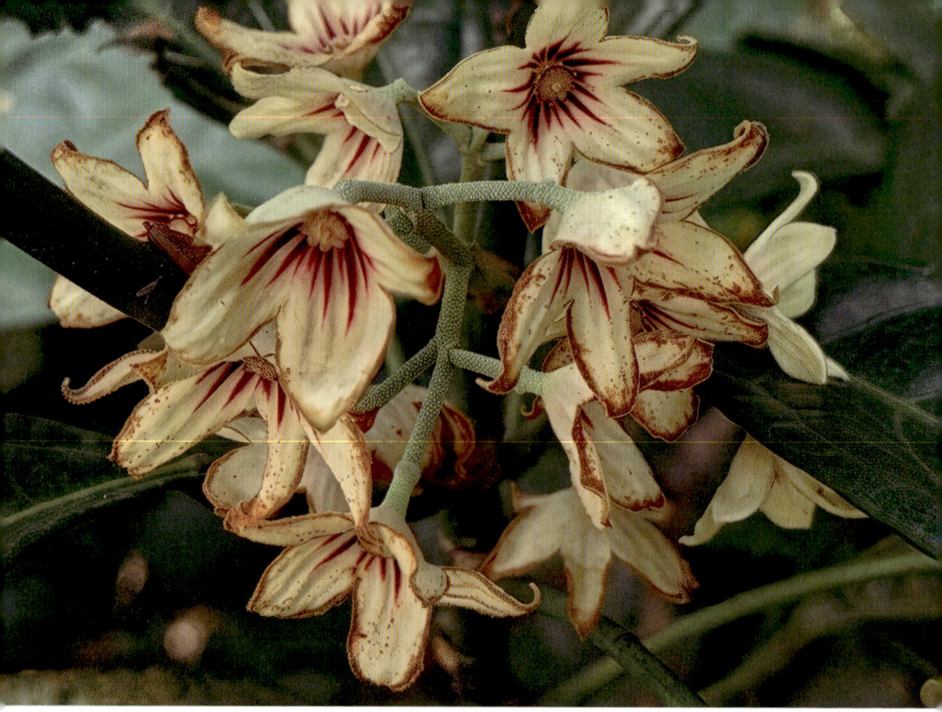

# Kolabaum

*Cola nitida, Cola acuminata* · Malvengewächse · V–VIII · 12–25 cm
Stimulanz, Tonikum

**Merkmale:** Der Kolabaum ist ein immergrüner, mittelgroßer Baum, der in tropischen Regionen heimisch ist. *Cola acuminata* kann eine Höhe bis zu 20 Meter erreichen, demgegenüber erreicht *Cola nitida* eine Wuchshöhe von 10 bis 15 Metern. Die Blätter beider Arten sind ledrig und haben eine langgestielte, eiförmige Gestalt. Sie sind in der Regel dunkelgrün und an der Spitze leicht zugespitzt. Die Blüten sind klein, polygam, rosa oder weiß. Charakteristisch ist zudem das auffällige fünfzipfelige Perigon. Nach der Befruchtung entwickeln sich sternförmige, große Sammelbalgfrüchte, die die bekannten „Kolanüsse" enthalten. Botanisch

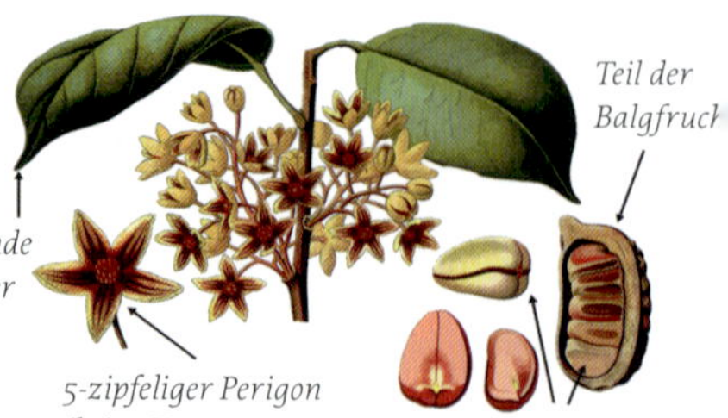

*Teil der Balgfruch*
*spitz endende Blätter*
*5-zipfeliger Perigon (keine Trennung von Kelch und Krone)*
*Samen der Balgfrucht, oft als „Kolanüsse" bezeichnet*

werden diese jedoch als Samen und nicht als Nüsse klassifiziert. Die Früchte sind von einer ledrigen Schale umgeben, wobei die Samen eine Variation in der Farbe aufweisen, die von weiß bis rot reicht.

**Vorkommen:** Der Kolabaum ist in den tropischen Regenwäldern West- und Zentralafrikas beheimatet. Heutzutage wird der Kolabaum in zahlreichen tropischen Regionen kultiviert, darunter in Südostasien und Südamerika. Der Kolabaum bevorzugt gut entwässerte Böden, zeigt jedoch auch auf schweren Lehmböden und in sumpfigen Gebieten mit hohem Grundwasserspiegel ein gutes Wachstum. Obgleich der Kolabaum eine hohe Toleranz gegenüber Schatten aufweist, entwickelt er auf offenen Flächen eine breitere Krone sowie eine höhere Fruchtproduktion.

## INHALTSSTOFFE UND PHARMAKOLOGISCHE EIGENSCHAFTEN

Die pharmakologisch wirksamen Inhaltsstoffe der Kolanüsse sind vor allem Coffein (ca. 2,5 %) und Theobromin (0,1 %), Xanthinderivate, die eine stimulierende Wirkung auf das zentrale Nervensystem ausüben. Des Weiteren enthalten die Samen Catechin und Epicatechin sowie Gerbstoffe und oligomere Procyanidine. Ein hoher Stärkeanteil von bis zu 40 % verleiht den Samen auch einen gewissen Nährwert. Die Samen enthalten außerdem kleine Mengen an Proteinen, Zucker und Mineralstoffen. Die Kombination von Coffein und Catechinen wirkt antioxidativ, steigert die Aufmerksamkeit und bekämpft Müdigkeit.

## HISTORISCHE ANWENDUNG

Die aus Westafrika stammende Kolanuss (*Cola nitida, Cola acuminata*) war ursprünglich den Göttern vorbehalten. Der Legende nach vergaßen die Götter bei einem Besuch auf der Erde ein Stück der Nuss, das die Menschen fanden. Wegen ihrer anregenden Wirkung wurde die Kolanuss als Zaubermittel, Amulett und Aphrodisiakum verwendet. Bis heute spielt sie eine zentrale Rolle im religiösen und sozialen Leben vieler west- und zentralafrikanischer Kulturen.

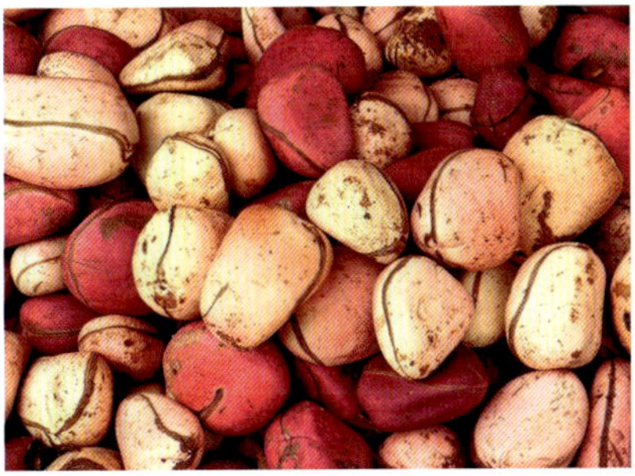

*Kolasamen sind die Früchte des Kolabaumes. Die Samen befinden sich in Fruchtkapseln, die bis zu einem Dutzend Samen enthalten können. Die Kolasamen sind von hellen bis zu intensiven Rottönen gefärbt.*

In Europa wurde die Kolanuss erst in der zweiten Hälfte des 16. Jahrhunderts bekannt. Um 1680 wurden in Westindien die ersten Kolaplantagen angelegt, die genaue Stammpflanze blieb jedoch lange Zeit unbekannt. Erst 1865 wurde das Koffein in den Samen der Kolanuss entdeckt. Aus dem Extrakt der Kolanuss und den Blättern des Kokastrauches (*Erythroxylum spp.*) wurde die ursprüngliche Coca-Cola hergestellt, ein (damals) stark psychotropes Getränk.

## VOLKSMEDIZINISCHE ANWENDUNG

Da Kolanüsse nur in kleinen Mengen verzehrt werden, ist ihr Nährstoffgehalt unbedeutend. Dennoch können sie, in Maßen genossen, gesundheitsfördernd sein. In der Volksmedizin werden die Samen oder deren Extrakte bei geistiger und körperlicher Erschöpfung eingesetzt. Darüber hinaus wird die Kolanuss in einigen Kulturen zur Linderung von Kopfschmerzen und Migräne eingesetzt. Ihre stimulierenden Eigenschaften können helfen, die Konzentration zu verbessern und die Stimmung bei leichten Depressionen zu heben. In der westafrikanischen Medizin wird sie auch als Aphrodisiakum und zur Unterstützung des Immunsystems bei Infektionen verwendet.

## ZUBEREITUNGSARTEN UND VERWENDETE PFLANZENTEILE

Die in der Medizin verwendeten Pflanzenteile sind die getrockneten Samen, die als Kolasamen (Colae semen) bekannt sind. Sie werden roh gekaut oder in Pulverform sowie als Extrakt in Fertigpräparaten verwendet.

### Tee

Zur Zubereitung eines anregenden Tees werden 1 bis 3 Gramm zerkleinerte Kolasamen mit 150 ml heißem Wasser übergossen. Nach fünf Minuten wird der Tee abgeseiht und kann bei Müdigkeit dreimal täglich getrunken werden. Die empfohlene Tagesdosis liegt bei 2 bis 6 Gramm Droge.

### Tinkturen

Kolanussextrakte finden auch in Form von Tinkturen Anwendung, die vor allem als Stärkungsmittel bei Erschöpfung und körperlicher Schwäche eingesetzt werden. Sie werden oft in Kombination mit anderen pflanzlichen Stimulanzien verwendet.

## MEDIZINISCHE ANWENDUNG UND INDIKATIONEN

Kolasamen sind in verschiedenen Zubereitungsformen im Handel erhältlich, darunter Pulver, Extrakte, Flüssigextrakte und Tinkturen. Sie werden häufig als Nahrungsergänzungsmittel zur Steigerung der Energie und Konzentration genutzt. Zudem sind Extrakte aus Kolasamen ein beliebter Inhaltsstoff in vielen Erfrischungsgetränken. Diese Getränke enthalten jedoch meist kein echtes Kolanussextrakt mehr, sondern lediglich zugesetztes Coffein. Ein prominentes Beispiel hierfür ist Coca-Cola.

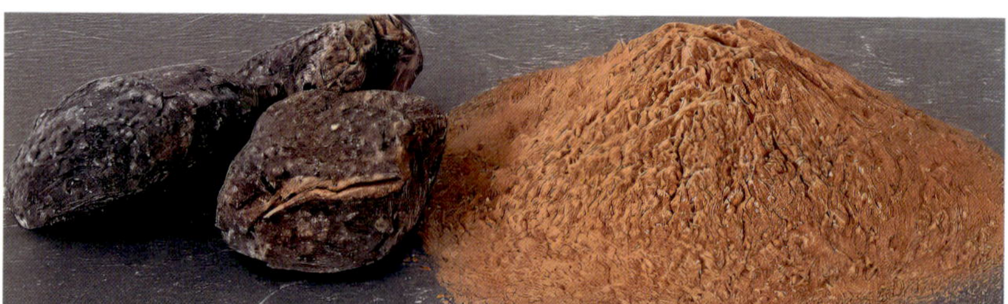

*Der Extrakt der Kola-Nuss ist in Pulverform erhältlich. Er wird durch Trocknen und Mahlen der Kolanüsse gewonnen und ist vielseitig verwendbar – in Getränken, Nahrungsergänzungsmitteln und sogar in der Kosmetikindustrie.*

### Indikationen

Die Kolasamen, allgemein bekannt als Kolanüsse, werden vom HMPC (Herbal Medicinal Product Committee) als traditionelles pflanzliches Arzneimittel eingestuft. Sie werden vor allem zur Behandlung von kurzzeitigen Erschöpfungszuständen und Schwächegefühlen eingesetzt. Diese Anwendungsgebiete beruhen auf der langjährigen traditionellen Verwendung der Kolasamen und ihrer anregenden Wirkung. Die ESCOP (European Scientific Cooperative on Phytotherapy) empfiehlt die Anwendung von Kolasamen bei physischen und mentalen Erschöpfungszuständen. Auch die Kommission E bestätigt ihre Wirksamkeit bei geistiger und körperlicher Ermüdung. Auf Grundlage ihrer überlieferten Verwendung wurden Kolasamen als traditionelles pflanzliches Arzneimittel gemäß § 39a des Arzneimittelgesetzes (AMG) anerkannt.

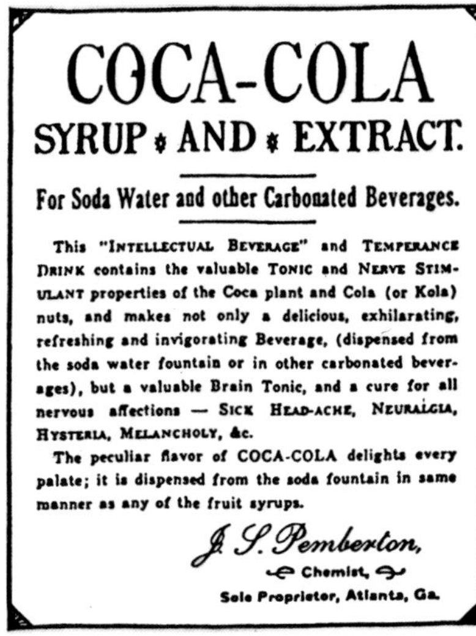


*„Coca-Cola Syrup and Extract" wurde von John Stith Pemberton, dem Erfinder von Coca-Cola, als „intelligent drink" und „drink with a sense of measure" beworben. Neben dem Koffein verleiht die Kolanuss dem Getränk Geschmack.*

### Fertigpräparate

Fertigpräparate sind nur wenige auf dem Markt, hier vor allem Inverma ZAM Dragee N, ein Kombinationspräparat mit Kolasamentrockenextrakt, Coffein, Vitamin C und Phospholipiden aus der Sojabohne.

## SICHERHEIT UND TOXIZITÄT

Die Kolanuss gilt in moderaten Dosen als sicher. Übermäßiger Konsum kann jedoch zu Nebenwirkungen wie Schlaflosigkeit, Nervosität, Magenbeschwerden und Herzrasen führen, insbesondere bei empfindlichen Personen oder in Kombination mit anderen koffeinhaltigen Produkten. Patienten mit Herz-Kreislauf-Problemen, Magen-Darm-Geschwüren oder Schilddrüsenüberfunktion sollten den Konsum von Kolanüssen vermeiden.
Es liegen keine ausreichenden Daten zur Sicherheit der Anwendung bei Kindern und Jugendlichen vor, weshalb eine Anwendung in dieser Altersgruppe nicht empfohlen wird.

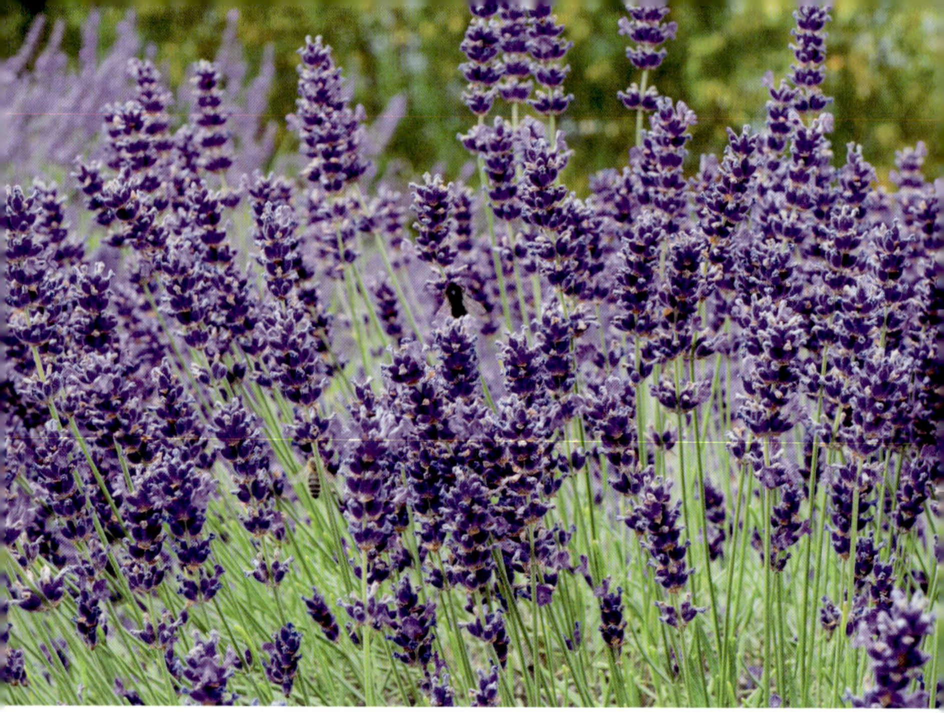

# Lavendel

*Lavandula angustifolia* · Lippenblütler · VII–VIII · 30–100 cm · Sedativa

**Merkmale:** Der Echte Lavendel (*Lavandula angustifolia*), ist ein mehrjähriger, stark verzweigter Halbstrauch, der durch seinen charakteristischen Duft und seine auffälligen blauvioletten Blüten bekannt ist. Die aufrechten, vierkantigen Zweige des Lavendels sind anfangs mit einer weißlichen Filzschicht bedeckt, die mit der Zeit abfällt. Die Blätter sind linealisch-lanzettlich, 2 bis 5 cm lang und zunächst ebenfalls filzig behaart. Diese besondere Behaarung dient dem Schutz vor Wasserverlust und macht den Lavendel zu einer idealen Pflanze für trockene und heiße Klimazonen. Auffällig sind die

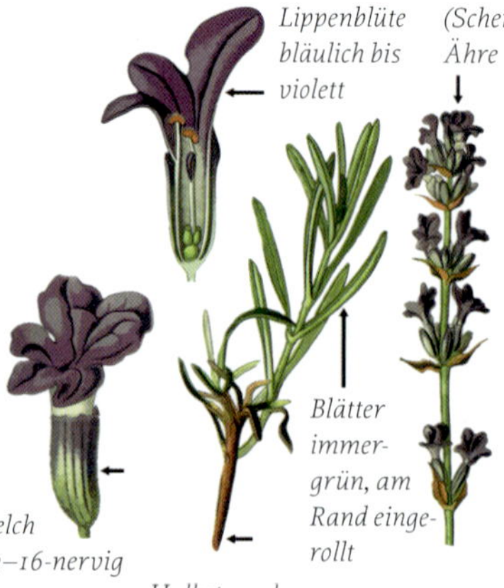

Lippenblüte bläulich bis violett
(Schein-) Ähre
Blätter immergrün, am Rand eingerollt
Kelch 12–16-nervig
Halbstrauch, an Verholzung

zahlreichen Öldrüsen auf der Blattunterseite, in denen das wertvolle ätherische Öl produziert wird.
Die Blüten des Lavendels erscheinen in Scheinquirlen, wobei jeder Quirl zwischen 6 und 10 Blüten enthält. Die Kelche der Blüten sind röhrenförmig und mit kleinen Haaren und fest sitzenden Öldrüsen bedeckt, die das ätherische Öl produzieren. Die Blütenblätter sind 1 cm lang, intensiv blauviolett gefärbt und außen mit Sternhaaren besetzt.
**Vorkommen:** Lavendel ist im westlichen Mittelmeerraum heimisch, besonders in den gebirgigen Regionen von Frankreich, Spanien und Italien. Die Pflanze bevorzugt sonnige, trockene und kalkreiche Böden. Lavendel wächst vorzugsweise in gut drainierten, felsigen oder sandigen Böden und ist daher häufig in Steingärten, an Hängen oder in trockenen Gebüschen zu finden. Die Provence in Südfrankreich ist besonders bekannt für ihre Lavendelfelder, die weltweit als Symbol für Entspannung und Naturkosmetik gelten.
Neben der Provence gibt es bedeutende Anbaugebiete in Großbritannien, vor allem in der Grafschaft Kent, sowie in Bulgarien und Tasmanien.

## INHALTSSTOFFE UND PHARMAKOLOGISCHE EIGENSCHAFTEN

Lavendel enthält über 100 Inhaltsstoffe, darunter Linalool, Perillylalkohol, Linalylacetat, Kampfer, Limonen, Gerbstoffe, Cumarine und Cineol. Diese Verbindungen verleihen der Pflanze ihre vielfältigen Wirkungen. Zu den wichtigsten Inhaltsstoffen gehören Linalool und Linalylacetat, die besonders für ihre beruhigenden und entspannenden Eigenschaften bekannt sind.
Linalool wirkt auf das zentrale Nervensystem, auch die Wirkung des beruhigenden Neurotransmitters GABA wird verstärkt. Dies kann zu beruhigenden, angstlösenden und krampflösenden Effekten führen, die Lavendel als natürliches Beruhigungsmittel auszeichnen. Linalylacetat trägt ebenfalls zur Entspannung bei, indem es über den Botenstoff cAMP die Muskulatur, insbesondere des Verdauungstraktes, entspannen kann. Dies macht Lavendelöl hilfreich bei stressbedingten Verdauungsbeschwerden.
Cineol, ein weiterer Inhaltsstoff des Lavendels, wirkt krampflösend. Diese Eigenschaft unterstützt auch die entspannende Wirkung von Lavendel, insbesondere bei Muskelverspannungen und Nervosität.
Darüber hinaus wurde bei Lavendel eine antioxidative Wirkung festgestellt, insbesondere durch die enthaltene Coffeinsäure. Auch in der Onkologie zeigt Lavendel Potenzial. So haben Perillylalkohol und Limonen in präklinischen Studien das Wachstum von Tumorzellen gehemmt, vor allem durch die Förderung der Apoptose, eines natürlichen Zelltodprozesses, der unkontrolliertes Zellwachstum eindämmt.

## HISTORISCHE ANWENDUNG

Lavendel wurde bereits in der Antike von den Römern wegen seiner reinigenden und heilenden Wirkung geschätzt. Der Name Lavendel leitet sich vom lateinischen „lavare“ (waschen) ab, was auf die Verwendung in Bädern und Waschungen hinweist. Römische Soldaten führten Lavendelöl in ihren Feldflaschen mit, um Wunden zu desinfizieren und sich vor Infektionen zu schützen. Im Mittelalter wurde Lavendel in Europa zu einem

## Anbau, Aussaat und Ernte

Echter Lavendel (Lavandula angustifolia) bevorzugt gut durchlässige, neutrale bis alkalische Böden an sonnigen Standorten. Ein Rückschnitt im Frühjahr fördert den buschigen Wuchs. Nach der Blüte empfiehlt es sich, die verblühten Blütenstände zu entfernen und leicht zurückzuschneiden. Lavendel kann von Grauschimmel, Schorf und Blattfleckenkrankheit befallen werden. Da die Pflanzen mit der Zeit verholzen, ist es ratsam, sie alle 3–4 Jahre zu ersetzen. Die Vermehrung erfolgt durch Aussaat im Frühjahr oder durch halb verholzte Stecklinge im Sommer. Vor der Aussaat keimen die Samen schneller, wenn sie für zwei Stunden in den Gefrierschrank gelegt werden. Die Blüten werden geerntet, wenn sie sich zu öffnen beginnen, und können frisch verwendet oder getrocknet und destilliert werden. Lavendel ist winterhart.

wichtigen Bestandteil der Volksmedizin. Besonders während der Pestepidemien im 14. Jahrhundert galt Lavendel als wirksames Mittel gegen den „üblen Geruch", den man mit der Verbreitung der Krankheit in Verbindung brachte. Auch in den Klostergärten der Benediktiner und Zisterzienser spielte Lavendel eine zentrale Rolle. Hildegard von Bingen empfahl Lavendel zur Behandlung von Leber- und Lungenkrankheiten.

### VOLKSMEDIZINISCHE ANWENDUNG

In der Volksmedizin wurde Lavendel traditionell zur Linderung von Unruhezuständen, Schlafstörungen, Kopfschmerzen und Magenbeschwerden eingesetzt. Lavendelblüten wurden in Kissen eingenäht, um den Schlaf zu fördern, und als Aufguss zur Beruhigung des Magens verabreicht. Darüber hinaus wurde Lavendelöl äußerlich zur Wundheilung und gegen Hautinfektionen verwendet. Lavendel war in den Bauerngärten eine beliebte Heil- und Duftpflanze, und Lavendelsäckchen wurden in Schränken aufgehängt, um Motten fernzuhalten.

### ZUBEREITUNGSARTEN UND VERWENDETE PFLANZENTEILE

Für die Verwendung werden die vom Stängel abgestreiften Blüten (Lavendelblüten – Lavandulae flos) mit ihrem angenehm süßlichen Duft genutzt. Die Ursache für den angenehm süßen Duft ist das ätherische Öl, welches in Drüsenschuppen auf der Oberfläche der Blüten enthalten ist. Durch das Zerreiben der Blüten werden die Drüsen verletzt, wodurch das ätherische Öl freigesetzt wird. Das ätherische Öl findet ebenfalls Verwendung als Arzneimittel (Lavendelöl – Lavandulae aetheroleum). Die im Handel erhältliche Droge stammt aus Frankreich, Spanien und Osteuropa.

#### Tee

Die Blüten des Lavendels werden häufig als Bestandteil von Teemischungen verwendet, insbesondere in Kombination mit anderen beruhigenden Pflanzen wie Melisse, Baldrian oder Kamille. Lavendeltee wird traditionell bei Nervosität, Reizmagen und leichten Schlafstörungen eingesetzt. Zwei Teelöffel getrockneter Blüten werden mit 250 ml heißem Wasser übergossen und 5–10 Minuten ziehen gelassen.

### Tinkturen

Lavendeltinkturen werden aus den Blüten hergestellt und dienen zur inneren und äußeren Anwendung. Sie werden traditionell bei Nervosität und Muskelverspannungen eingesetzt, wobei 20–30 Tropfen Tinktur in Wasser verdünnt eingenommen werden können. Zur äußeren Anwendung kann die Tinktur als Einreibung bei Muskel- und Gelenkschmerzen genutzt werden.

## MEDIZINISCHE ANWENDUNG UND INDIKATIONEN

Lavendel wird in verschiedenen Fertigarzneimitteln angeboten, insbesondere als Öl in Weichkapseln oder in flüssiger Form zur Inhalation und äußeren Anwendung. Zudem findet man Lavendel als Bestandteil von Beruhigungstees und Badezusätzen.

### Indikationen und Fertigpräparate

Die medizinische Verwendung von Lavendel konzentriert sich auf die Behandlung von nervösen Zuständen, Angststörungen, Schlaflosigkeit, Kopfschmerzen, Verdauungsbeschwerden und Hautproblemen. Zahlreiche Studien haben gezeigt, dass Lavendelöl durch Inhalation oder Einreibung bei Stress und Schlaflosigkeit eine deutliche Verbesserung der Symptome bewirkt. Die orale Einnahme von Lavendelöl in Form von Weichkapseln (z. B. „Lasea“) wird besonders zur Behandlung von ängstlichen Verstimmungen und nervösen Magenbeschwerden empfohlen.

## SICHERHEIT UND TOXIZITÄ

Lavendel gilt als eine der sichersten Heilpflanzen mit vielfältigen therapeutischen Anwendungsmöglichkeiten. Dennoch sollte Lavendelöl aufgrund des enthaltenen Linalools und Linalylacetats mit Vorsicht verwendet werden, da es bei empfindlichen Personen allergische Reaktionen hervorrufen kann. In höheren Konzentrationen kann Lavendelöl leicht reizend wirken, insbesondere bei direktem Hautkontakt. Es wird empfohlen, das Öl stets mit einem Trägeröl wie Mandel- oder Jojobaöl zu verdünnen. Schwangere, stillende Frauen und Kleinkinder sollten auf die Anwendung verzichten, da die Wirkung auf diese Gruppen nicht ausreichend untersucht ist.

### Lavendel in der Aromatherapie

Lavendelöl ist eines der am häufigsten in der Aromatherapie verwendeten ätherischen Öle und wird wegen seiner beruhigenden, angstlösenden und schmerzstillenden Eigenschaften geschätzt. Die Inhalation von Lavendelöl wirkt direkt auf das limbische System, das für Emotionen und Gedächtnis zuständig ist. Über die Riechrezeptoren der Nase gelangen die Duftstoffe ins Gehirn und setzen dort Neurotransmitter wie Serotonin frei, die entspannend und beruhigend wirken. Studien haben gezeigt, dass die regelmäßige Anwendung von Lavendelöl die Schlafqualität verbessern und Angst- und Depressionssymptome lindern kann.

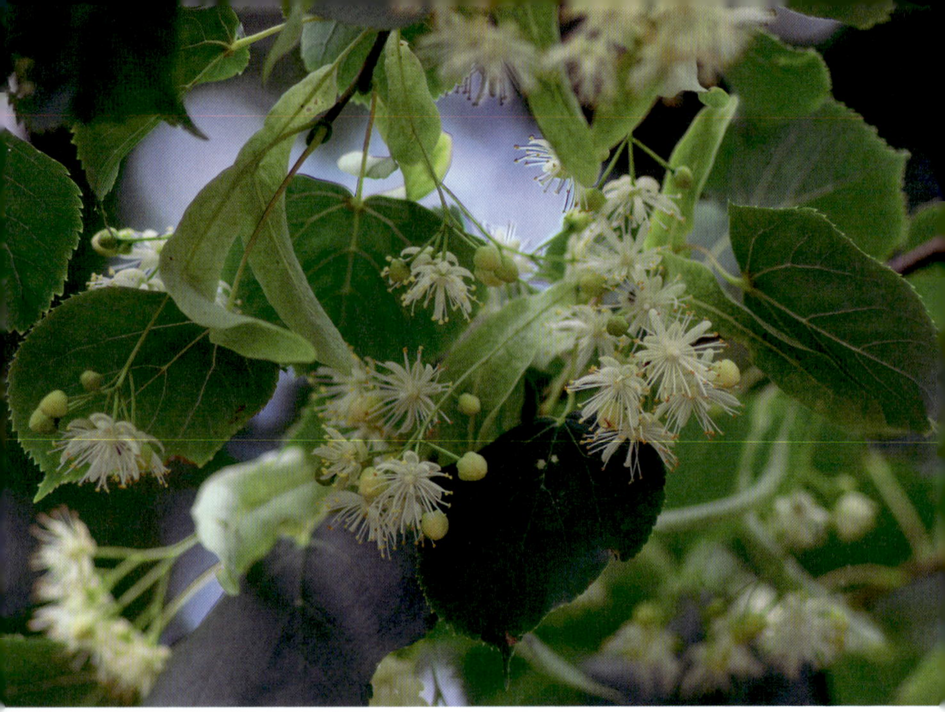

# Linde

*Tilia cordata, Tilia platyphyllos, Tilia x europaea* · Malvengewächse · V–IX
bis 40 m · Sedativa

**Merkmale:** In Mitteleuropa sind zwei Arten der Linde heimisch: die Winterlinde (*Tilia cordata*) und die Sommerlinde (*Tilia platyphyllos*). Beide Baumarten werden bis zu 40 m hoch und bilden breit ausladende, kuppelförmige Kronen. Die Blätter sind herzförmig, am Rand gesägt, bei der Winterlinde unterseits meist kahl und nur in den Blattachseln braun behaart, bei der Sommerlinde unterseits behaart und in den Blattachseln weiß behaart. Die Blüten beider Arten stehen in rispigen, stark duftenden Blütenständen und werden von Insekten bestäubt. Die Sommerlinde blüht etwa zwei Wochen früher als die Winterlinde.

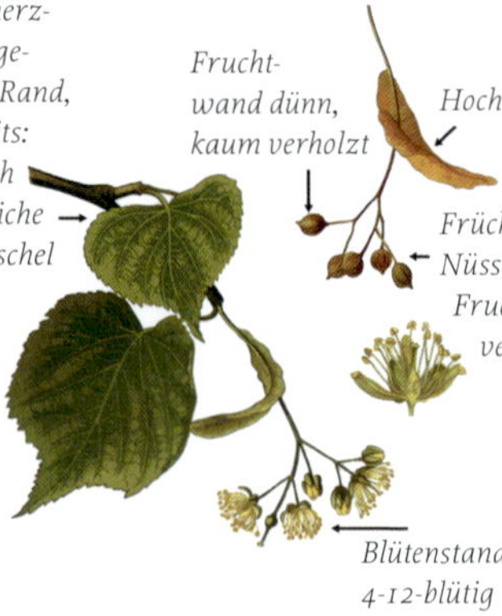

Blätter herzförmig, gezähnter Rand, Unterseits: bräunlich bis gelbliche Haarbüschel
Fruchtwand dünn, kaum verholzt
Hochblatt
Früchte sind Nüsse im Fruchtverband
Blütenstand 4-12-blütig

**Vorkommen:** Winter- und Sommerlinden sind in ganz Europa von Südskandinavien bis zum Kaukasus heimisch. Sie wachsen sowohl in Tieflandwäldern als auch an den unteren Hängen der Gebirge. *Tilia cordata* ist weiter verbreitet und besonders häufig in Osteuropa und im gemäßigten Klima Mitteleuropas. *Tilia platyphyllos* kommt häufiger in südlichen, wärmeren Regionen wie Norditalien und dem Balkan vor. Linden wachsen bevorzugt auf tiefgründigen, nährstoffreichen Böden und sind in Eichen-Hainbuchenwäldern, aber auch in Parks und an Straßen weit verbreitet. Als Stadt- und Gartenbäume sind sie besonders beliebt, da sie mit den ungünstigen städtischen Bedingungen gut zurechtkommen.

## INHALTSSTOFFE UND PHARMAKOLOGISCHE EIGENSCHAFTEN

Lindenblüten zeichnen sich durch eine Vielzahl pharmakologisch wirksamer Substanzen aus, die ihnen ihre heilenden Eigenschaften verleihen. Zu den wichtigsten Inhaltsstoffen gehören vor allem Flavonoide, die aufgrund ihrer stark antioxidativen Eigenschaften eine gefäßschützende Wirkung haben und damit zur allgemeinen Gesundheit des Herz-Kreislauf-Systems beitragen. Schleimstoffe, die ebenfalls in den Blüten enthalten sind, wirken beruhigend auf entzündete Schleimhäute und fördern die Heilung von Reizungen, insbesondere der Atemwege. Die Gerbstoffe, die für ihre adstringierende und entzündungshemmende Wirkung bekannt sind, unterstützen die Heilung entzündlicher Prozesse.
Die ätherischen Öle der Lindenblüten tragen zur beruhigenden und krampflösenden Wirkung bei und machen die Pflanze geeignet zur Behandlung von nervöser Unruhe und stressbedingten Beschwerden. Darüber hinaus enthalten Lindenblüten Phenolcarbonsäuren, die die entzündungshemmende Wirkung noch verstärken. Diese Zusammensetzung verleiht den Lindenblüten eine besondere Wirksamkeit bei Erkältungskrankheiten und nervösen Zuständen.

## HISTORISCHE ANWENDUNG

Die Linde hat einen festen Platz in der europäischen Kultur und Geschichte. Schon in vorchristlicher Zeit wurde sie als heiliger Baum verehrt und die germanischen Völker sahen in ihr ein Symbol der Ver-

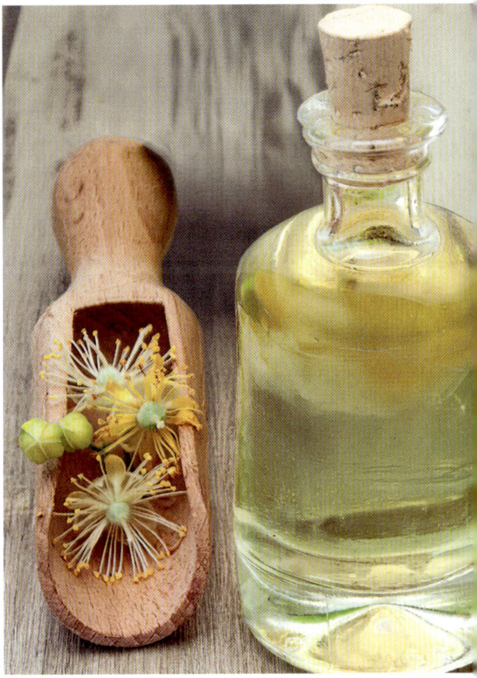

*Das ätherische Öl der Linde wird oft gefälscht oder gestreckt, da es in den Lindenblüten nur in geringen Mengen vorkommt.*

sammlung und der Gerechtigkeit. In der nordischen Mythologie galt die Linde als Baum des Friedens und des Schutzes. Gerichte wurden oft unter Linden abgehalten, „Gerichtslinde" zeugen davon. In der traditionellen Medizin wurde vor allem die beruhigende Wirkung der Linde geschätzt. Historische Berichte belegen, dass Lindenblütenaufgüsse bereits im Mittelalter zur Behandlung von Erkältungen und als Beruhigungsmittel verwendet wurden.

Die tiefe Verwurzelung der Linde im europäischen Volksglauben zeigt sich auch in zahlreichen Ortsnamen (Lindenau, Leipzig) und Sprichwörtern.

## VOLKSMEDIZINISCHE ANWENDUNG

In der Volksmedizin wurden Lindenblütentees als schweißtreibendes Mittel bei Erkältungen, Fieber und Husten eingesetzt. Auch bei Unruhezuständen, Nervosität und Schlaflosigkeit kamen sie zum Einsatz. Schon früh erkannte man die beruhigende und leicht krampflösende Wirkung der Lindenblüten auf das Nervensystem.

In der Volksmedizin wurden Umschläge mit Lindenblütentee auch bei rheumatischen Beschwerden und Hautentzündungen eingesetzt. Es gibt auch Berichte über die äußerliche Anwendung von Lindenblüten bei Gicht und Gelenkschmerzen. Das Abkochen von Lindenblüten wurde bei Verdauungsbeschwerden empfohlen.

## ZUBEREITUNGSARTEN UND VERWENDETE PFLANZENTEILE

In der Phytotherapie kommen die getrockneten Blütenstände der Winter- und Sommerlinde (Lindenblüten – Tiliae flos) zur Anwendung. Die Lindenblüten im Handel stammen überwiegend aus den Balkanländern, der Türkei sowie aus China.

### Tee

Lindenblütentee wird klassisch aus den getrockneten Blüten und Hochblättern der Winter- oder Sommerlinde hergestellt. Diese Tees sind schweißtreibend und beruhigend und werden traditionell bei Erkältungskrankheiten, Unruhe und Schlaflosigkeit verwendet.

Zubereitung: 1 – 2 Teelöffel getrockneter Lindenblüten werden mit 150 ml heißem Wasser übergossen und nach 5 – 10 Minuten abgeseiht. Es wird empfohlen, den Tee möglichst heiß zu trinken, um die schweißtreibende Wirkung zu verstärken. Zur Anwendung als Sedativum trinkt man eine Tasse vor dem Zubettgehen.

### Teemischung für Erkältungen und Fieber – und für guten Schlaf!

Zutaten:

- 30 % Lindenblüten
- 20 % Holunderblüten
- 20 % Kamillenblüten
- 15 % Pfefferminzblätter
- 15 % Thymian

Zwei Teelöffel der Mischung mit 250 ml heißem Wasser übergießen und 10 Minuten ziehen lassen. Der Tee wirkt schweißtreibend, entzündungshemmend und fördert die Beruhigung des gereizten Halses bei Erkältungen sowie fördert den Schlaf und wirkt beruhigend.

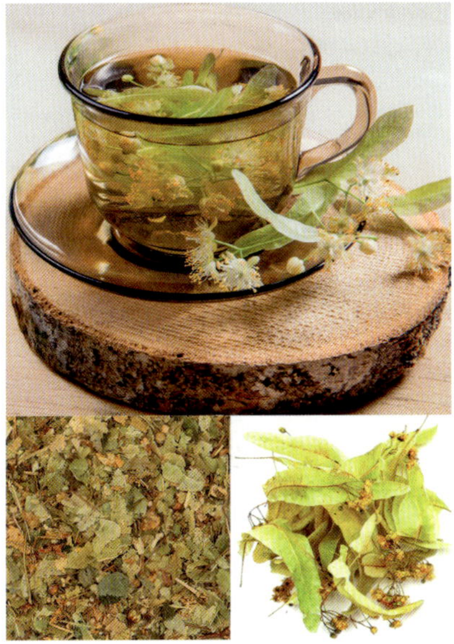

*Lindenblütentee verspricht Momente der inneren Ruhe.*

### Tinkturen

Zur Herstellung einer Lindenblüten-Tinktur werden die frischen oder getrockneten Blüten in Alkohol (45 % im DEV 1:5) eingelegt. Die Tinktur wird vor allem als nervenberuhigendes Mittel bei Unruhezuständen und Schlafstörungen eingenommen. Aufgrund der entzündungshemmenden und antimikrobiellen Eigenschaften kann sie auch bei Erkältungskrankheiten eingenommen werden. Als Dosierung sind 1–2 ml pro Tag angegeben.

## MEDIZINISCHE ANWENDUNG UND INDIKATIONEN

Lindenblüten (Tiliae flos) sind in der traditionellen und modernen Phytotherapie fest etabliert. Sie werden sowohl von der Europäischen Arzneimittel-Agentur (HMPC) als traditionelles pflanzliches Arzneimittel als auch von der Europäischen Wissenschaftskooperation für Phytotherapie (ESCOP) und der Kommission E anerkannt. Die Hauptanwendungsgebiete umfassen Erkältungskrankheiten, fiebrige Infekte, Husten und Katarrhe der oberen Atemwege. Dabei beruhen die positiven Effekte vor allem auf den schleimlösenden und schweißtreibenden Eigenschaften der Lindenblüten, die den Heilungsprozess bei Erkältungen unterstützen. Zusätzlich helfen die beruhigenden Inhaltsstoffe, insbesondere die Flavonoide und Schleimstoffe, bei nervösen Unruhezuständen und fördern den Schlaf.

## FERTIGPRÄPARATE

Fertigpräparate sind von der Linde nur in Form von Teepräparaten auf dem Markt. Dazu gehören der bekannte Bad Heilbrunner Erkältungstee, Bad Heilbrunner Lindenblütentee sowie der Sidroga Erkältungstee. Alles erstklassige Arzneitees.

## SICHERHEIT UND TOXIZITÄT

Lindenblüten gelten als sicher in der Anwendung, und es sind keine schwerwiegenden Nebenwirkungen bekannt. Dennoch sollte bei der Anwendung während Schwangerschaft und Stillzeit Vorsicht walten, da keine ausreichenden Studien zur Unbedenklichkeit vorliegen. Auch bei Kleinkindern unter vier Jahren wird aufgrund fehlender Daten von einer Anwendung abgeraten. Wechselwirkungen mit anderen Medikamenten sind nicht bekannt.

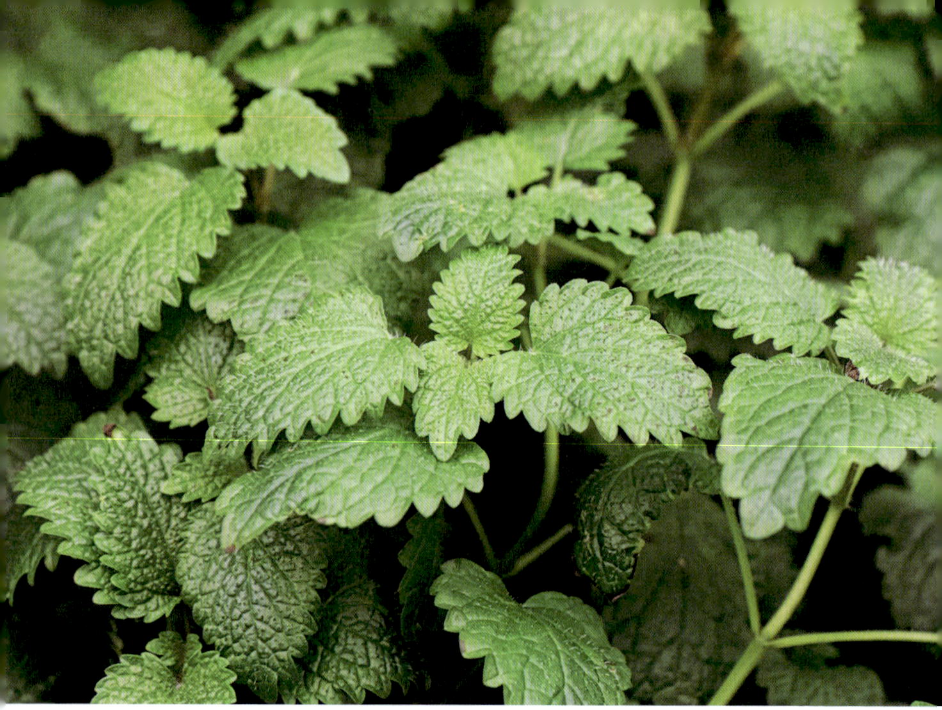

# Zitronen-Melisse

*Melissa officinalis* · Lippenblütler · VI–VII · 30–90 cm · Sedativa

**Merkmale:** Die Melisse ist eine mehrjährige, krautige Pflanze, die Wuchshöhen zwischen 30 und 90 Zentimetern erreicht. Sie zeichnet sich durch ihren vierkantigen, leicht behaarten Stängel aus, an dem die gegenständigen, breit-eiförmigen Blätter mit ihrem charakteristischen, gezähnten Rand sitzen. Beim Zerreiben der Blätter entfaltet sich ein intensiver zitronenartiger Geruch, der durch die in Drüsenhaaren gespeicherten ätherischen Öle freigesetzt wird. Die Blütezeit erstreckt sich von Mai bis August, wobei die kleinen, zarten Lippenblüten der Melisse weiß bis rosa gefärbt sind und in Scheinquirlen in den Blattachseln erscheinen.

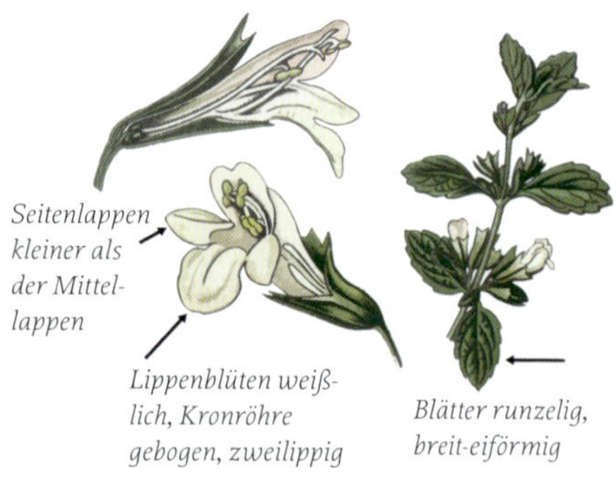
Seitenlappen kleiner als der Mittellappen
Lippenblüten weißlich, Kronröhre gebogen, zweilippig
Blätter runzelig, breit-eiförmig

**Vorkommen:** Ursprünglich war die Zitronenmelisse in warmen, sonnigen Regionen des östlichen Mittelmeerraums und Südwestasiens heimisch. Im Laufe der Jahrhunderte hat sie sich jedoch in vielen Teilen Europas, insbesondere in den wärmeren Gebieten, etabliert und wird heute in weiten Teilen der Welt kultiviert. Aufgrund ihrer Anpassungsfähigkeit gedeiht sie auch in kühleren Klimazonen, wo sie vorzugsweise auf lockeren, gut durchlässigen Böden in Gärten, an Wegrändern und auf Ruderalflächen wächst.

## INHALTSSTOFFE UND PHARMAKOLOGISCHE EIGENSCHAFTEN

Der Hauptbestandteil des ätherischen Öls der Melisse (Melissae aetheroleum), das in frisch geernteten Pflanzen enthalten ist, ist Citral. Es spielt vermutlich eine wichtige Rolle bei der beruhigenden Wirkung der Pflanze, weshalb Fertigarzneimittel mit Destillaten aus frischen Blättern oder frischen Pflanzenteilen empfohlen werden. Daher wird bei der Herstellung einiger Präparate eine „Reifung“ des ätherischen Öls durchgeführt, um die Bildung dieses Inhaltsstoffes gezielt zu fördern. Um den Geruch eines ätherischen Öls, z. B. der Melisse, das aus über 300 Komponenten besteht, der Droge zuordnen zu können, benötigen wir nur die Wahrnehmung weniger Substanzen, im Falle des Melissenöls vor allem des Dufts des Citrals. Neben der medizinischen Anwendung bietet sich die Melisse auch zur Verwendung als Küchenkraut an.

## HISTORISCHE ANWENDUNG

Zitronen-Melisse hat eine 2000-jährige Geschichte in der Pflanzenheilkunde. Bereits etwa 300 v. Chr. wurde sie in Theophrasts „Historica Plantarum“ erwähnt und etwa 50–80 v. Chr. in Dioskurides' „De Materia Medica“, wo ihre heilenden Eigenschaften beschrieben wurden. Sie wurde traditionell für die Behandlung von Verdauungsbeschwerden, bei Angstzuständen und zur Förderung des Schlafes geschätzt. Vor allem die Klostermedizin nutzte ihre beruhigenden Eigenschaften bei nervösen Herzbeschwerden und als Mittel gegen Angstzustände. Paracelsus pries die Melisse als Lebenselixier und Heilmittel gegen alle Nervenleiden. Auch Hildegard von Bingen schrieb der Pflanze die Fähigkeit zu, den Geist zu erheitern und das Herz zu stärken, was sie vor allem auf die „wärmende“ Natur der Pflanze zurückführte.

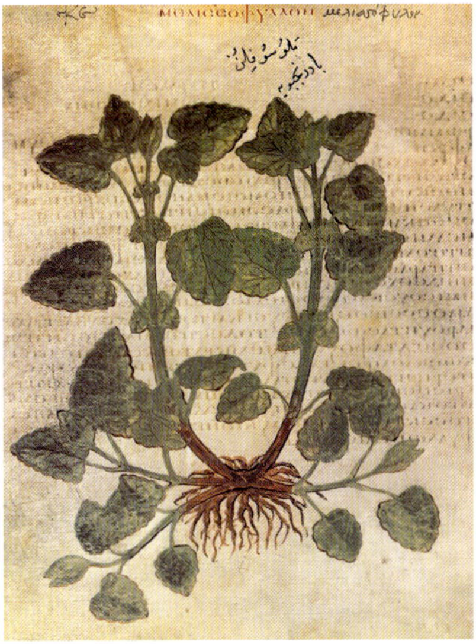

*Im „Wiener Dioskurides“, einer bedeutenden medizinischen Abhandlung aus dem 6. Jahrhundert, ist auch die Melisse abgebildet.*

## Anbau, Aussaat und Ernte

Zitronen-Melisse gedeiht am besten in feuchtem Boden an sonnigen bis halbschattigen Standorten. Um den Austrieb neuer Blätter zu fördern, sollten die Pflanzen nach der Blüte zurückgeschnitten werden. Die Vermehrung erfolgt durch Aussaat der Samen direkt ins Freiland im Herbst oder Frühjahr, durch Teilung oder durch Stecklinge im Herbst oder Frühjahr. Die Pflanzen werden zu Beginn der Blüte geschnitten und können frisch oder getrocknet verwendet werden. Die frischen Blätter werden zur Ölgewinnung destilliert. Zitronen-Melisse ist völlig winterhart.

## VOLKSMEDIZINISCHE ANWENDUNG

In der Volksmedizin findet die Melisse bis heute vielfältige Anwendung. Sie wird vor allem bei nervösen Unruhezuständen, leichten Depressionen und Einschlafproblemen eingesetzt. Ihre beruhigenden und krampflösenden Wirkungen machen sie zu einem geschätzten Mittel bei funktionellen Magen-Darm-Beschwerden wie Blähungen und leichten Krämpfen. Darüber hinaus wird die Melisse auch zur äußerlichen Anwendung bei Herpes labialis (Lippenherpes) verwendet, da ihre antivirale Wirkung die Vermehrung des Herpes-simplex-Virus hemmt.

## ZUBEREITUNGSARTEN UND VERWENDETE PFLANZENTEILE

Zur Zubereitung werden traditionell die Blätter der Melisse (Melissae folium) verwendet, die sowohl frisch als auch getrocknet genutzt werden können.

### Tee

Für eine Teezubereitung werden etwa 1,5 bis 3 Gramm getrocknete Melissenblätter mit heißem Wasser übergossen und nach einer Ziehzeit von zehn Minuten abgeseiht. Für eine stärkere Wirkung kann auch ein alkoholischer Auszug (Tinktur) hergestellt werden, der bei Nervosität und Einschlafproblemen in Tropfenform eingenommen wird. In einigen Kombinationspräparaten ist Melissenblättertrockenextrakt (Melissae folii extractum siccum) enthalten.

### Tinktur

Die Mazerationszeit für eine Melissentinktur beträgt in der Regel 4 bis 10 Tage, um die gewünschten Wirkstoffe aus den Melissenblättern zu extrahieren. Wichtig ist, dass der Ansatz während dieser Zeit regelmäßig – etwa dreimal täglich – geschüttelt wird.
Nach der Mazerationszeit wird der Ansatz durch ein feines Sieb gefiltert, um die festen Pflanzenbestandteile zu entfernen. Der verbleibende Rückstand wird mit einer Tinkturenpresse, z.B. einer Spindelpresse oder einer hydraulischen Presse, sorgfältig ausgepresst, um alle wertvollen Extrakte zu gewinnen. Der so gewonnene Melissenauszug wird einige Tage kühl gelagert und anschließend nochmals filtriert, um eine klare und stabile Lösung zu erhalten. Die fertige Melissentinktur kann nun in eine dunkle Flasche abgefüllt und kühl gelagert werden.

## MEDIZINISCHE ANWENDUNG UND INDIKATIONEN

Das HMPC hat Melissenblätter als traditionelles pflanzliches Arzneimittel anerkannt, und klinische Studien belegen ihre

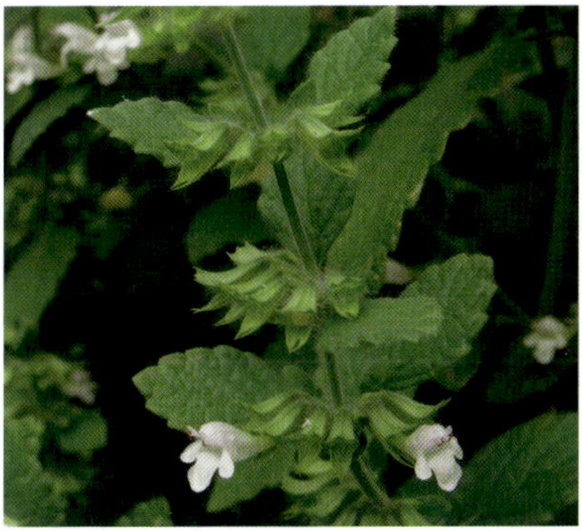

*Nahaufnahme einer blühenden Melisse. Blätter und Stängel sind fein behaart, was der Pflanze eine samtige Textur verleiht.*

Wirksamkeit insbesondere bei der äußerlichen Behandlung von Herpesinfektionen wie Lippenherpes. Die antivirale Wirkung ist vor allem auf Inhaltsstoffe wie Rosmarinsäure und ätherische Öle zurückzuführen, die das Viruswachstum hemmen und so den Heilungsprozess beschleunigen.

Darüber hinaus empfiehlt die ESCOP die innerliche Anwendung der Melisse bei Anspannung, Unruhe und Reizbarkeit sowie zur Linderung leichter Verdauungsbeschwerden wie Bauchkrämpfen. Auch die äußerliche Anwendung bei Lippenherpes wird von ESCOP unterstützt. Die Kommission E bestätigt die Wirksamkeit der Melisse bei nervös bedingten Magen-Darm-Beschwerden sowie bei Schlafstörungen.

## FERTIGPRÄPARATE

Das bekannteste Präparat ist Melissengeist, ein Mischdestillat aus etlichen Bestandteilen. Neben Melisse enthält er noch Salbei, Rosmarin, Thymian. Angelikawurzel, Muskatsamen, Zimtrinde, Gewürznelken sowie diverse ätherische Öle und der Reinstoff Levomenthol. Bad Heilbrunner Melissentee und Bad Heilbrunner Schlaf- und Nerventee sind klassische Arzneitees mit Melissenblättern. Im Kombipräparat Baldriparan ist Melissentrockenextrakt, neben Baldrian und Hopfen enthalten.

## SICHERHEIT UND TOXIZITÄT

Bisher sind keine schwerwiegenden Nebenwirkungen bekannt, sodass die Pflanze als gut verträglich gilt. Allergische Reaktionen treten nur sehr selten auf. Dennoch wird von der Anwendung in der Schwangerschaft und Stillzeit abgeraten, da es bislang keine ausreichenden Untersuchungen zur Sicherheit gibt. Für Kinder unter 12 Jahren ist die Anwendung ebenfalls nur eingeschränkt zu empfehlen.

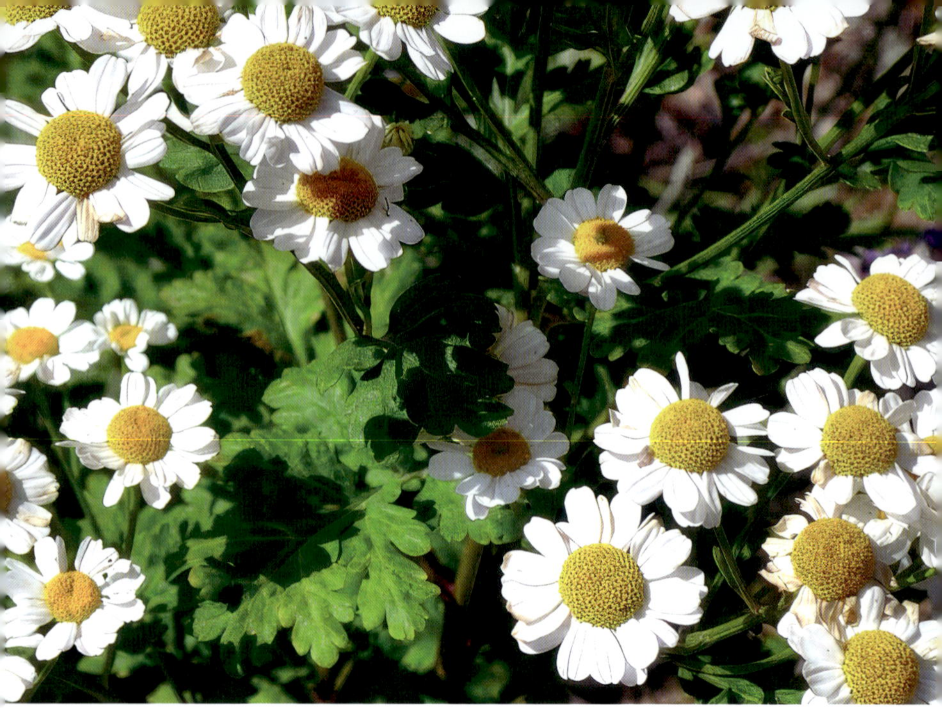

# Mutterkraut

*Tanacetum parthenium* · Korbblütler · V—IX · 30–80 cm · Analgetikum

**Merkmale:** Das Mutterkraut ist eine ausdauernde krautige Pflanze aus der Familie der Korbblütler, die äußerlich große Ähnlichkeit mit der Kamille (*Matricaria chamomilla*) aufweist, mit der sie oft verwechselt wird. Die Pflanze wird 30 bis 80 cm hoch und wächst in dichten Büscheln. Die Blätter sind stark gefiedert, grob gezähnt, gelbgrün und duften aromatisch. Der Stängel ist aufrecht und verzweigt sich meist im oberen Teil.
Die Blütenköpfe bestehen aus weißen Zungenblüten, die eine gelbe Mitte aus Röhrenblüten umgeben. Diese Blütenköpfe haben einen Durchmesser von etwa 1,5 bis 2 cm und stehen in dichten Dolden.

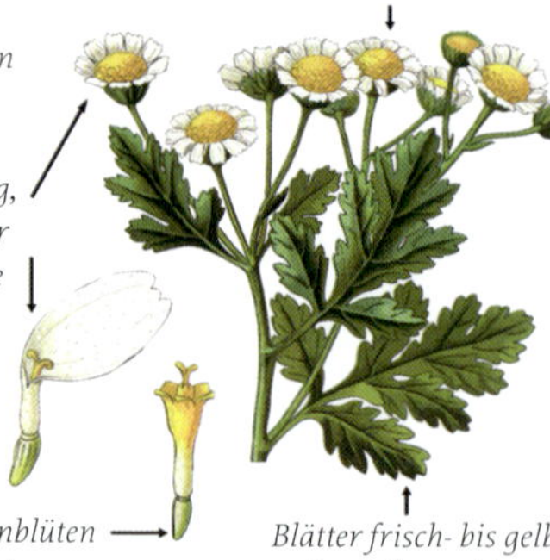

Blütenköpfchen stehen in lockeren Schirmtrauben
Lippenblüten weißlich, 3-zähnig, 2-8 mm lang, kaum länger als die Hülle
Röhrenblüten gelblich
Blätter frisch- bis gelbgrün, fiederspaltig, aromatisch riechend

Ein typisches Unterscheidungsmerkmal zu den Kamillenarten ist der flache Blütenboden des Mutterkrauts im Gegensatz zum hohl aufgewölbten Blütenboden der Kamille.
Das Mutterkraut ist kältebeständig und kann an einer Vielzahl von Standorten überleben, von sonnigen Gärten bis hin zu wilden, ruderalen Lebensräumen wie Wegrändern und Brachland.
**Vorkommen:** Das Mutterkraut stammt ursprünglich aus dem östlichen Mittelmeerraum und Vorderasien. Von dort hat es sich in ganz Europa ausgebreitet, insbesondere in Mittel- und Südeuropa, wo es in Gärten und im Ackerbau angebaut wird. Die Verbreitung durch Zierkulturen hat vielerorts zu verwilderten Beständen geführt. In Mitteleuropa findet man sie häufig in der Nähe von Dörfern, auf Brachland und an Wegrändern.
Durch die Kolonialisierung wurde das Mutterkraut auch nach Nordamerika eingeschleppt, wo es sich in den gemäßigten Zonen etabliert hat. Das Mutterkraut bevorzugt sonnige, durchlässige Böden und kommt sowohl in Gärten als auch auf Brachen vor.

## Anbau, Aussaat und Ernte

Das Mutterkraut bevorzugt gut durchlässige bis trockene, steinige Böden an sonnigen Standorten. Um übermäßige Selbstaussaat zu vermeiden, sollten die verblühten Blütenköpfe entfernt werden. Die Vermehrung erfolgt durch Aussaat der Samen im Frühjahr bei Temperaturen von 10–13 °C (nur bei der Art und einigen Sorten), durch Teilung im Frühjahr oder Herbst, durch Basalstecklinge im Frühjahr oder durch halbverholzte Stecklinge im Sommer. Die ganze Pflanze wird während der Blüte geschnitten und die Blätter werden nach Bedarf geerntet. Das Mutterkraut ist völlig winterhart.

### INHALTSSTOFFE UND PHARMAKOLOGISCHE EIGENSCHAFTEN

Die entzündungshemmende Wirkung von Mutterkraut ist primär auf das Sesquiterpenlacton Parthenolid zurückzuführen. Auch die antikanzerogene Wirkung wird durch das MAPK-Signal unterstützt, wodurch Parthenolid möglicherweise das Tumorwachstum verlangsamen kann.
Zusätzlich zu diesen entzündungshemmenden Effekten zeigt Parthenolid spezifische Wirkungen auf das Nervensystem, die besonders bei Migräne und anderen neurologischen Störungen von Nutzen sein können. Parthenolid kann einen Rezeptor für Serotonin blockieren, der bei der Auslösung von Migräneschmerzen eine Rolle spielt. Durch diesen sogenannten 5-HT3-Antagonismus kann Mutterkraut kann die Freisetzung von schmerzauslösenden Neurotransmittern hemmen und so Migräneattacken vorbeugen.
Außerdem scheint das Mutterkraut auf das GABA-System einzuwirken. Studien haben gezeigt, dass bestimmte Flavonoide des Mutterkrauts an GABA-Rezeptoren binden können. Die GABA-ähnliche Wirkung des Mutterkrauts könnte erklären, warum es bei Angstzuständen und möglicherweise auch bei Epilepsie hilfreich sein kann. Weiterer wichtiger Inhaltsstoff ist das ätherische Öl, dessen Hauptbestandteil Campher (über 50 %) ist. Campher verleiht der Pflanze ihren typi-

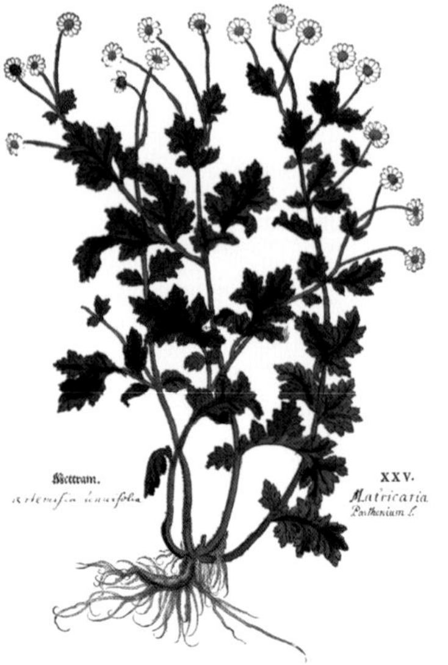


*Abbildung aus der „De Historia Stirpium Commentarii Insignes", dem sogenannten Kräuterbuch von Leonhart Fuchs aus dem Jahr 1543.*

schen Geruch und unterstützt die entzündungshemmenden Effekte. Ein weiterer Bestandteil des ätherischen Öls ist trans-Chrysanthenylacetat, das ebenfalls entzündungshemmende und antimikrobielle Eigenschaften besitzt.

## HISTORISCHE ANWENDUNG

Mutterkraut ist eine der ältesten bekannten Heilpflanzen und seine Anwendung wurde bereits in der Antike dokumentiert. Theophrast, Galen und Dioskurides beschrieben die Pflanze unter dem Namen „Parthénion" – ein Hinweis auf die Anwendung bei Frauenleiden. Tatsächlich wurde Mutterkraut traditionell bei Gebärmutterleiden, Menstruationsbeschwerden und zur Geburtserleichterung verwendet, was sich auch in den deutschen Trivialnamen wie „Mutterkraut" und „Jungfernkraut" widerspiegelt.
Im Mittelalter war Mutterkraut in Klostergärten verbreitet, und Karl der Große verordnete den Anbau der Pflanze in den Gärten seines Reiches. Besonders in England wurde Mutterkraut ab dem 18. Jahrhundert als Mittel gegen Kopfschmerzen und Migräne populär, was zu der Bezeichnung „Aspirin des 18. Jahrhunderts" führte.

## VOLKSMEDIZINISCHE ANWENDUNG

In der traditionellen Volksmedizin wurde das Mutterkraut nicht nur gegen Migräne, sondern auch gegen rheumatische Beschwerden, Fieber und Verdauungsstörungen eingesetzt. Vor allem in England war die Pflanze als Hausmittel gegen Kopfschmerzen weit verbreitet und die Blätter wurden oft roh gekaut, um Migräneanfällen vorzubeugen.

## ZUBEREITUNGSARTEN UND VERWENDETE PFLANZENTEILE

Die medizinisch verwendeten Pflanzenteile des Mutterkrauts sind die Blätter und Blüten, die zur Blütezeit gesammelt und

### Tinktur zur Migräneprophylaxe

- 100 g getrocknete Mutterkrautblätter
- 500 ml 70 %iger Alkohol

Die Blätter in Alkohol einlegen und nach dem Mazerationsschema an einem dunklen, kühlen Ort stehen lassen, täglich schütteln. Anschließend abseihen und täglich 10 – 15 Tropfen einnehmen, um Migräneanfällen vorzubeugen.

getrocknet werden (Tanaceti herba). Aufgrund der schlechten Löslichkeit der aktiven Inhaltsstoffe in Wasser ist die Einnahme des Pulvers oder von standardisierten Kapseln und Tabletten die bevorzugte Darreichungsform.

### Tee

Die Zubereitung eines Teeaufgusses aus Mutterkrautblättern ist zwar möglich, aber wegen der geringen Wasserlöslichkeit der wirksamen Sesquiterpenlactone nicht zu empfehlen.

### Tinkturen

Die Zubereitung einer Tinktur aus Mutterkraut erfolgt durch das Einlegen der Krautdroge in Alkohol, was eine höhere Extraktion der Wirkstoffe gewährleistet. Diese Form der Zubereitung ist besonders wirksam bei der langfristigen Migräneprophylaxe.

## MEDIZINISCHE ANWENDUNG UND INDIKATIONEN

Gemäß der Empfehlung der ESCOP (European Scientific Cooperative on Phytotherapy) wird Mutterkraut heute vor allem zur Vorbeugung von Migräne eingesetzt, was auf die entzündungshemmenden und serotoninstabilisierenden Effekte der Pflanze zurückzuführen ist. In klinischen Studien konnte eine signifikante Reduktion der Migränefrequenz und der Schwere der Anfälle festgestellt werden.

## FERTIGPRÄPARATE

Fertigpräparate sind bisher wenige auf dem Markt, das einzige standardisierte Präparat mit Mutterkrautpulver in Kapseln ist Dr. Böhm Mutterkraut forte. In Österreich gibt es ein Phytopharmakon namens Nemagran auf dem Markt. Ansonsten sind lediglich homöopathische Urtinkturen oder Nahrungsergänzungsmittel verfügbar.

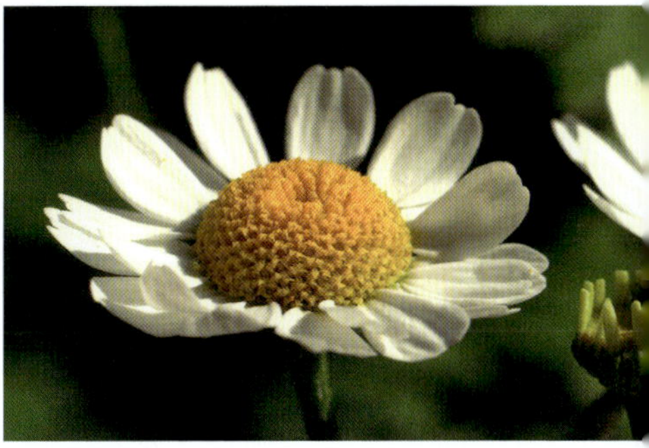

*Das Mutterkraut bildet typische Blütenköpfchen mit einem Durchmesser von ca. 13–22 mm.*

## SICHERHEIT UND TOXIZITÄT

Mutterkraut gilt bei bestimmungsgemäßer Anwendung als sicher. Leichte Nebenwirkungen wie Magen-Darm-Beschwerden oder Aphthen können auftreten. Menschen mit Allergien gegen Korbblütler sollten Mutterkraut meiden, da eine Kreuzallergie möglich ist.
Während der Schwangerschaft und Stillzeit wird von der Anwendung abgeraten, da unzureichende Daten zur Sicherheit vorliegen. In Tierversuchen zeigte Mutterkraut potenzielle Kontraktionen der Gebärmutter, was auf eine mögliche Gefährdung hinweist.

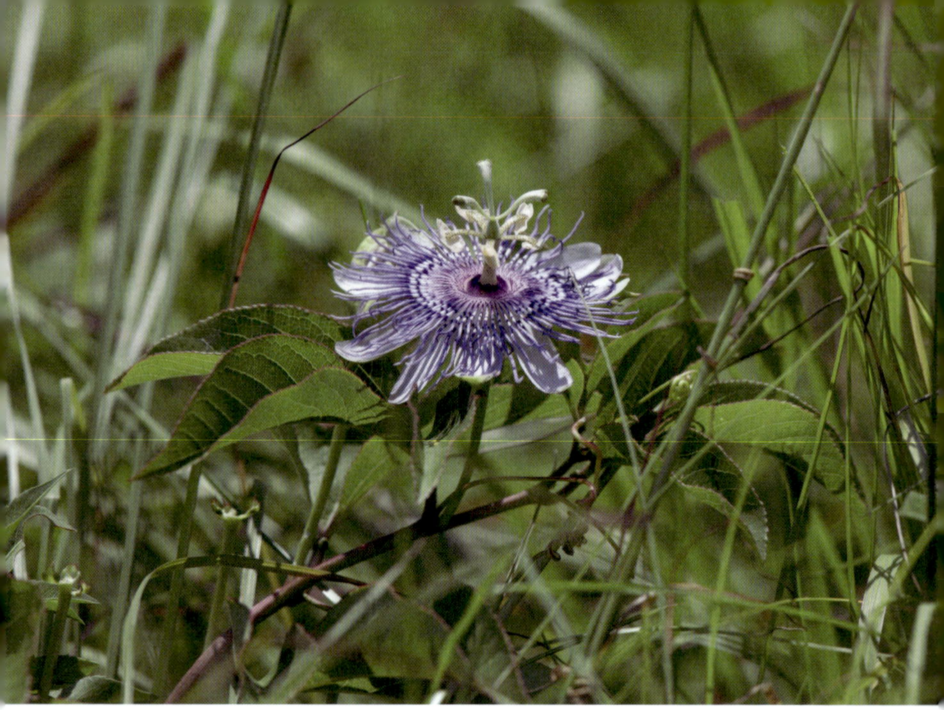

# Passionsblume

*Passiflora incarnata* · Passionsblumengewächse · V–IX · bis 10 cm · Sedativa

**Merkmale:** Die Fleischfarbene Passionsblume, ist eine ausdauernde, krautige Kletterpflanze, die mit langen, spiralförmigen Ranken an Stützen emporwächst. Die Wurzeln sind verholzt, die Sprosse krautig und oft behaart. Besonders auffällig sind die tief dreilappigen Blätter, die an langen Blattstielen sitzen. Diese Blätter haben eine glatte Oberfläche und sind dunkelgrün gefärbt. Die Blattform und die Lappen erinnern an Weinblätter, was der Pflanze ein markantes Aussehen verleiht.

Ein besonderes Merkmal der Passionsblume sind die spektakulären Blüten, die einen Durchmesser von bis zu 9 cm errei-

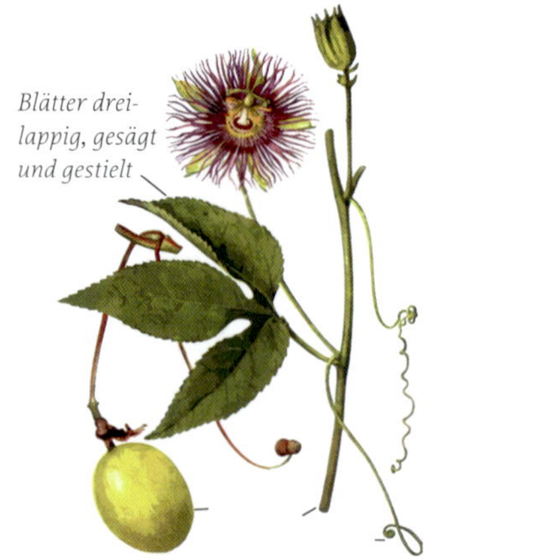
*Blätter dreilappig, gesägt und gestielt*
*Früchte zunächst grün, färben sich zur Reife gelblich, eiförmig*
*Sprossachse mit glatten bis leicht behaarten Trieben, charakteristischen Ranken*

chen können. Die Blüten bestehen aus fünf Kelchblättern und fünf Blütenblättern, die rosa bis weiß gefärbt sind. Sie werden umrahmt von einer strahlenförmigen Nebenkrone, der sogenannten Parakorolla, deren Fäden filigran und radial angeordnet sind. Die Parakorolla kann weiß, purpurn oder violett sein. In der Mitte der Blüte befindet sich ein hoch aufragender Fruchtknoten, an dem die fünf Staubblätter und die drei Narben sitzen. Die Früchte von *Passiflora incarnata* sind Beeren, die als essbare Passionsfrüchte bekannt sind. Sie sind etwa 5 bis 6 cm groß, eiförmig und gelblich-grün. Das Fruchtfleisch ist saftig, leicht süß und enthält zahlreiche kleine Samen, die von einem gallertartigen Arillus umgeben sind. Die Früchte sind essbar und werden wegen ihrer beruhigenden und heilenden Wirkung geschätzt.

**Vorkommen:** Die Passionsblume ist in den südlichen und östlichen Regionen der USA von Texas über Florida bis Virginia heimisch. Sie wächst bevorzugt auf sonnigen, offenen Flächen, in lichten Wäldern, an Waldrändern, aber auch entlang von Straßen und auf Brachland. Ihr natürlicher Lebensraum reicht von Flusstälern bis zu trockenen, sandigen Böden. Sie toleriert ein breites Spektrum an Bodenbedingungen, von sauren bis zu leicht alkalischen Böden, solange diese gut durchlässig sind.

Nach Europa wurde die Passionsblume vor allem von spanischen Eroberer und Missionaren im 16. Jahrhundert gebracht. Heute findet man verwilderte Exemplare in Südeuropa, vor allem in den wärmeren, mediterranen Gebieten. Dort ist sie jedoch nicht völlig winterhart und benötigt Schutz vor starken Frösten. In den

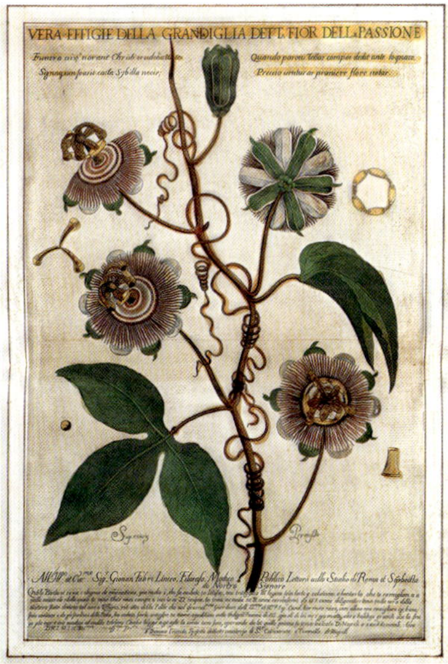


*Diese Illustration enthält eine kurze Beschreibung des bekannten Pflanzenheilkundlers Donato d'Eremita über die Einführung der Blume in Italien sowie ihr Erscheinen im Garten von Kardinal Farnese.*

gemäßigten Breiten wird sie häufig als Zierpflanze, aber auch als Arzneipflanze kultiviert.

## INHALTSSTOFFE UND PHARMAKOLOGISCHE EIGENSCHAFTEN

Die Hauptwirkstoffe der Pflanze sind Flavonoide, Alkaloide, phenolische Verbindungen und cyanogene Glykoside. Daneben enthält die Passionsblume Indolalkaloide sowie weitere Verbindungen wie Maltol und Ethylmaltol, cyanogene Glykoside und Benzoflavon-Derivate.

Die beruhigende, angstlösende und schlaffördernde Wirkung beruht auf der Modulation des GABA-Systems. Flavonoide verstärken die hemmende Wirkung von GABA ohne das Abhängigkeitsrisiko synthetischer Benzodiazepine. Klinische Studien bestätigen die angstlösende Wirkung der Pflanze, die mit synthetischen Anxiolytika wie Oxazepam vergleichbar ist. Darüber hinaus erhöht Chrysin die Konzentration von Serotonin und Dopamin im Gehirn und fördert die Bildung von einem Protein, das für die neuronale Regeneration wichtig ist. Dies erklärt die antidepressive Wirkung der Pflanze.

Auch die schlaffördernde Wirkung von *Passiflora incarnata* ist gut dokumentiert und macht die Passionsblume zu einer wirksamen Option in pflanzlichen Schlafmitteln.

Darüber hinaus besitzt die Passionsblume antioxidative und neuroprotektive Eigenschaften. Alkaloide reduzieren oxidativen Stress und schützen Nervenzellen, was bei Erkrankungen wie Alzheimer und Parkinson vielversprechend ist.

Ein weiterer wichtiger Aspekt ist die Rolle der Pflanze bei der Behandlung von Substanzabhängigkeiten. Der Benzoflavon-Derivat-Komplex (BZF) lindert Entzugssymptome bei Nikotin- und Benzodiazepin-Abhängigkeit und kann die Entwicklung einer Abhängigkeit verhindern. In Kombination mit synthetischen Medikamenten wie Diazepam reduziert BZF die negativen Langzeitfolgen von Abhängigkeit und Entzugssymptomen.

## HISTORISCHE ANWENDUNG

*Passiflora incarnata* hat eine lange Tradition in der Ethnomedizin, insbesondere bei den Ureinwohnern Nordamerikas. Die Cherokee und andere Stämme verwendeten sie zur Behandlung von Schlafstörungen, Nervosität und leichten Angstzuständen. Eine der traditionellen Anwendungen war das Kauen frischer Blätter oder das Trinken eines Aufgusses aus Blüten und Blättern zur Beruhigung vor dem Schlafengehen.

## VOLKSMEDIZINISCHE ANWENDUNG

In der europäischen Volksmedizin wurde die Passionsblume seit dem 17. Jahrhundert vor allem als Beruhigungsmittel und zur Behandlung von Schlaflosigkeit eingesetzt. In verschiedenen Regionen Europas und Nordamerikas setzte man sie auch gegen Herzklopfen und nervöse Magenbeschwerden ein. In Südamerika wird sie bis heute als Heilmittel gegen Hitzewallungen und Nervosität verwendet. Auch in der traditionellen indischen und chinesischen Medizin findet die Passionsblume Verwendung, besonders zur Behandlung von Angstzuständen und Schlafstörungen.

## ZUBEREITUNGSARTEN UND VERWENDETE PFLANZENTEILE

Zur medizinischen Verwendung wird hauptsächlich das getrocknete Kraut der Passionsblume (Passiflorae herba) verwendet, das Blätter, Stängel und Blüten umfasst. Die frischen oder getrockneten Pflanzenteile werden zur Herstellung von Tees, Tinkturen oder Extrakten verwendet, die beruhigend und schlaffördernd wirken.

### Tee

Ein klassischer Beruhigungstee wird aus den getrockneten Blättern und Blüten der Passionsblume zubereitet. Für einen Teeaufguss nimmt man etwa 2 Gramm der Droge und übergießt sie mit 150 ml kochendem Wasser. Der Tee sollte 10 Minuten ziehen und kann ein- bis viermal täglich getrunken werden, besonders vor dem Schlafengehen.

### Tinkturen

Passionsblumen-Tinkturen werden durch Mazeration der getrockneten Pflanzenteile in Alkohol hergestellt. Die Tinktur kann bei Bedarf in Wasser verdünnt und dreimal täglich eingenommen werden. Empfohlene Dosierung: 25 bis 30 Tropfen. Tinkturen bieten eine konzentrierte Form der Passionsblume und sind besonders praktisch für die schnelle Einnahme.

## MEDIZINISCHE ANWENDUNG UND INDIKATIONEN

Die Passionsblume wird in der modernen Phytotherapie vor allem zur Behandlung von nervösen Unruhezuständen, leichten Angststörungen und Schlafstörungen eingesetzt. Die Europäische Arzneimittelagentur (EMA) hat die Verwendung als traditionelles pflanzliches Arzneimittel zur Linderung von leichten Stresssymptomen und zur Förderung des Schlafes bestätigt. Auch die Kommission E und ESCOP empfehlen die Passionsblume zur Behandlung von Unruhezuständen und nervöser Reizbarkeit, insbesondere in Kombination mit Einschlafstörungen.

## FERTIGPRÄPARATE

In Apotheken sind verschiedene Fertigarzneimittel mit Passionsblumen-Extrakten erhältlich, darunter Pascoflair und Lioran. Diese Präparate werden als Tabletten, Kapseln oder Tropfen angeboten und sind rezeptfrei erhältlich. Sie enthalten standardisierte Extrakte, die auf eine genaue Dosierung abgestimmt sind. Auch Instant-Tees und homöopathische Urtinkturen aus Passionsblume sind gängige Darreichungsformen.

### Passionsblume in der Stressbewältigung

Die Passionsblume ist eine ausgezeichnete Wahl zur natürlichen Unterstützung bei der Bewältigung von Stress und Nervosität. Ihre beruhigende Wirkung setzt bereits nach kurzer Zeit ein und kann helfen, die Folgen chronischen Stresses wie nervöse Unruhe und Schlaflosigkeit zu lindern, ohne das Suchtpotential synthetischer Beruhigungsmittel.

## SICHERHEIT UND TOXIZITÄT

Die Passionsblume gilt als sehr sicheres pflanzliches Heilmittel. Es gibt keine Berichte über schwere Nebenwirkungen. In seltenen Fällen kann es jedoch zu allergischen Reaktionen kommen. Die Anwendung während der Schwangerschaft und Stillzeit wird nicht empfohlen, da hierzu keine ausreichenden Studien vorliegen. Ebenso wird die Verwendung bei Kindern unter 12 Jahren aufgrund mangelnder Sicherheitsdaten abgeraten.
Passionsblumenpräparate können in hohen Dosierungen leichte Schläfrigkeit verursachen und sollten daher nicht zusammen mit sedierenden Medikamenten oder während des Autofahrens eingenommen werden. Wechselwirkungen mit anderen Arzneimitteln sind nicht bekannt.

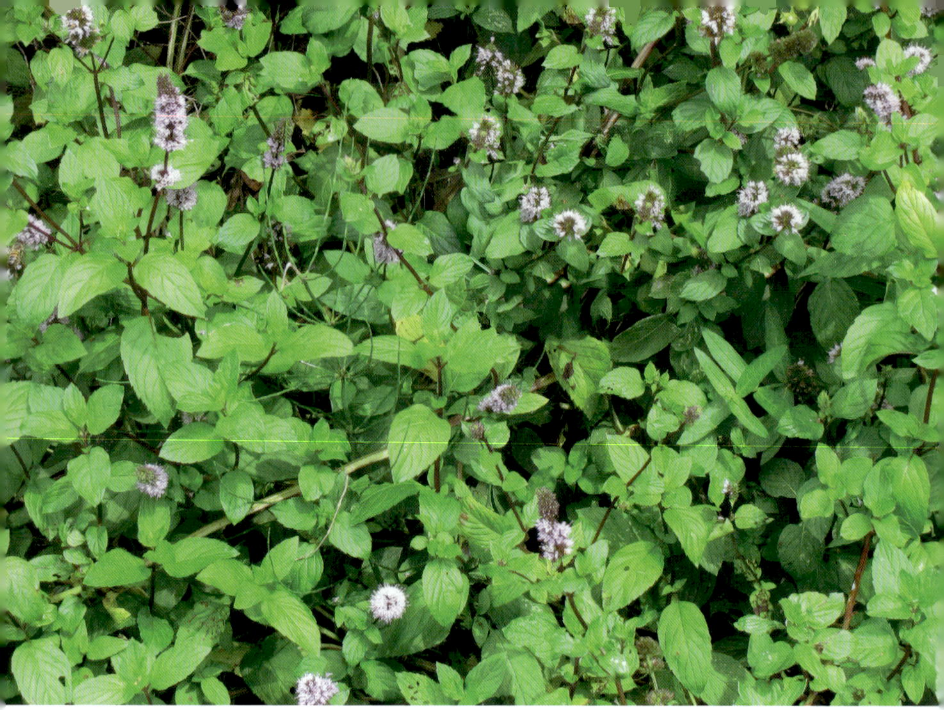

# Pfefferminze

*Mentha x piperita* · Lippenblütler · VII–IX · 30–90 cm · Analgetikum

**Merkmale:** Die Pfefferminze (*Mentha × piperita*) ist eine mehrjährige, sterile Pflanze, die nur durch vegetative Vermehrung wie Ausläufer und Stecklinge wächst. Sie ist eine natürliche Kreuzung aus der Wasserminze (*Mentha aquatica*) und der Ährenminze (*Mentha spicata*), die im 17. Jahrhundert in England entdeckt wurde. Die Pflanze wird 30 bis 90 cm hoch und bildet vierkantige, oft rötlich gefärbte Stängel. Die Blätter sind länglich-elliptisch, grob gezähnt und kreuzgegenständig angeordnet. Beim Zerreiben verströmen sie einen intensiven Minzgeruch, der durch das stark mentholhaltige ätherische Öl hervorgerufen wird. Die

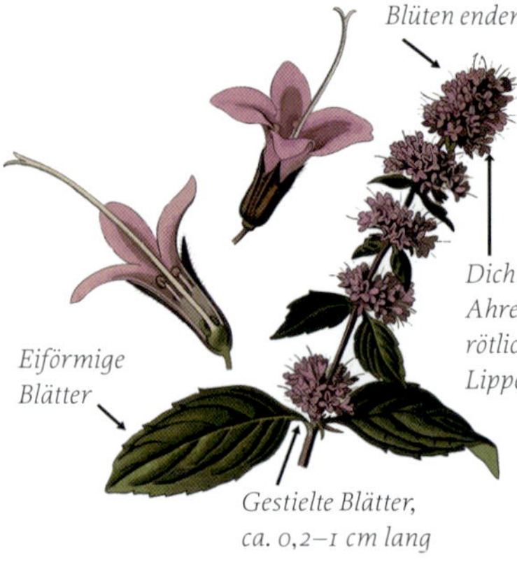
Stängel mit Blüten endend
Dichtblütige Ähren aus rötlich-violetten Lippenblüten
Eiförmige Blätter
Gestielte Blätter, ca. 0,2–1 cm lang

kleinen rosa bis violetten Blüten stehen in dichten, ährenartigen Blütenständen und blühen von Juli bis September.
**Vorkommen:** Pfefferminze wird weltweit kultiviert und ist in der Natur nur als Gartenflüchtler anzutreffen. Sie bevorzugt frische, nährstoffreiche und gut durchlässige Böden sowie halbschattige bis sonnige Standorte. Staunässe ist zu vermeiden, da sie das Wurzelwerk der Pflanze schädigen kann. In kultivierten Gärten sollte die Pfefferminze alle drei Jahre umgepflanzt werden, um eine Rückkreuzung zu vermeiden und das Wachstum der Pflanzen zu unterstützen.

### INHALTSSTOFFE UND PHARMAKOLOGISCHE EIGENSCHAFTEN

Die pharmakologische Wirkung der Pfefferminze beruht auf dem ätherischen Öl, das in den Blättern der Pflanze enthalten ist. Die Hauptbestandteile dieses Öls, insbesondere Menthol (30–55 %), Menthon (14–32 %) und Menthylacetat (2,8–10 %), verleihen der Pflanze ihre vielfältigen therapeutischen Eigenschaften. Diese Monoterpene wirken krampflösend, entzündungshemmend und antibakteriell. Menthol, der zentrale Wirkstoff, erzeugt durch die Stimulation von Kälterezeptoren in der Haut eine kühlende Wirkung, die gleichzeitig die Schmerzleitung blockiert. Diese schmerzlindernden Eigenschaften machen sich insbesondere Produkte mit Pfefferminzöl zunutze, die in einer ethanolischen Lösung von etwa 10 % Konzentration zur Behandlung von Kopfschmerzen eingesetzt werden. Durch Auftragen auf Stirn, Schläfen und Nacken wird eine schmerzlindernde Wirkung erzielt, welche vergleichbar mit Paracetamol ist. Natürlich vorkommendes (–)-Menthol ist dabei etwa zehnmal stärker wirksam als synthetisches (+)-Menthol.
Neben der äußeren Anwendung spielt Pfefferminzöl eine wichtige Rolle bei der

## Anbau, Aussaat und Ernte

Die Pfefferminze bevorzugt nährstoffreiche, feuchte Böden in sonniger bis halbschattiger Lage. Andere Minzarten haben unterschiedliche Ansprüche: *Mentha aquatica* gedeiht in feuchten Böden, *M. arvensis* toleriert trockene Bedingungen, *M. pulegium* bevorzugt feuchte, sandige, saure Böden. Die Blätter können durch Mehltau und Rostpilze geschädigt werden. Die meisten Minzen neigen dazu, sich auszubreiten und sollten daher in einem begrenzten Bereich oder Kübel kultiviert werden. *Mentha pulegium* steht in Teilen Europas unter Naturschutz und wird in einigen Ländern, insbesondere in Teilen Australiens, als unerwünschtes Kraut gesetzlich kontrolliert. Die Vermehrung erfolgt durch Aussaat der Samen im Frühjahr (nur *M. pulegium*), durch Teilung im Frühjahr oder Herbst oder durch Stecklinge während der Wachstumsperiode, die in feuchtes Substrat oder Wasser gesteckt werden. Die ganzen Pflanzen werden zu Beginn der Blüte geschnitten und die Blätter können während der Wachstumsperiode geerntet werden. Sie werden frisch oder getrocknet verwendet. Pfefferminze ist völlig winterhart.

Behandlung von Magen-Darm-Beschwerden, insbesondere des Reizdarmsyndroms (RDS). Es unterstützt die Gallensekretion und fördert die Verdauung. Flavonoide wie Luteolin und Apigenin sowie Rosmarinsäure verstärken zusätzlich die entzündungshemmende und antioxidative Wirkung.
Darüber hinaus zeigt Menthol Effekte auf das zentrale Nervensystem, da es GABA- und Glycin-Rezeptoren moduliert, die eine Schlüsselrolle bei der Schmerzverarbeitung spielen. Studien deuten zudem darauf hin, dass Metaboliten des Menthols die Knochenresorption hemmen könnten, was ein potenzielles Einsatzgebiet bei der Behandlung von Osteoporose eröffnet. Zusätzlich besitzt das ätherische Öl der Pfefferminze eine ausgeprägte antimikrobielle Wirkung, die gegen verschiedene Bakterien und Viren eingesetzt werden kann.

## HISTORISCHE ANWENDUNG

Die Pfefferminze wurde bereits in der Antike als Heilpflanze verwendet, vor allem zur Förderung der Verdauung und als kühlendes und erfrischendes Mittel. Im Mittelalter war sie in vielen europäischen Kräuterbüchern verzeichnet und wurde gegen Magenbeschwerden, Kopfschmerzen und Erkältungen eingesetzt.

## VOLKSMEDIZINISCHE ANWENDUNG

In der Volksmedizin wird Pfefferminztee traditionell bei Verdauungsstörungen, wie Blähungen, Krämpfe, Völlegefühl und Übelkeit, eingesetzt. Das ätherische Öl wird äußerlich bei Kopfschmerzen und Muskelbeschwerden angewendet. Pfefferminze ist auch ein bewährtes Mittel bei Erkältungen, da sie als Tee oder Inhalation schleimlösend und krampflösend wirkt. In der traditionellen Heilkunde wird Pfefferminzöl bei der Behandlung von Juckreiz und Hautirritationen eingesetzt.

## ZUBEREITUNGSARTEN UND VERWENDETE PFLANZENTEILE

Die medizinisch verwendeten Pflanzenteile der Pfefferminze sind die Blätter (Menthae piperitae folium) und das ätherische Öl (Menthae piperitae aetheroleum), das durch Wasserdampfdestillation gewonnen wird.

### Tee

Zur Zubereitung von Pfefferminztee werden 1,5 g getrocknete Pfefferminzblätter mit 150 ml heißem Wasser übergossen und für 5–10 Minuten ziehen gelassen. Der Tee wirkt krampflösend, verdauungsfördernd und lindernd bei Blähungen. Er kann 2–3-mal täglich getrunken werden.

### Tinkturen

Pfefferminzblätter werden auch zur Herstellung von Tinkturen verwendet, die bei Magen-Darm-Beschwerden und zur äußeren Anwendung bei Kopfschmerzen oder rheumatischen Beschwerden genutzt werden können.

## MEDIZINISCHE ANWENDUNG UND INDIKATIONEN

Die Pfefferminze ist in zahlreichen Monografien (HMPC, ESCOP, Kommission E) als wirksames Heilmittel anerkannt. Innerlich angewendet, hilft sie bei krampfartigen Beschwerden des Magen-Darm-Traktes, wie sie beim Reizdarmsyndrom (RDS) auftreten. Es fördert die Gallensekretion und lindert Beschwerden wie Blähungen,

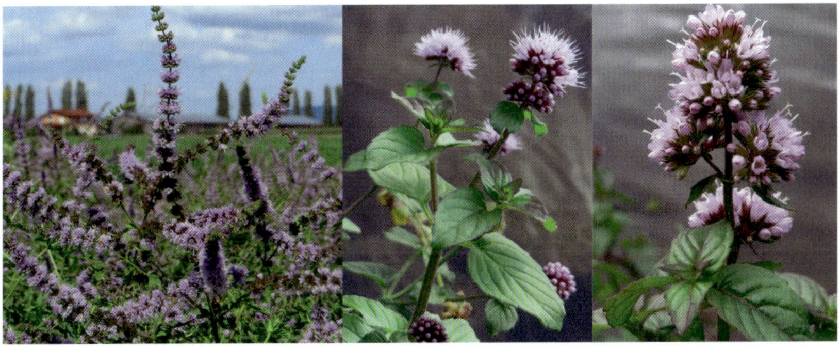

*Links ist die Ährenminze* (Mentha spicata) *zu sehen und rechts mit zwei Bildern die Wasserminze* (Mentha aquatica). *Beide sind Elternarten, die durch Hybridisierung die Art* Mentha × piperita *hervorgebracht haben.*

Völlegefühl und leichte Krämpfe. Insbesondere Pfefferminzöl ist aufgrund seiner krampflösenden Wirkung ein bewährtes Mittel zur Linderung von Reizdarmsymptomen. Studien zeigen, dass magensaftresistente Kapseln mit Pfefferminzöl bei Reizdarmpatienten Bauchschmerzen und Blähungen reduzieren.

Äußerlich angewendet, wird Pfefferminzöl bei Spannungskopfschmerzen eingesetzt. Durch die kühlende Wirkung des Menthols wird die Schmerzintensität reduziert. Laut der Leitlinie zur Behandlung von Spannungskopfschmerzen (Deutsche Gesellschaft für Neurologie) ist die topische Anwendung von Pfefferminzöl auf Stirn und Schläfen eine evidenzbasierte, wirksame Methode zur Behandlung leichter bis mittelschwerer Kopfschmerzen. Es wird empfohlen, eine 10 %ige Pfefferminzöllösung auf die betroffenen Stellen aufzutragen. Menthol stimuliert die Kälterezeptoren der Haut, was zu einer lokalen Betäubung und Muskelentspannung führt.

## FERTIGPRÄPARATE

Bekannte Präparate sind Fertigarzneimittel, die als Arzneitee zur Verfügung stehen sowie das ätherische Öl welches in Form von Weichkapseln, wie in Carmenthin oder als 10 %ige Lösung wie in Euminz erhältlich ist.

## SICHERHEIT UND TOXIZITÄT

Pfefferminzblätter und Pfefferminzöl gelten bei sachgemäßer Anwendung als sicher. Bei empfindlichen Personen können jedoch Magenbeschwerden auftreten, insbesondere bei der Verwendung von Pfefferminztee. Pfefferminzöl sollte nicht bei Säuglingen und Kleinkindern im Bereich des Gesichts angewendet werden, da es zu Atemproblemen (Glottiskrampf) führen kann. Während der Schwangerschaft und Stillzeit wird von der Anwendung von Pfefferminzprodukten abgeraten, da es keine ausreichenden Daten zur Sicherheit gibt. Personen mit Gallensteinen oder schweren Lebererkrankungen sollten Pfefferminzöl nur nach Rücksprache mit einem Arzt verwenden.

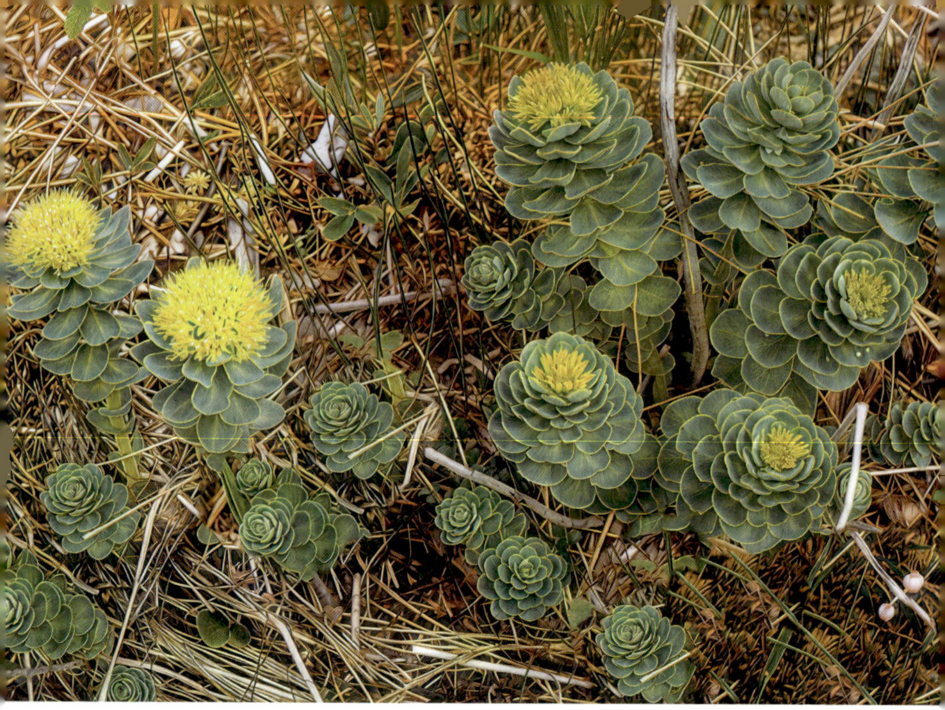

# Rosenwurz

*Rhodiola rosea* · Dickblattgewächse · V–VIII · 10–60 cm · Adaptogen

**Merkmale:** Die Rosenwurz (*Rhodiola rosea*) ist eine sukkulente, ausdauernde Pflanze, die an extremen Standorten in Gebirgsregionen und kalten Klimazonen gedeiht. Sie wird 10 bis 60 cm hoch und bildet fleischige Rhizome, die einen charakteristischen Rosenduft verströmen. Die Blätter sind dickfleischig, graugrün bis bläulich, oval bis lanzettlich und wechselständig am Stängel angeordnet. Sie sind leicht gezähnt, unbehaart und wachsartig. Die gelben Blüten, oft mit rötlichen Knospen, stehen in dichten, halbkugeligen Dolden. Die Rosenwurz ist eine zweihäusige Pflanze, das heißt, die männlichen und weiblichen Blüten befinden

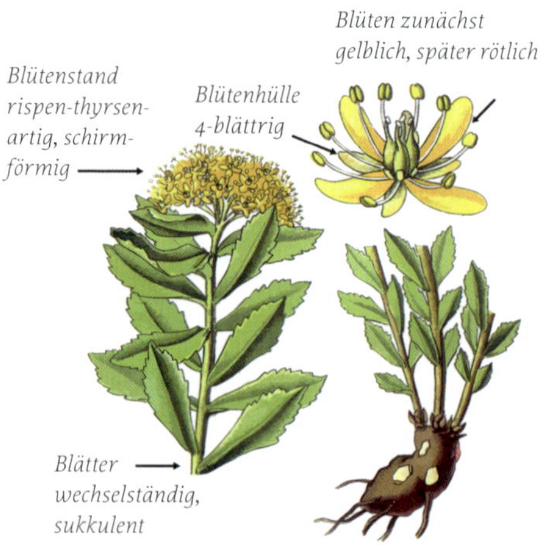
Blüten zunächst gelblich, später rötlich
Blütenstand rispen-thyrsen-artig, schirm-förmig
Blütenhülle 4-blättrig
Blätter wechselständig, sukkulent

sich auf getrennten Pflanzen. Sie blüht von Mai bis August.

**Vorkommen:** Die Rosenwurz ist zirkumpolar verbreitet und wächst in den arktischen Regionen sowie in den Hochgebirgen Eurasiens und Nordamerikas. Typische Standorte sind steinige Hänge, Felsspalten, Bäche und Ufer in höheren Lagen. Besonders verbreitet ist die Pflanze in Sibirien, Skandinavien, Island und der Mongolei. Sie ist äußerst widerstandsfähig gegen Kälte und raue Bedingungen, was sie zu einer Symbolpflanze für Anpassungsfähigkeit macht.

## Anbau, Aussaat und Ernte

Die Rosenwurz gedeiht in gut durchlässigen, sandigen oder steinigen Böden an sonnigen bis halbschattigen Standorten und bevorzugt kühle, alpine Bedingungen. Sie ist tolerant gegenüber kargen Böden und eignet sich gut für Steingärten und alpine Flächen. Die Vermehrung erfolgt durch Aussaat der Samen im Frühjahr oder durch Teilung größerer Pflanzen im Herbst oder Frühjahr. Die Wurzeln werden im Herbst geerntet und getrocknet. *Rhodiola rosea* ist völlig winterhart und eignet sich hervorragend für kalte Klimazonen.

### INHALTSSTOFFE UND PHARMAKOLOGISCHE EIGENSCHAFTEN

Rosenwurz spielt aufgrund ihrer adaptogenen Eigenschaften eine besondere Rolle bei der Stressbewältigung. Die Hauptwirkstoffe Salidrosid, Rosavin und Tyrosol wirken synergistisch auf verschiedene molekulare Mechanismen, die sowohl den Energiehaushalt der Zellen als auch die Stressbewältigung unterstützen.

Ein zentraler Wirkmechanismus von Rhodiola ist die Aktivierung des Hitzeschockproteins HSP-70, das durch Salidrosid reguliert wird. Dieses Protein fungiert als Schutzsystem der Zelle, indem es geschädigte Proteine repariert und die Funktion der Mitochondrien, der Energiekraftwerke der Zelle, stabilisiert. Dies führt zu einer erhöhten Produktion von ATP, der Hauptenergiequelle der Zelle. Gleichzeitig reduziert HSP-70 die schädliche Aktivierung von Signalwegen wie SAPK/JNK, die bei Stress aktiviert werden und freie Radikale sowie Stickstoffmonoxid (NO) produzieren. Die Hemmung dieser Signalwege durch Rosavin und Salidrosid schützt die Zellen vor oxidativem Stress und hilft, Entzündungsprozesse zu reduzieren.

Darüber hinaus haben die Rhodiola-Wirkstoffe einen positiven Einfluss auf das zentrale Nervensystem. Salidrosid und Tyrosol hemmen die Monoaminoxidase (MAO), ein Enzym, das Neurotransmitter wie Serotonin, Dopamin und Noradrenalin abbaut. Dadurch bleiben diese stimmungsaufhellenden und antriebssteigernden Botenstoffe länger aktiv, was Stress reduziert und die kognitive Leistungsfähigkeit verbessert. Gleichzeitig regt Salidrosid die Produktion des Brain- Derived Neurotrophic Factor (BDNF) an, der das Wachstum neuer Nervenzellen fördert und das Gehirn vor Stressschäden schützt.

Auch das Immunsystem profitiert von den Inhaltsstoffen. Salidrosid hemmt entzündungsfördernde Zytokine wie TNF-$\alpha$ und IL-1$\beta$, wodurch überschießende Entzündungsreaktionen reduziert werden. Darüber hinaus stärkt Rhodiola die Im-

munfunktion, indem sie die Aktivierung von T-Zellen moduliert und die allgemeine Stressresistenz des Körpers erhöht. Diese immunregulatorischen Effekte sind besonders wertvoll in Stresssituationen, die häufig mit einer Schwächung der Immunabwehr einhergehen.
Ein weiterer wichtiger Effekt von Rhodiola ist die Förderung von β-Endorphinen, die als natürliche Schmerz- und Stressmodulatoren wirken. Sie vermitteln ein Gefühl der Ruhe und des Wohlbefindens, indem sie die Stressreaktion des Körpers dämpfen. Gleichzeitig wird die Ausschüttung von Neuropeptid Y angeregt, das die Cortisolproduktion hemmt und Entzündungsprozesse weiter reduziert.

## HISTORISCHE ANWENDUNG

Die Verwendung der Rosenwurz reicht bis in die Antike zurück. Dioskurides erwähnte die Pflanze bereits im 1. Jahrhundert n. Chr. in seiner „Materia Medica" als „rodia riza". In Skandinavien und Sibirien wurde Rosenwurz traditionell zur Steigerung der körperlichen und geistigen Leistungsfähigkeit eingesetzt. Die Wikinger nutzten die Pflanze zur Stärkung und Ausdauer, in Sibirien wurde sie als Mittel gegen Müdigkeit und zur Lebensverlängerung geschätzt. Dort wurde die Wurzel als Tauschmittel verwendet, vor allem gegen Wein, Obst und Honig. In Russland und China war Rosenwurz ein traditionelles Mittel gegen Kälte, Erschöpfung und Höhenkrankheit. Seit den 1960er-Jahren wird Rosenwurz in der modernen Forschung als Adaptogen untersucht, insbesondere in den ehemaligen Sowjetrepubliken, wo Extrakte zur Leistungssteigerung bei Kosmonauten und Leistungssportlern eingesetzt wurden.

## Rezeptur für eine Tinktur

Rhodiola-Tinktur (40 % Ethanol):
**Zutaten:**
- 50 g getrocknete Rhizome von *Rhodiola rosea* und 250 ml 40 %igem Ethanol

**Zubereitung:**
- Die getrockneten Rhizome in kleine Stücke schneiden.
- In ein sauberes Glasgefäß füllen und mit Ethanol übergießen.
- Gefäß verschließen und an einem dunklen, kühlen Ort 5 Tage ziehen lassen. Gelegentlich schütteln, um die Wirkstoffe besser zu lösen.
- Nach der Ziehzeit die Flüssigkeit durch ein feines Sieb oder ein Tuch filtern und in dunkle Tropfflaschen abfüllen und nochmals 5 Tage warten und dann, wenn sich der Satz gebildet hat, nochmals filtrieren.

**Dosierung:** Täglich 20–30 Tropfen in einem Glas Wasser, vorzugsweise morgens, da die Tinktur belebend wirken kann.

## VOLKSMEDIZINISCHE ANWENDUNG

In der Volksmedizin vieler Länder, insbesondere in Sibirien, Tibet und Zentralasien, wird Rosenwurz seit Jahrhunderten als Stärkungsmittel verwendet. Sie galt als Mittel zur Erhöhung der Fruchtbarkeit und wurde jungen Paaren zur Förderung gesunder Nachkommen empfohlen. In der Mongolei wird die Pflanze zur Behandlung von Tuberkulose und bei Krebserkrankungen eingesetzt. Traditionell wurde sie auch zur Vorbeugung von Erkältungen und zur Linderung von

Depressionen verwendet. In der europäischen Volksmedizin war Rosenwurz ein Mittel gegen Skorbut und wurde bei Nierenerkrankungen und entzündlichen Hautleiden verwendet. Viele Völker, auch die Wikinger, kannten die Rosenwurz als unverzichtbaren Helfer.

## ZUBEREITUNGSARTEN UND VERWENDETE PFLANZENTEILE

Die medizinisch genutzten Pflanzenteile sind der Wurzelstock und die Wurzel (Rhodiolae rhizoma et radix). Diese werden vor allem in Form von Trockenextrakten und Kapseln verwendet.

### Tee

Rosenwurz wird traditionell nicht als Tee zubereitet, da die wirksamen Inhaltsstoffe am besten durch standardisierte Extrakte freigesetzt werden. Außerdem ist ein Rosenwurztee sehr bitter und ungenießbar.

### Tinkturen

Rosenwurz-Tinkturen werden aus den getrockneten Rhizomen hergestellt und in der Volksmedizin zur Stärkung und zur Behandlung von Stress und Erschöpfung eingesetzt. Sie können innerlich zur Regulierung der HPA-Achse und zur Steigerung der Stressresistenz eingenommen werden.

## MEDIZINISCHE ANWENDUNG UND INDIKATIONEN

Rosenwurz wird vor allem als Adaptogen zur Linderung von Stresssymptomen und Erschöpfung eingesetzt. Laut der HMPC-Monografie ist die Pflanze als traditionelles Arzneimittel anerkannt, insbesondere zur Behandlung von Müdigkeit, Erschöpfung und verminderter Leistungsfähigkeit. Zahlreiche Studien haben gezeigt, dass Rosenwurz die mentale und körperliche Leistungsfähigkeit steigern kann, indem sie den Cortisolspiegel senkt und die Ausschüttung von Stresshormonen reguliert. Dies führt zu einer verbesserten Anpassungsfähigkeit des Körpers an physische und psychische Belastungen. Darüber hinaus haben neuere Untersuchungen gezeigt, dass Rosenwurz eine schützende Wirkung auf das Nervensystem hat und in der Behandlung von Gedächtnisstörungen sowie bei der Prävention von stressbedingtem oxidativem Schaden im Gehirn nützlich sein kann.

## FERTIGPRÄPARATE

Das zurzeit einzige Phytopharmakon auf dem Markt ist RhodioLoges und auch die empfehlenswerteste Option bei dieser Pflanze.

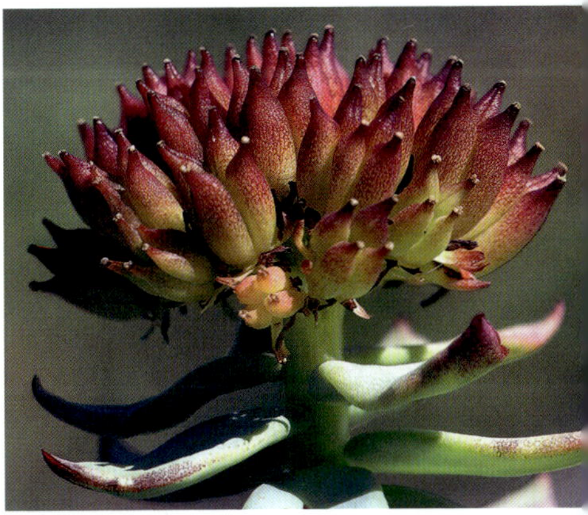

*Die Balgfrüchte der Rosenwurz, die sich nach der Blüte entwickeln. Sie haben eine charakteristische rötlich-grüne Farbe und sind sternförmig angeordnet. Sie enthalten die Samen, die sich bei der Reife öffnen, um die Verbreitung zu ermöglichen.*

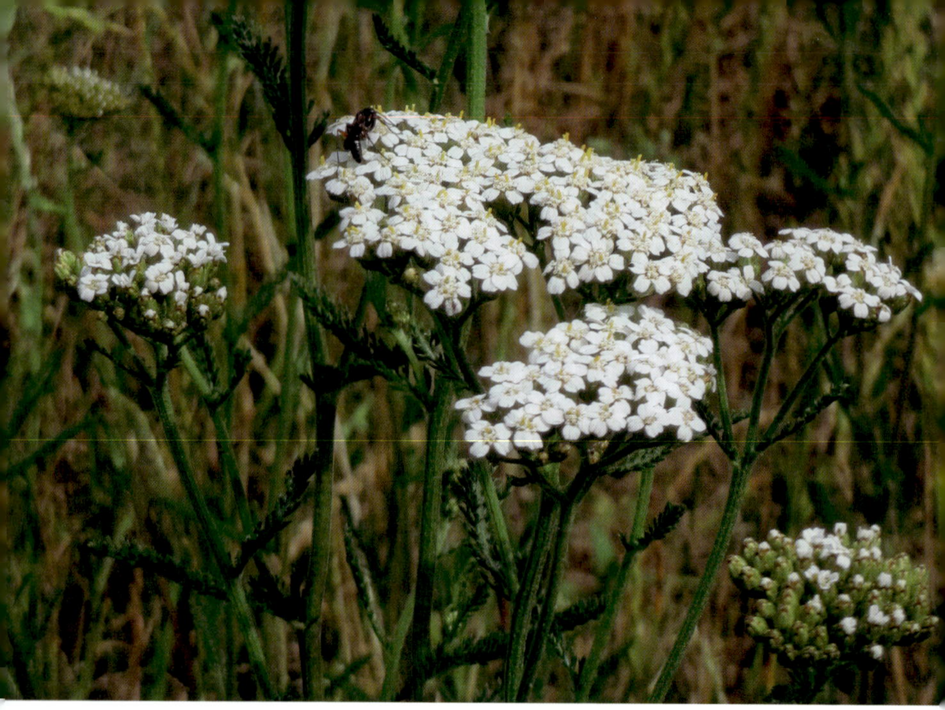

# Schafgarbe

*Achillea millefolium agg.* · Korbblütler · VI–X · 15–80 cm
Psychovegetativum, Gynäkologikum

**Merkmale:** Die Gemeine Schafgarbe, *Achillea millefolium L.*, ist eine ausdauernde krautige Pflanze aus der Familie der Korbblütler (Asteraceae), die in Europa, Asien und Nordamerika weit verbreitet ist. Sie erreicht je nach Standort und klimatischen Bedingungen Wuchshöhen von 30 bis 100 cm. Charakteristisch für die Schafgarbe ist ihr aufrechter, unverzweigter Stängel, der im oberen Bereich stark verzweigt ist und eine Vielzahl kleiner, körbchenförmiger Blütenstände trägt, die einen schirm-doldenförmigen Gesamtblütenstand bilden. Diese Blütenstände bestehen aus 5 bis 8 mm großen

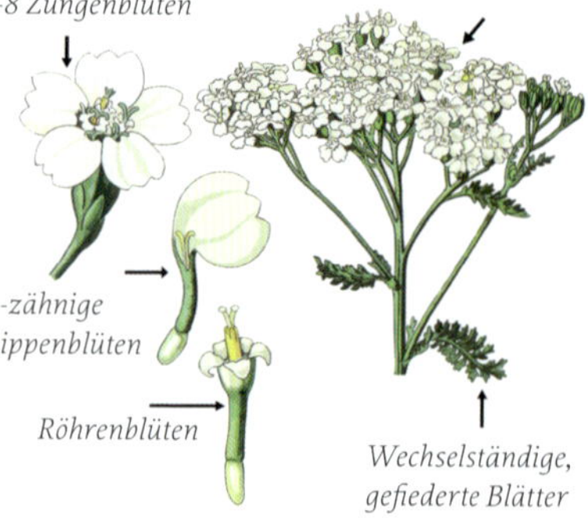

Einzelblüten mit weißen bis rosafar- be- nen Zungenblüten und gelblichen Röhrenblüten in der Mitte.
Die Laubblätter der Schafgarbe sind mehrfach gefiedert und erwecken den Eindruck von „tausend Blättern" – ein Merkmal, das im lateinischen Artnamen „millefolium" (tausend Blätter) zum Ausdruck kommt. Die Blätter sind wechselständig angeordnet und befinden sich sowohl am Grund der Pflanze als auch am Stängel. Ihre tief eingeschnittenen, feinen Abschnitte erinnern an zarte Federblätter und sind mit winzigen Drüsenhaaren besetzt, die beim Zerreiben einen leicht aromatischen Duft verströmen.
Die Wurzeln der Schafgarbe sind flach und rhizomartig, was ihr eine große Ausdauer und Anpassungsfähigkeit an verschiedene Standorte verleiht. Dadurch kann die Pflanze in den unterschiedlichsten Lebensräumen gedeihen, von nährstoffreichen Wiesen bis hin zu kargen, trockenen Böden.

**Vorkommen:** Die Schafgarbe ist eine echte Weltpflanze, die in den gemäßigten Klimazonen der Nordhalbkugel beheimatet ist. Sie wächst auf Wiesen, Weiden, an Wegrändern und in lichten Wäldern. Sie kommt auf trockenen und feuchten Böden vor, bevorzugt aber sonnige bis halbschattige Standorte mit gut durchlässigen Böden. Ihre Fähigkeit, unter einer Vielzahl von Umweltbedingungen zu überleben, zeigt ihre bemerkenswerte ökologische Flexibilität. In Europa ist die Schafgarbe eine der häufigsten Wildpflanzen und wird oft als Zeigerpflanze für nährstoffreiche Böden angesehen. Ihr Verbreitungsgebiet reicht von den Küstenregionen bis ins Hochgebirge, wo sie bis in Höhen von 2.500 m vorkommt. Mit ihren Rhizomen bildet die Schafgarbe dichte, oft mehrere Quadratmeter große Bestände, die Wildtiere und Insekten anziehen. Die Blüten sind eine wertvolle Nahrungsquelle für Bienen, Schmetterlinge und andere Bestäuber.

## INHALTSSTOFFE UND PHARMAKOLOGISCHE EIGENSCHAFTEN

Hauptinhaltsstoffe sind die ätherischen Öle, die 0,2 bis 1 % der Trockenmasse ausmachen. Diese ätherischen Öle enthalten Campher, Cineol und Chamazulen, wobei letzteres durch Wasserdampfdestillation gewonnen wird, und das ätherische Öl (Millefolii aetheroleum) somit eine charakteristische blaue Färbung aufweist. Linalool besitzt beruhigende Eigenschaften und trägt zur angstlösenden Wirkung der Schafgarbe bei. Limonene zeigt neuroprotektive Eigenschaften, Nervenzellen werden also davor geschützt aufgrund exogener Faktoren abzusterben. Chamazulen und andere Azulene sind für die entzündungshemmenden Eigenschaften der Pflanze verantwortlich.
Darüber hinaus enthält die Schafgarbe Sesquiterpenlactone, die ebenfalls entzündungshemmend wirken. Diese Verbindungen hemmen die Freisetzung von proinflammatorischen Zytokinen und reduzieren oxidative Stressfaktoren, was die Wundheilung und Hautregeneration fördert.
Weitere wichtige Inhaltsstoffe sind Flavonoide, die krampflösend und spasmolytisch auf die glatte Muskulatur wirken. Studien zeigen, dass Apigenin auf die GABA-Rezeptoren wirkt und dadurch eine leicht anxiolytische Wirkung entfalten kann.

## HISTORISCHE ANWENDUNG

Die Schafgarbe ist seit der Antike als Heilpflanze bekannt und wurde in vielen Kulturen zur Behandlung von Wunden und Blutungen eingesetzt. Der Name „Achillea" geht auf den griechischen Helden Achilles zurück, der der Sage nach die Wunden seiner Soldaten mit Schafgarbe behandelte, um die Blutung zu stillen und die Heilung zu fördern. Dioskurides, der berühmte griechische Arzt und Botaniker, erwähnt die Schafgarbe in seiner „Materia Medica" als „stratiotes chiliophyllos" – „tausendblättriges Soldatenkraut". Im Mittelalter war die Schafgarbe fester Bestandteil der Kräuterkunde, vor allem in den Schriften der Hildegard von Bingen und in späteren Kräuterbüchern. Sie wurde als Mittel gegen Blutfluss, zur Behandlung von Wunden und zur Linderung von Frauenleiden empfohlen. Der althochdeutsche Name „garwe" bedeutet „die Heilende" und charakterisiert die Pflanze als universelles Heilkraut.

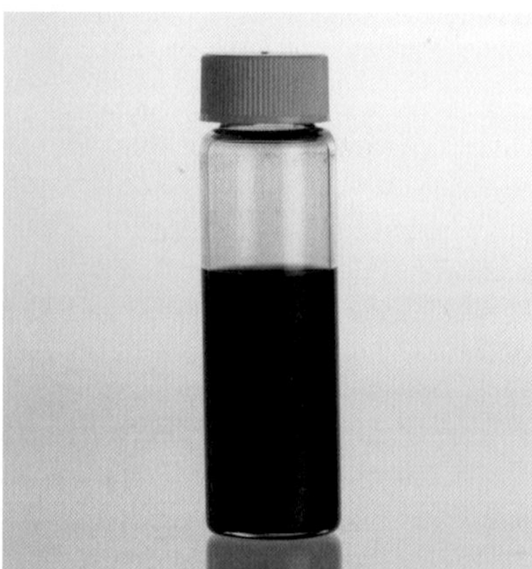

*Das bläulich gefärbte und dem Kamillenöl ähnelnde Ätherische Öl* Millefolii aetheroleum. *Die Farbe ist dem Wirkstoff Chamazulen zuzuschreiben.*

## VOLKSMEDIZINISCHE ANWENDUNG

In der Volksmedizin wird die Schafgarbe traditionell bei Verdauungsstörungen, Appetitlosigkeit und Magen-Darm-Krämpfen eingesetzt. Wegen ihrer blutstillenden Eigenschaften war sie auch ein bewährtes Mittel bei Nasenbluten und Menstruationsbeschwerden. Frauen wurde oft eine Schafgarbenkur empfohlen, um die Menstruation zu regulieren und krampfartige Schmerzen zu lindern. Auch zur Heilung äußerer Wunden, von Schnittwunden bis zu Geschwüren, wurde die Schafgarbe eingesetzt. Pfarrer Kneipp lobte die Schafgarbe als Frauenkraut, das Krämpfe löst und die „Mutterorgane" stärkt. Tee und Tinkturen aus Schafgarbe wurden bei Nieren-, Blasen- und Gallenleiden eingesetzt. Auch die äußerliche Anwendung in Form von Umschlägen oder Sitzbädern zur Linderung von Hämorrhoiden war weit verbreitet.

## ZUBEREITUNGSARTEN UND VERWENDETE PFLANZENTEILE

### Tee

Zur Herstellung von Schafgarbentee werden die getrockneten, blühenden Triebspitzen (Millefolii herba) oder die Blüten (Millefolii flos) verwendet. 2 g getrocknete Droge werden mit 150 ml kochendem Wasser übergossen und 10–15 Minuten ziehen gelassen.

## MEDIZINISCHE ANWENDUNG UND INDIKATIONEN

Die Gemeine Schafgarbe (*Achillea millefolium*) ist vom HMPC als traditionelles pflanzliches Arzneimittel anerkannt und wird von ESCOP und der Kommission E zur Behandlung psychovegetativer Störungen bei Frauen empfohlen. Sie wird innerlich bei menstruationsbedingten Krämpfen und dyspeptischen Beschwerden mit Blähungen angewendet. Sitzbäder lindern schmerzhafte Krämpfe im Beckenbereich (Pelvipathia vegetativa). Die krampflösende und regulierende Wirkung auf das vegetative Nervensystem begründet die traditionelle Anwendung. Pharmakologisch zeigen Untersuchungen eine östrogene Wirkung insbesondere durch Apigenin, während Luteolin nur ERβ beeinflusst. Aufgrund dieser hormonellen, zusätzlich zu der angstlösenden Wirkung habe ich die Schafgarbe, als Arzneipflanze des Jahres 2025 mit aufgenommen.

## FERTIGPRÄPARATE

Pflanzliche Arzneimittel sind in Kombinationspräparaten wie Imupret N enthalten oder auch in Kamillan, wo es in Verbindung mit der Kamille ein erstklassiges krampflösendes Mittel sowie auch entzündungshemmend wirkt.

## SICHERHEIT UND TOXIZITÄT

Die Schafgarbe gilt als sicher, aber einige Vorsichtsmaßnahmen sollten beachtet werden. Bei Allergikern, insbesondere gegen Korbblütler, kann es zu Kreuzallergien oder zur sogenannten „Wiesendermatitis" (phototoxische Hautreaktion) kommen. Schwangere und Stillende sollten Schafgarbe meiden, da keine ausreichenden Daten zur Unbedenklichkeit vorliegen und hohe Dosen emmenagog oder abortiv wirken können. Auch Kinder unter 12 Jahren sollten keine Schafgarbenzubereitungen erhalten. Wechselwirkungen sind nicht bekannt, jedoch ist bei der Einnahme von Blutverdünnern Vorsicht geboten. Seltene Nebenwirkungen sind Magenbeschwerden und allergische Hautreaktionen.

## Variabilität der Schafgarbe

Die Schafgarbe ist eine hoch polymorphe Pflanze, was bedeutet, dass sie eine bemerkenswerte Variabilität in ihrer Morphologie, ihrem chemischen Profil und ihrer genetischen Ausstattung aufweist. Die Artengruppe *Achillea millefolium L. s.l.* umfasst zahlreiche Kleinarten und Sippen, die sich in ihren Ansprüchen an Boden- und Klimaverhältnisse unterscheiden.
In Europa sind allein 15 verschiedene Chemotypen der Schafgarbe bekannt. Diese unterscheiden sich nicht nur in ihrem Gehalt an ätherischen Ölen und anderen Wirkstoffen, sondern auch in ihrem therapeutischen Potenzial.
Die geografische Herkunft und der Zeitpunkt der Ernte spielen ebenfalls eine entscheidende Rolle für die Qualität und Wirksamkeit der Pflanze. Schafgarben aus Hochlagen, etwa aus den Alpen, enthalten häufig höhere Konzentrationen an ätherischen Ölen und anderen bioaktiven Substanzen. Daher ist es wichtig, bei der Auswahl von Schafgarbenprodukten auf die genaue Herkunft und Verarbeitung zu achten.

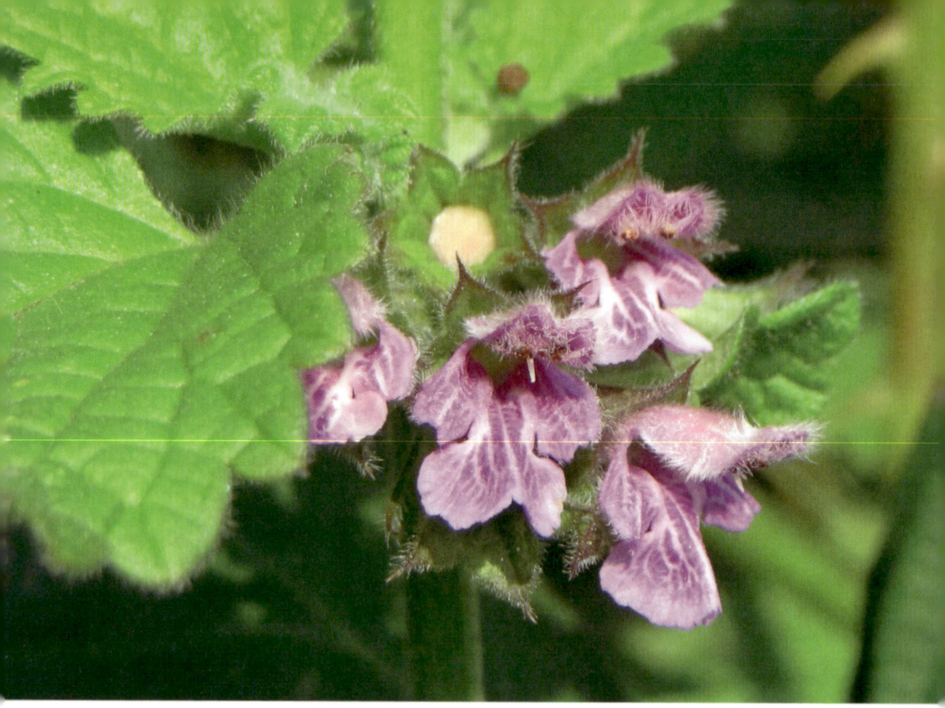

# Schwarznessel

*Ballota nigra L.* · Lippenblütler · V–VII · 30–80 cm · Sedativa

**Merkmale:** Die Schwarznessel, wissenschaftlich *Ballota nigra*, gehört zur Familie der Lippenblütler (Lamiaceae), die sich durch ihren charakteristischen Lippenblütenbau sowie vierkantige Stängel auszeichnet. Die Pflanze wächst als ausdauernde, krautige Staude und erreicht eine Wuchshöhe von 30 bis 80 cm. Als charakteristisch gilt der vierkantige, stark behaarte Stängel, der sich verzweigt und oft am Boden aufliegt. Die Blätter der Schwarznessel sind gegenständig angeordnet, breit lanzettlich bis oval-herzförmig, ebenfalls behaart und besitzen einen stark gezahnten oder gekerbten Rand. Auf der Blattunterseite fallen die stark hervor-

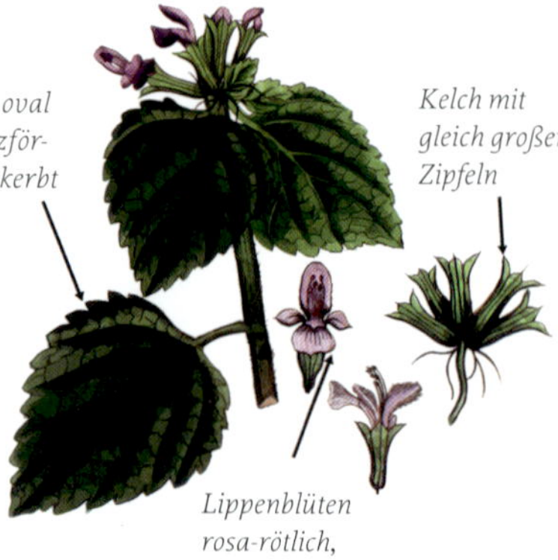
*Blätter oval bis herzförmig, gekerbt*
*Kelch mit gleich großen Zipfeln*
*Lippenblüten rosa-rötlich, Unterlippe weiß gemustert*

tretenden Blattadern auf, die den Blättern ein runzliges Aussehen verleihen. Im Falle einer Verletzung der Blattoberfläche oder des Stängels entfaltet die Pflanze einen unangenehmen Geruch, der durch die Freisetzung ätherischer Öle verursacht wird. Dies hat dazu geführt, dass die Schwarznessel volkstümliche Namen wie „Stink-Andorn" erhalten hat.
Die Blüten sind klein, röhrenförmig und stehen in blattachselständigen Scheinquirlen zu vier bis zehn Blüten. Die Blütenfarbe kann in der Regel als rosa oder violett beschrieben werden, wobei auch weiße Varianten beobachtet wurden.
Die Blütezeit erstreckt sich über den Zeitraum von Mai bis August. Im Anschluss an die Bestäubung entwickelt die Pflanze kleine Nüsschen als Frucht, welche sich durch Selbststreuung verbreiten.
Im Herbst nimmt die Pflanze eine braunviolette Färbung an, während der Geruch zunehmend intensiver und unangenehmer wird.

**Vorkommen:** Die Schwarznessel ist im gesamten Mittelmeerraum beheimatet und kommt in weiten Teilen Europas, Nordafrikas und Westasiens vor. In Europa reicht das Verbreitungsgebiet der Schwarznessel bis nach Nordirland, Schottland und Südnorwegen. Sie wurde auch nach Nordamerika eingeschleppt, wo sie in verschiedenen Regionen verwildert ist. Die Schwarznessel bevorzugt ruderale Standorte wie Schuttplätze, Zäune, Wegränder und Unkrautgesellschaften. Besonders an sonnigen bis halbschattigen Standorten mit nährstoffreichen, lockeren Böden findet die Pflanze optimale Wuchsbedingungen. Sie ist eine typische Kulturfolgerin und kommt häufig in der Nähe menschlicher Siedlungen vor.

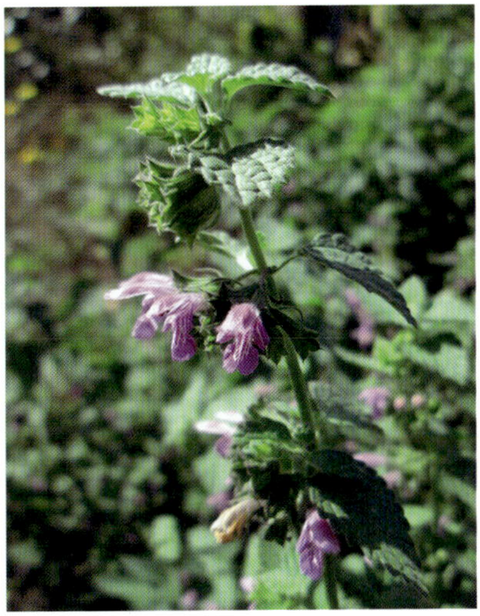

*Die blühenden Triebspitzen umfassen nicht das komplette Kraut im Sinne einer Definition, wie sie von vielen Krautdrogen angenommen wird. Das Schwarznesselkraut besteht aber genau aus diesen blühenden Triebspitzen, ebenso wie viele andere Krautdrogen. Dies zeigt die Variabilität der Definition von Drogenarten.*

## INHALTSSTOFFE UND PHARMAKOLOGISCHE EIGENSCHAFTEN

Zu den wichtigsten Wirkstoff- Verbindungen der Schwarznessel gehören Phenylpropanoid-Glykoside, die neuroprotektive und kardioprotektive Eigenschaften besitzen. Diese Verbindungen beeinflussen Opioid-, Dopamin- und Benzodiazepin-Rezeptoren was die beruhigende und angstlösende Wirkung der Pflanze erklärt.
Ein weiterer wichtiger Bestandteil sind die ätherischen Öle. Diese Öle verleihen der Pflanze nicht nur ihren sehr charakteristischen Geruch, sondern sind auch für ihre antibakteriellen und entzündungshemmenden Eigenschaften verantwort-

lich. Studien zeigen, dass die ätherischen Öle die Bildung von Virulenzfaktoren hemmen können, was sie zu einer potenziellen Alternative zu herkömmlichen Antibiotika macht.
Neben Phenylpropanoiden und ätherischen Ölen enthält die Pflanze eine Vielzahl von Flavonoiden und Tanninen, die antioxidative und antimikrobielle Eigenschaften aufweisen.

## HISTORISCHE ANWENDUNG

Der Begriff „Schwarznessel“ entstammt einem Vergleich mit ähnlich aussehenden Pflanzen wie der Weißen Taubnessel Die Schwarznessel, auch „stinkender Andorn“ genannt, war schon in der Antike und im Mittelalter ein wichtiges Heilmittel. Vor allem bei den Römern und Griechen wurde sie als Beruhigungsmittel eingesetzt. Dioskurides empfahl die Pflanze gegen Hysterie und Schlaflosigkeit. Im Mittelalter war die Schwarznessel in Klöstern und in der traditionellen Medizin weit verbreitet. Hier wurde sie bei „nervösen“ Erkrankungen, Unruhezuständen und Magenbeschwerden eingesetzt. Interessanterweise trug der unangenehme Geruch der Pflanze dazu bei, dass sie als „magisches“ Mittel gegen böse Geister und Hexen galt. Vor allem in ländlichen Gebieten glaubte man, dass das Verbrennen der Schwarznessel in Haus und Hof vor Unheil schützen würde.

## Anbau, Aussaat und Erne

Die Schwarznessel gedeiht in gut durchlässigen Böden an sonnigen bis halbschattigen Standorten. Die Vermehrung erfolgt im Frühjahr durch Aussaat oder durch Teilung während der Vegetationsruhe. *Ballota nigra* sät sich leicht selbst aus, daher sollte eine unerwünschte Ausbreitung im Garten kontrolliert werden. Die ganze Pflanze wird zu Beginn der Blüte geschnitten und getrocknet, um Tees, Flüssigextrakte und Tinkturen herzustellen; das frische Kraut eignet sich zur Herstellung einer Urtinktur oder eines Sirups. Der Vorrat an getrocknetem Kraut sollte jährlich erneuert werden, um die Wirksamkeit zu erhalten. Die Schwarznessel ist winterhart.

## VOLKSMEDIZINISCHE ANWENDUNG

In der traditionellen europäischen Volksmedizin wurde die Schwarznessel vor allem bei nervösen Beschwerden und als leichtes Beruhigungsmittel eingesetzt. Sie galt als Mittel gegen Schlafstörungen, nervöse Reizbarkeit und leichte depressive Verstimmungen. Außerdem wurde sie bei leichten Magenkrämpfen eingesetzt, da man ihr eine krampflösende Wirkung zuschrieb. In der türkischen Volksmedizin wird die Schwarznessel noch heute bei Magen-Darm-Beschwerden und zur Linderung von Blähungen und Verdauungsstörungen eingesetzt.

## ZUBEREITUNGSARTEN UND VERWENDETE PFLANZENTEILE

Schwarznesselkraut (*Ballotae nigrae herba*), welches die blühenden Triebspitzen darstellen und die Wirkstoffe beinhaltet, wird als einziger Pflanzenteil verwendet. Die im Handel befindliche Arzneidroge stammt aus verschiedenen Mittelmeerländern (Wildsammlung).

### Tee

Eine häufige Zubereitungsart der Schwarznessel ist der Teeaufguss. Hierzu werden die getrockneten blühenden Triebspitzen verwendet. Für einen Teeaufguss werden 2 bis 4 g des fein geschnittenen Schwarznesselkrauts mit heißem Wasser übergossen und 5 bis 10 Minuten ziehen gelassen. Dreimal täglich eine frisch zubereitete Tasse dieses Tees soll beruhigend wirken und bei nervösen Magen-Darm-Beschwerden Linderung verschaffen.

### Tinkturen

Eine weitere gängige Darreichungsform sind alkoholische Auszüge (Tinkturen, Urtinkturen), die einen konzentrierteren Auszug der Wirkstoffe ermöglichen. Eine übliche Dosierung sind 10 bis 20 Tropfen, die 2- bis 3-mal täglich mit Wasser eingenommen werden können. Die Tinktur entfaltet eine ähnliche Wirkung wie der Tee, zeigt aber in höheren Dosierungen stärkere sedative Effekte. Hierbei kann man sich am britischen Arzneibuch orientieren, welches ein Verhältnis von 1:10 mit 45 % Ethanol angibt.

## MEDIZINISCHE ANWENDUNG UND INDIKATIONEN

Die medizinische Anwendung von *Ballota nigra* konzentriert sich vor allem auf die Linderung nervöser Unruhezustände, Angespanntheit und Schlafstörungen. Die Europäische Kommission für Pflanzenheilmittel (ESCOP) empfiehlt Schwarznesselkraut insbesondere bei leichten Schlafstörungen sowie bei nervöser Reizbarkeit und begleitenden Magen-Darm-Beschwerden. Die beruhigenden Eigenschaften der Pflanze machen sie zu einem wertvollen pflanzlichen Sedativum.

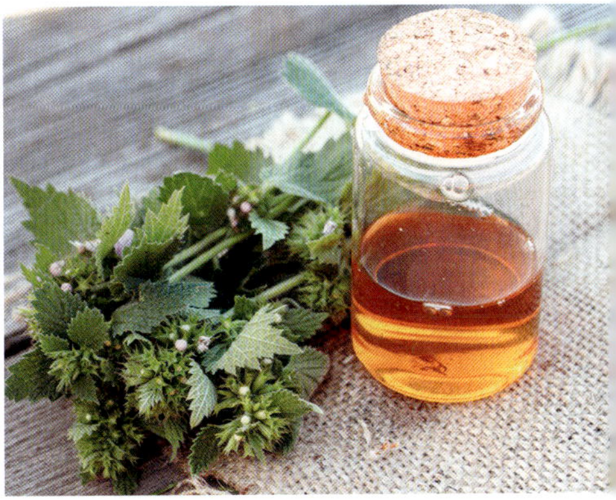

*Schwarznesselurtinktur, aus den frischen Triebspitzen des Schwarznesselkrautes, hergestellt aus 90 %igem Ethanol.*

### Fertigpräparate

Es sind in wenige Prärparate erhältlich, und diese meist in Form von Kombinationspräparaten, in denen das Trockenextrakt verwendet wird, wie bei Calmalaif. Sonstige Präparate enthalten in der Regel wässrig-alkoholische Extrakte des Krauts.

## SICHERHEIT UND TOXIZITÄT

Die Schwarznessel gilt bei sachgemäßer Anwendung als sicher und weist keine bekannten toxischen Nebenwirkungen auf. Es sind keine Fälle von Überdosierungen oder schweren Nebenwirkungen dokumentiert. Jedoch wird von einer Anwendung während der Schwangerschaft und Stillzeit abgeraten, da bisher keine ausreichenden Untersuchungen zur Unbedenklichkeit vorliegen. Bei Kindern und Jugendlichen unter 18 Jahren sollte die Anwendung nur unter ärztlicher Aufsicht erfolgen.

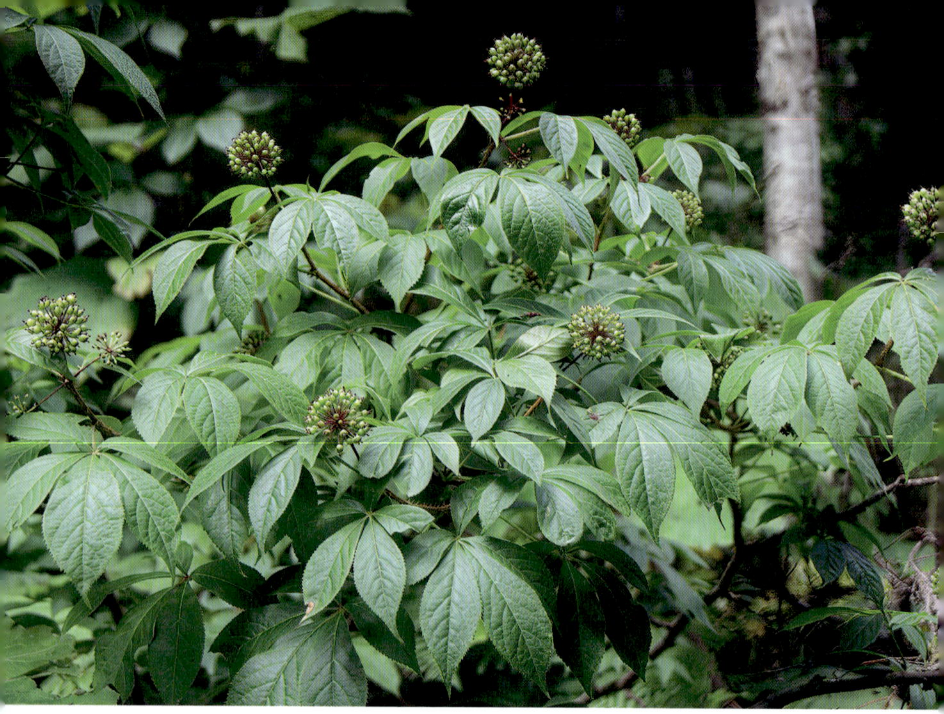

# Taigawurzel

*Eleutherococcus senticosus* · Efeugewächse · V–IX · bis zu 3 m · Adaptogen

**Merkmale:** Die Taigawurzel, auch Sibirischer Ginseng oder Stachelpanax genannt, ist ein bis zu 3 m hoher, dorniger Strauch. Seine Zweige sind mit nach unten gerichteten Stacheln versehen, was sich auch in seinem botanischen Namen (*senticosus*) widerspiegelt. Die handförmigen Blätter bestehen aus fünf gezähnten Teilblättern, deren Blattstiele ebenfalls stachelig sind. Die Pflanze bildet zweihäusige Blüten: Die männlichen Blüten sind blauviolett, die weiblichen sind gelb und entwickeln später schwarze Beeren. Die Wurzeln und der Wurzelstock werden in der Medizin verwendet.

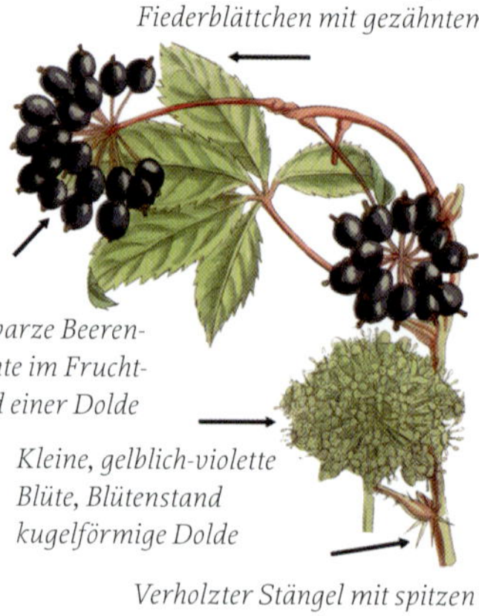
*Blätter handförmig gefingert, aus fünf elliptischen bis verkehrt-eiförmigen Fiederblättchen mit gezähntem Rand*
*Schwarze Beerenfrüchte im Fruchtstand einer Dolde*
*Kleine, gelblich-violette Blüte, Blütenstand kugelförmige Dolde*
*Verholzter Stängel mit spitzen Stachelborsten, nach unten abstehend*

**Vorkommen:** Die Taigawurzel ist vor allem in den borealen Wäldern der Taiga in Sibirien, Nordchina und Korea heimisch. Sie wächst bevorzugt auf gut durchlässigen, leicht feuchten Böden in Wäldern, an Berghängen und in kühlen, feuchten Schluchten. Die Pflanze gedeiht besonders gut in rauen, kalten Klimazonen, wo sie aufgrund ihrer Widerstandskraft gegenüber extremen Bedingungen geschätzt wird.

## INHALTSSTOFFE UND PHARMAKOLOGISCHE EIGENSCHAFTEN

Zu den wichtigsten chemischen Bestandteilen gehören Eleutheroside, Chiisanoside, Acanthoside, Daucosterin, β-Sitosterin, Sesamin, Lignane, Triterpensaponine, Flavonoide und Polysaccharide. Diese Stoffe verleihen der Pflanze eine bemerkenswerte Vielseitigkeit mit entzündungshemmenden, blutzuckersenkenden, schlaffördernden, antioxidativen und sogar krebshemmenden Eigenschaften. Nicht umsonst gilt die Taigawurzel weltweit als adaptogene Pflanze und wird in vielen Kulturen zur Unterstützung des körperlichen und seelischen Gleichgewichts eingesetzt.

Besonderes Augenmerk gilt der antioxidativen Wirkung der Taigawurzel, die auf die Aktivierung wichtiger körpereigener Enzyme wie der Superoxiddismutase und der Glutathionperoxidase zurückzuführen ist. Diese Enzyme spielen eine wichtige Rolle bei der Bekämpfung von oxidativem Stress, der häufig als Ursache für Zellalterung und chronische Krankheiten angesehen wird. Studien zeigen, dass die Einnahme von Taigawurzelextrakten die Aktivität dieser Enzyme steigern kann – ein Effekt, der vor allem den Eleutherosiden B und E zugeschrieben wird. Diese modulieren auch die Stressreaktion des Körpers, indem sie die Hypothalamus-Hypophysen-Nebennierenrinden-Achse (HPA-Achse) beeinflussen und so die Ausschüttung von Stresshormonen wie Cortisol regulieren. Diese adaptogenen Eigenschaften bieten ein vielversprechendes Potenzial für die Entwicklung von Phytopharmaka mit Taigawurzel als Hauptbestandteil.

Neben den antioxidativen und entzündungshemmenden Eigenschaften zeigt Taigawurzel auch positive Effekte auf die psychische Gesundheit und die körperliche Leistungsfähigkeit. Die Einnahme von Extrakten unterstützt nachweislich die kognitive Funktion, fördert die Gewichtsabnahme und hilft gegen Stress

## Anbau, Aussaat und Erne

Die Taigawurzel gedeiht am besten in gut durchlässigen, nährstoffreichen und feuchten Böden an sonnigen bis halbschattigen Standorten. Die Vermehrung erfolgt durch Aussaat der Samen im Frühjahr oder Herbst, wobei für die Keimung eine Kälteperiode (Stratifikation) erforderlich ist. Alternativ kann die Vermehrung auch durch grüne Stecklinge im Frühsommer, Wurzelstecklinge im Winter oder Hartholzstecklinge von 15–30 cm Länge im Herbst erfolgen. Auch das Abschneiden von Wurzelausläufern im Winter oder im zeitigen Frühjahr ist möglich. Die Wurzeln werden im Herbst ausgegraben und entweder ganz oder geschält getrocknet. Die Taigawurzel ist völlig winterhart und verträgt auch kalte Winter ohne zusätzlichen Schutz.

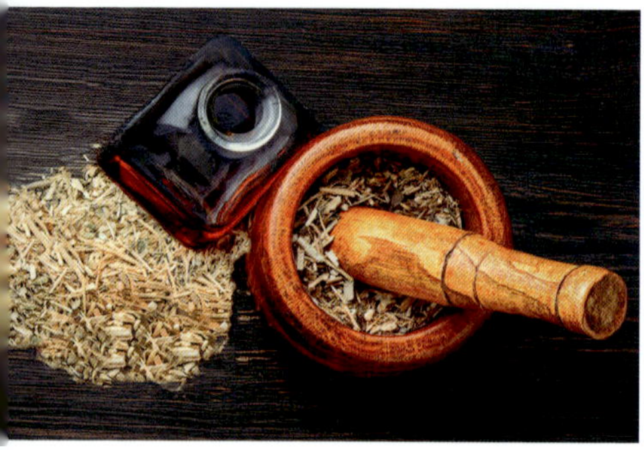

*Zu sehen ist die zerkleinerte Wurzel der Taigawurzel, daneben steht ein schlichtes Glasfläschchen mit einem dunkelroten Tinkturenextrakt, dass die Verarbeitung der Pflanze zu einem wirksamen Heilmittel veranschaulicht.*

und Müdigkeit. Besonders interessant ist der Einfluss der Pflanze auf die Serotoninregulation. Bei anhaltendem körperlichem oder seelischem Stress wird vermehrt Serotonin (5-HT) ausgeschüttet, was zu einem Gefühl der Erschöpfung führen kann. Untersuchungen zeigen, dass Extrakte aus der Rinde der Taigawurzel die Synthese von 5-HT reduzieren und dadurch Erschöpfungssymptome lindern. In Tierversuchen konnte gezeigt werden, dass die Wirkstoffe der Wurzel der Müdigkeit wirksam entgegenwirken und so die Regenerationszeit verkürzen.
Mit ihren vielfältigen Wirkmechanismen hat sich die Taigawurzel als wertvoller Begleiter in stressigen Lebensphasen etabliert. Sie schützt nicht nur vor den negativen Folgen von Stress, sondern fördert auch die seelische und körperliche Widerstandskraft. In der heutigen hektischen Welt könnte Taigawurzel eine natürliche Brücke zu mehr Ausgeglichenheit und Energie sein – eine Pflanze, die nicht nur heilt, sondern auch inspiriert.

### HISTORISCHE ANWENDUNG

Die Taigawurzel wird seit mehr als 2000 Jahren in der traditionellen asiatischen Medizin verwendet, vor allem in China, Korea und Russland. Sie galt als Stärkungsmittel bei körperlicher Schwäche und Erschöpfung. In Russland wurde sie während der Sowjetzeit zur Verbesserung der körperlichen Leistungsfähigkeit eingesetzt, insbesondere bei Sportlern und Astronauten. Ihre adaptogenen Eigenschaften machten sie zu einem unverzichtbaren Bestandteil zur Steigerung der körperlichen und geistigen Belastbarkeit.

### VOLKSMEDIZINISCHE ANWENDUNG

Traditionell wurde die Taigawurzel zur Behandlung von Müdigkeit, Schwäche, zur Stärkung des Immunsystems und zur Verbesserung der Konzentrationsfähigkeit eingesetzt. In Asien diente sie auch als Aphrodisiakum und zur Behandlung von Fieber und Atemwegserkrankungen. In Sibirien und Nordchina wurde sie verwendet, um die Kälteresistenz zu verbessern und den Körper auf die winterlichen Bedingungen vorzubereiten.

## Wildsammlung

Die Taigawurzel sollte in ihrer natürlichen Umgebung nicht gesammelt werden, da sie in vielen Regionen selten und geschützt ist. Stattdessen empfiehlt sich der Kauf von kultivierten Pflanzen oder standardisierten Präparaten. Die Stacheln an den Zweigen der Pflanze können helfen, sie von ähnlichen Pflanzen zu unterscheiden.

## ZUBEREITUNGSARTEN UND VERWENDETE PFLANZENTEILE

Verwendet werden vor allem die Wurzeln und Rhizome der Pflanze, also der Taigawurzel (*Eleutherococci radix*). Diese werden getrocknet verwendet und zu verschiedenen Zubereitungen verarbeitet.

### Tee

Für den getrockneten und zerkleinerten Wurzelstock wird eine Teezubereitung als Aufguss empfohlen: Dabei werden täglich 0,5 bis 4 g des Wurzelstocks mit 150 ml kochendem Wasser überbrüht. Diese Zubereitung sollte gleichmäßig über den Tag verteilt in drei Portionen getrunken werden. Der pulverisierte Wurzelstock ist für die orale Einnahme geeignet, zum Beispiel in Form von Kapseln. Hier liegt die empfohlene Tagesdosis zwischen 0,75 und 3 g, die mit ausreichend Flüssigkeit eingenommen wird.

### Tinkturen

Tinkturen aus der Taigawurzel sind weit verbreitet und gelten als effektive Zubereitungsform, um die adaptogenen und immunmodulierenden Wirkstoffe der Pflanze freizusetzen.

## MEDIZINISCHE ANWENDUNG UND INDIKATIONEN

Die Taigawurzel ist besonders bekannt für ihre adaptogene Wirkung, die den Körper vor den schädlichen Auswirkungen von Stress schützt und die allgemeine Widerstandsfähigkeit steigert. Sie wird vor allem bei körperlicher und geistiger Erschöpfung, Müdigkeit und Konzentrationsschwäche eingesetzt. Laut der HMPC-Monografie ist die Taigawurzel als traditionelles pflanzliches Arzneimittel anerkannt. Sie wird zur Linderung von Erschöpfungszuständen und zur Steigerung der Leistungsfähigkeit empfohlen.

## FERTIGPRÄPARATE

Phytopharmaka sind in Form von Teezubereitungen, Tropfen mit Fluidextrakt wie ELEU Curanina erhältlich. Dieses Präparat gilt auch als Mittel der ersten Wahl.

## SICHERHEIT UND TOXIZITÄT

Die Taigawurzel gilt bei sachgemäßer Anwendung als sicher und gut verträglich. In seltenen Fällen kann die Einnahme zu Schlaflosigkeit, Reizbarkeit oder Kopfschmerzen führen. Bei empfindlichen Personen können auch Herzklopfen auftreten. Kontraindikationen: Die Anwendung sollte bei Kindern unter 12 Jahren, Schwangeren und stillenden Frauen vermieden werden, da keine ausreichenden Daten zur Sicherheit vorliegen. Patienten mit Bluthochdruck sollten die Anwendung der Taigawurzel.

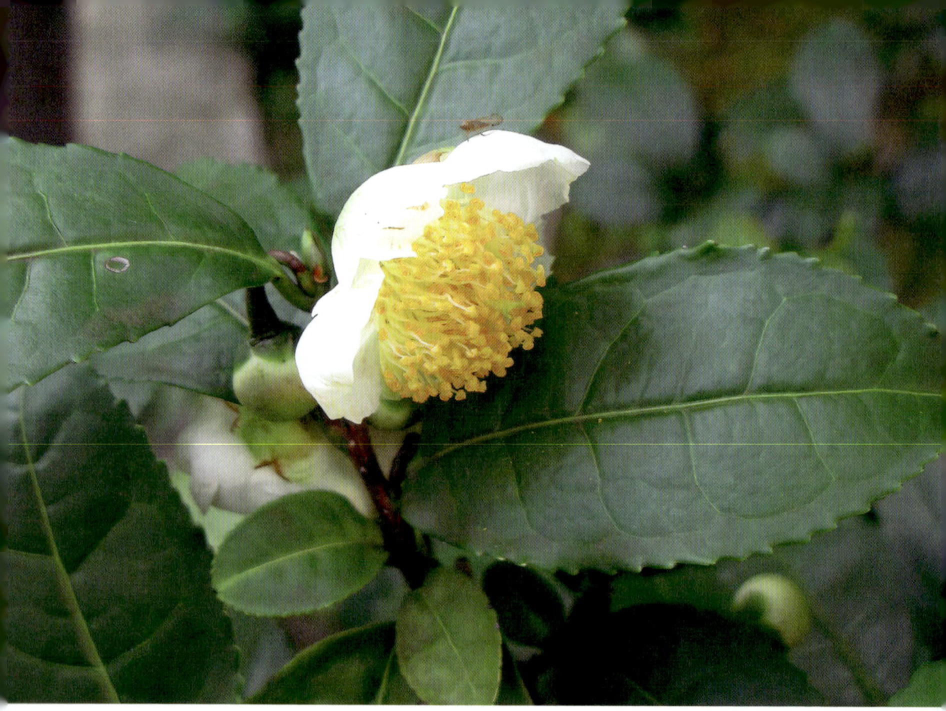

# Grüner Tee

*Camellia sinensis* · Teegewächse · V–VIII · 6–10 m · Stimulans

**Merkmale:** Der Teestrauch ist ein immergrüner Strauch oder kleiner Baum, der in der Natur bis zu 10 m hoch werden kann. In Kultur wird die Pflanze jedoch durch regelmäßiges Beschneiden auf 1 bis 3 m gehalten, um die Ernte der Blätter zu erleichtern und das Wachstum der Seitentriebe zu fördern. Die Blätter sind wechselständig, klein, spatelförmig oder lanzettlich und haben eine ledrige Textur. Die Blüten des Teestrauches sind 3 cm groß, meist weiß, manchmal rosa gefärbt und stehen einzeln oder in kleinen Gruppen in den Blattachseln. Nach der Blüte bilden sich rundliche Kapseln, die 1 bis 3 Samen enthalten. Diese botanischen

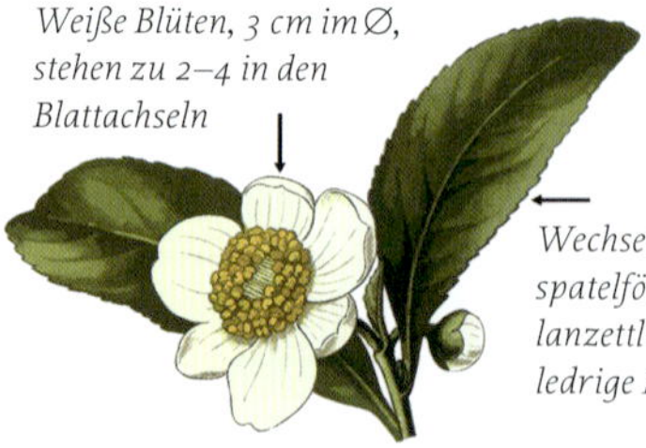

Merkmale machen den Teestrauch besonders widerstandsfähig gegen die klimatischen Bedingungen der Hochländer Asiens.

**Vorkommen:** Der Ursprung des Tees liegt im südöstlichen Asien, insbesondere in den Hochlandregionen von Assam und Hinterindien. Ursprünglich wurde die Pflanze um 2700 v. Chr. in China kultiviert. Zwei Hauptvarietäten haben sich im Laufe der Kultivierung entwickelt: *C. sinensis var. assamica*, die empfindlich gegenüber Kälte und Trockenheit ist und große Blätter hervorbringt, und *C. sinensis var. sinensis*, die kleinere, härtere Blätter hat und widerstandsfähiger gegenüber Umwelteinflüssen ist. Während die erste Varietät in den feucht-warmen Gebieten Indiens und Sri Lankas dominiert, ist die zweite in den kühleren, gemäßigten Regionen Chinas und Japans verbreitet.

## INHALTSSTOFFE UND PHARMAKOLOGISCHE EIGENSCHAFTEN

Grüner Tee ist besonders reich an bioaktiven Inhaltsstoffen mit vielfältigen pharmakologischen Eigenschaften. Der wichtigste Wirkstoff ist das Koffein, das in einer Konzentration von 2 bis 4 % vorliegt. Neben Coffein enthält grüner Tee auch Theobromin und Theophyllin, die eine ähnliche, aber mildere anregende Wirkung haben. Ein herausragendes Merkmal des Grünen Tees sind seine Polyphenole, insbesondere das Epigallocatechin-3-Gallat (EGCG), das bis zu 12 % des Blattinhalts ausmacht. EGCG und andere Catechine sind für die antioxidative Wirkung des Grünen Tees verantwortlich und besitzen potenziell krebshemmende, entzündungshemmende und antimikrobielle Eigenschaften. Die Polyphenole wirken als starke Radikalfänger und tragen zum Schutz der Zellen vor oxidativem Stress bei. Weitere Inhaltsstoffe sind Flavonoide, Triterpensaponine und Mineralstoffe, die zur allgemeinen Gesundheit beitragen. Die im Grüntee enthaltene Aminosäure Theanin ist für ihre entspannende Wirkung bekannt, da sie die Produktion von Alphawellen im Gehirn fördert, die eine beruhigende Wirkung haben, ohne die Wachsamkeit zu beeinträchtigen.

### Anbau, Aussaat und Ernte

Die Teepflanze bevorzugt einen nährstoffreichen, feuchten Boden an sonnigen bis halbschattigen Standorten. Um das Wachstum neuer Triebe zu fördern und die Ernte zu erleichtern, werden die Sträucher in der Regel auf etwa 1 m Höhe zurückgeschnitten. Die Vermehrung erfolgt durch Aussaat der frischen Samen im Frühjahr bei 15–18 °C. Die getrockneten Samen müssen angeritzt werden. Alternativ können halb verholzte Stecklinge im Sommer bei mindestens 18 °C bewurzelt werden. Die Blätter werden das ganze Jahr über von Sträuchern, die älter als drei Jahre sind, geerntet und für Aufgüsse getrocknet oder zur Ölgewinnung destilliert. Die Samen werden aus den Kapseln entfernt und zur Ölgewinnung gepresst; das Öl wird zur Entfernung der Saponine aufbereitet. Die Teepflanze ist frosthart und verträgt leichte Fröste, sollte aber in kälteren Regionen geschützt werden.

## HISTORISCHE ANWENDUNG

Grüner Tee blickt auf eine jahrtausendelange Geschichte zurück. Bereits 2737

v. Chr. soll der chinesische Kaiser Shen Nung den Tee entdeckt haben. In den frühen Phasen der Nutzung wurde grüner Tee primär als Heilpflanze verwendet, bevor er als Genussmittel populär wurde. Der Tee diente der Behandlung von Verdauungsbeschwerden, Müdigkeit und verschiedenen infektiösen Erkrankungen. In der traditionellen chinesischen Medizin (TCM) wurde er als Mittel zur Reinigung des Körpers von Giftstoffen und zur Förderung eines gesunden Energieflusses angesehen.

## VOLKSMEDIZINISCHE ANWENDUNG

In der Volksmedizin wurde grüner Tee in verschiedenen Kulturen geschätzt. Neben seiner Verwendung bei Verdauungsproblemen und Müdigkeit galt er auch als Mittel zur Förderung der geistigen Klarheit und als Stärkungsmittel. In Japan und China war der Tee fester Bestandteil spiritueller und kultureller Rituale, wie der Zen-Meditation, bei der grüner Tee als Hilfsmittel zur Erhöhung der Konzentration verwendet wurde.

## ZUBEREITUNGSARTEN UND VERWENDETE PFLANZENTEILE

Die zarten, unfermentierten Blätter von *Camellia sinensis* (Camelliae sinensis folium non fermentatum) sind die Basis für grünen Tee. Sie werden sofort nach der Ernte schonend mit heißem Dampf behandelt, um die Fermentation zu verhindern, und anschließend getrocknet. Diese Methode bewahrt die empfindlichen Inhaltsstoffe und das charakteristische Aroma des Tees.

### Tee

Für die Zubereitung eines grünen Tees werden 2 bis 3 g Teeblätter mit etwa

## Tee im Wandel der Zeiten

Der Begriff „Tee“ hat sich von seiner ursprünglichen Bedeutung, die sich auf Aufgüsse der Teepflanze *Camellia sinensis* beschränkte, zu einem Sammelbegriff für verschiedene Heißgetränke entwickelt. Ursprünglich wurde Tee nur aus den Blättern dieser Pflanze gewonnen, als grüner, schwarzer oder Oolong-Tee. Durch die kulturelle Verbreitung des Getränks wird der Begriff „Tee“ heute jedoch auch für Aufgüsse aus anderen Pflanzen wie Kräutern und Früchten verwendet.
Im phytotherapeutischen Bereich bezeichnet Tee insbesondere „Arzneitees“ oder „Teedrogen“, die medizinisch wirksame Inhaltsstoffe enthalten und zur Behandlung von Beschwerden eingesetzt werden. Diese Arzneitees unterliegen strengen Anforderungen an Qualität und Wirksamkeit. Lebensmitteltees wie Kräuter- und Früchtetees dienen dagegen dem Genuss oder dem allgemeinen Wohlbefinden und sind keine standardisierten Heilmittel. Der Begriff hat seinen Ursprung im chinesischen „cha“ und wurde im Laufe der Jahrhunderte in seiner Bedeutung erweitert, sodass er heute sowohl für Arzneitees als auch für Genussmittel verwendet wird.

150 ml heißem, nicht kochendem Wasser übergossen. Den Tee für 2–3 Minuten ziehen lassen, um eine anregende Wirkung zu erzielen. Ein längeres Ziehen (bis zu 5 Minuten) verstärkt die beruhigenden, adstringierenden Eigenschaften. Eine kürzere Ziehzeit verstärkt die stimulierende Wirkung durch Coffein, während eine längere Ziehzeit mehr Gerbstoffe löst, die beruhigend auf den Magen-Darm-Trakt wirken können. Je nach persönlichem Geschmack kann die Menge des Tees oder die Ziehzeit angepasst werden.

## MEDIZINISCHE ANWENDUNG UND INDIKATIONEN

Grüner Tee findet heute eine breite medizinische Anwendung, die auf seiner langen Geschichte und den wissenschaftlich belegten Wirkungen basiert. Die Europäische Arzneimittel-Agentur (HMPC) stuft grünen Tee als traditionelles pflanzliches Arzneimittel zur Unterstützung bei Müdigkeit und Schwäche ein.

### Indikationen

Die Hauptindikationen für grünen Tee basieren auf seinen vielfältigen Inhaltsstoffen, insbesondere den Polyphenolen wie Epigallocatechingallat. Diese Verbindungen zeigen in ersten wissenschaftlichen Untersuchungen vielversprechende Effekte, die jedoch in weiterführenden Studien noch genauer erforscht werden müssen. Eine der zentralen Wirkungen ist die antioxidative Kapazität, durch die freie Radikale neutralisiert und somit Zellschäden verringert werden könnten. Zudem gibt es Hinweise darauf, dass grüner Tee den Stoffwechsel unterstützen kann, was zu positiven Effekten bei der Gewichtsregulation und der Fettverbrennung führen könnte. Auch die mögliche unterstützende Wirkung bei der Krebsprävention, vor allem aufgrund der antioxidativen Eigenschaften von EGCG, wird in der Forschung diskutiert. Diese potenziellen Wirkungen bedürfen jedoch weiterer klinischer Studien, um ihre tatsächliche Wirksamkeit und therapeutische Relevanz umfassend zu bestätigen.

Grüner Tee ist in verschiedenen Darreichungsformen erhältlich, darunter Teebeutel, pulverisierte Teeblätter in Kapseln und flüssige Extrakte.

## SICHERHEIT UND TOXIZITÄT

Grüner Tee gilt als allgemein sicher, jedoch sollte er bei bestimmten Vorerkrankungen wie Bluthochdruck, Herzrhythmusstörungen oder Schilddrüsenüberfunktion mit Vorsicht konsumiert werden. Aufgrund des Coffeingehalts sollte grüner Tee nicht in großen Mengen oder vor dem Schlafengehen getrunken werden, um Schlafstörungen zu vermeiden. Wechselwirkungen mit Medikamenten, insbesondere Beruhigungsmitteln und Sympathomimetika, sollten berücksichtigt werden.

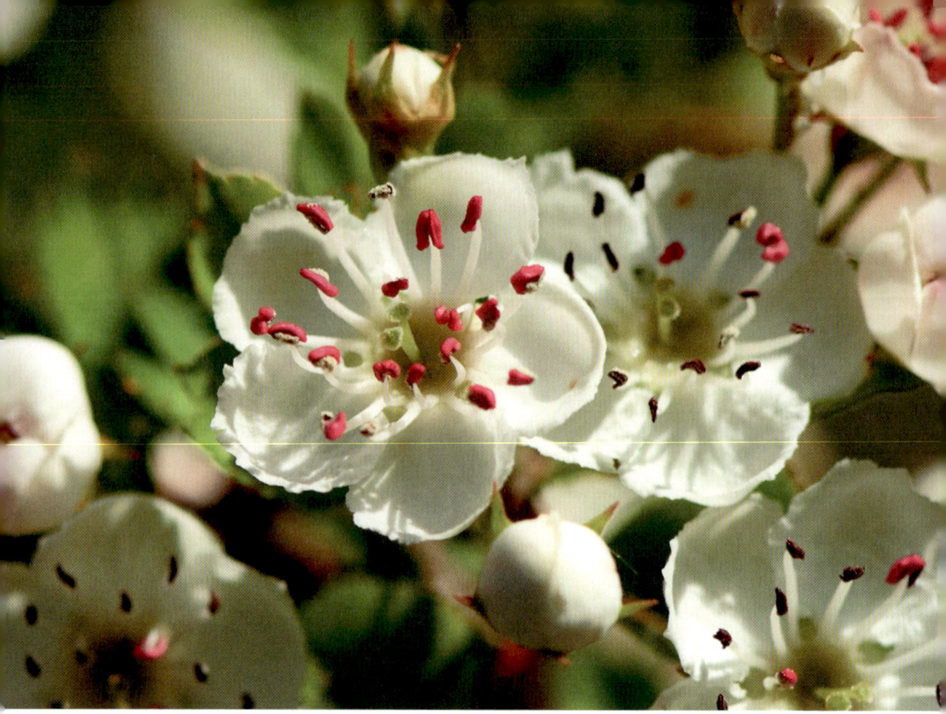

# Weißdorn

*Crataegus monogyna, Crataegus laevigata* · Rosengewächse · V–IX
bis zu 5 m · Kardiosedativum

**Merkmale:** Der Weißdorn umfasst ca. 200 Arten, von denen phytotherapeutisch relevant der Eingriffelige Weißdorn (*Crataegus monogyna*) und der Zweigriffelige Weißdorn (*Crataegus laevigata*) sind. Beide Arten wachsen als Sträucher oder kleine Bäume und erreichen eine Höhe von bis zu 5 m. Die Pflanzen zeichnen sich durch dichte Verzweigungen und lange, spitze Dornen aus, was ihnen den Namen „Dorn" gab. Die Blätter des Eingriffeligen Weißdorns sind tief gelappt, während die des Zweigriffeligen Weißdorns eher rautenförmig und weniger stark eingeschnitten sind.

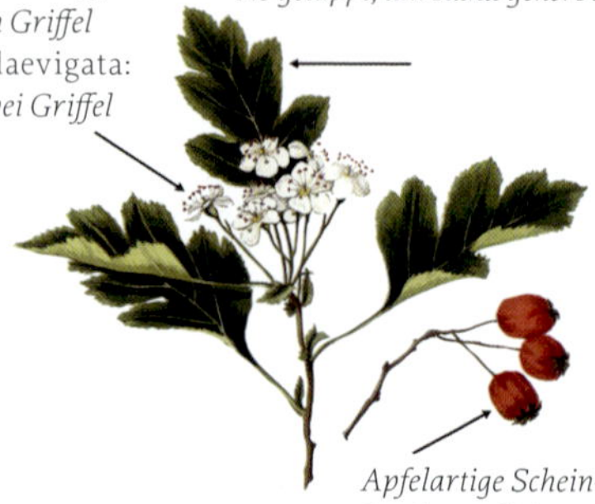
C. monogyna: *Blätter gelappt, allenfalls gesägt*
C. laevigata: *Blätter ungelappt bis gelappt, am Rand gekerbt*
C. monogyna: *Ein Griffel*
C. laevigata: *Zwei Griffel*
*Apfelartige Scheinfrüchte, rötlich*

Die Blüten des Weißdorns sind klein, meist weiß oder leicht rosafarben, und erscheinen in dichten Dolden. Die Blüten entwickeln sich zu leuchtend roten Steinfrüchten, die im Herbst reifen. Die Früchte sind essbar und werden auch in der Volksmedizin verwendet. Der Weißdorn ist eine äußerst widerstandsfähige Pflanze, die sowohl kalkhaltige als auch sandige Böden bevorzugt und in Hecken, Gebüschen sowie an Waldrändern wächst. Ein besonderes Merkmal des Weißdorns ist seine starke Verwurzelung sowie sein dichtes Astwerk. Dieses bietet in der Natur einen wirksamen Schutz vor Wind und dient Tieren als Rückzugsort. Während der Blütezeit von Mai bis Juni prägt der Weißdorn mit seinen weißen Blüten das Landschaftsbild vieler europäischer Regionen.

**Vorkommen:** Der Weißdorn ist in Europa, Asien und Nordamerika weit verbreitet. Die in Süd- und Mitteleuropa beheimatete Art ist *Crataegus monogyna*, während die vor allem in Mitteleuropa bis hin nach Skandinavien und Großbritannien vorkommende Art *Crataegus laevigata* heißt. Beide Arten sind in Laubwäldern, an Waldrändern, in Hecken und Gebüschen sowie in Parks und Gärten zu finden. Der Strauch bevorzugt sonnige bis halbschattige Standorte und zeigt eine hohe Toleranz gegenüber einer breiten Palette von Bodentypen, von kalkreichen bis sandigen Böden. Der Weißdorn gedeiht insbesondere in nährstoffreichen, durchlässigen Böden, ist jedoch auch in mageren Standorten überlebensfähig.

Ein erwähnenswerter Aspekt der ökologischen Bedeutung von Weißdorn ist seine Funktion als Lebensraum und Nahrungsquelle für eine Vielzahl von Tierarten. Die Früchte des Weißdorns stellen im Spätsommer und Herbst eine wichtige Nahrungsquelle für Vögel und kleine Säugetiere dar. Gleichzeitig bieten die dornigen Äste Schutz vor Fressfeinden.

## INHALTSSTOFFE UND PHARMAKOLOGISCHE EIGENSCHAFTEN

Der Weißdorn (*Crataegus*) ist eine Gattung, deren Arten einen vielfältigen therapeutischen Nutzen haben, insbesondere aufgrund der zahlreichen bioaktiven Substanzen in Blättern, Blüten und Beeren. Die Hauptwirkstoffe sind Bioflavonoide, die sich positiv auf das Herz-Kreislauf-System auswirken. Sie fördern die Durchblutung der Herzkranzgefäße und stärken die Kontraktionskraft des Herzmuskels, was den Weißdorn besonders wertvoll bei Herz-Kreislauf-Erkrankungen wie Arrhythmien, Herzinsuffizienz und nach einem Herzinfarkt macht. Darüber hinaus beeinflussen diese Verbindungen den Fettstoffwechsel positiv, indem sie den Abbau von Blutfetten wie Cholesterin und Triglyceriden sowie der LDL- und VLDL-Fraktionen vermindern.

Neben den Flavonoiden enthält Weißdorn noch weitere wichtige Inhaltsstoffe. Vitamin C wirkt antioxidativ und stärkt das Immunsystem, Saponine schützen die Gefäße und regulieren den Cholesterinspiegel. Tannine (auch Gerbstoffe) schützen die Schleimhäute und helfen bei Magen-Darm-Beschwerden. Kardiotonische Amine unterstützen die Herzfunktion, Purine beruhigen das zentrale Nervensystem. Phenolcarbonsäuren tragen durch ihre antioxidativen und entzündungshemmenden Eigenschaften zur Zellgesundheit bei und unterstützen das Immunsystem.

Weitere gesundheitsfördernde Wirkungen des Weißdorns lassen sich auf seine entzündungshemmenden und antimikrobiellen Inhaltsstoffe zurückführen. Seine leberschützende Wirkung unterstützt die Lebergesundheit. Weißdorn hat auch leicht ACE-hemmende Eigenschaften, was blutdrucksenkend und entwässernd wirkt.

## HISTORISCHE ANWENDUNG

Der Weißdorn wurde zwar bereits im 1. Jahrhundert von Dioskurides erwähnt, in der Antike wurde der Weißdorn aber nur wenig in der Medizin genutzt. Dafür war er in Mythologie und Volksglauben sehr präsent. Man glaubte, er könne Zauberei und böse Geister abwehren. Mythologische und volkstümliche Überlieferungen umgeben den Weißdorn mit einer Aura des Mystischen. Die moderne Forschung hat jedoch handfeste Fakten über seine medizinischen Eigenschaften ans Licht gebracht. Der Weißdorn ist heute ein wichtiger Bestandteil der Phytotherapie.

## VOLKSMEDIZINISCHE ANWENDUNG

In der Volksmedizin wird Weißdorn bis heute bei nervösen Herzbeschwerden, leichten Schlafstörungen und allgemeinen Kreislaufproblemen eingesetzt. Seine beruhigenden Eigenschaften machten ihn zu einem beliebten Mittel gegen Angstzustände und Unruhezustände. Besonders in Form von Tees oder Tinkturen wird Weißdorn bei Herzklopfen, das durch Stress oder Angst ausgelöst wird, verwendet. Auch als Tonikum zur allgemeinen Stärkung des Herzens ist er weit verbreitet.

## ZUBEREITUNGSARTEN UND VERWENDETE PFLANZENTEILE

Die arzneilich genutzten Teile des Weißdorns umfassen die getrockneten, blühenden Zweige, die als Weißdornblätter mit Blüten (*Crataegi folium cum flore*) bezeichnet werden, sowie die getrockneten Früchte, die als Weißdornfrüchte (*Crataegi fructus*) bekannt sind. Diese Pflanzenteile werden in der Phytotherapie vor allem aufgrund ihrer herzstärkenden und gefäßschützenden Eigenschaften verwendet. Die kommerziell erhältlichen Drogen stammen hauptsächlich aus verschiedenen Regionen Osteuropas und Südeuropas, wo der Weißdorn weit verbreitet ist. Es sei darauf hingewiesen, dass die Droge „Weißdornblätter mit Blüten" nicht nur von den beiden Hauptarten, dem Eingriffeligen Weißdorn (*Crataegus monogyna*) und dem Zweigriffeligen Weißdorn (*Crataegus laevigata*), stammen darf. Auch Hybride sowie verwandte Arten wie der Fünfgriffelige Weißdorn (*Crataegus pentagyna*), der Schwarzfrüchtige Weißdorn (*Crataegus nigra*) und der Azaroldorn (*Crataegus azarolus*), bekannt als italienische Mispel, sind als Stammpflanzen zugelassen.

### Tee

Ein Teeaufguss wird durch das Übergießen von 1 bis 1,5 g getrockneter Blüten und Blätter mit 150 ml heißem Wasser hergestellt. Nach einer Ziehzeit von 10 bis 15 Minuten wird der Tee abgeseiht. Die empfohlene Dosierung beträgt 2 bis 3 Tassen täglich über einen Zeitraum von mehreren Wochen, um die volle Wirkung zu entfalten.

### Tinkturen

Weißdorntinkturen bieten eine konzentrierte Form der Wirkstoffe und werden aus frischen Blüten und Blättern durch alkoholische Auszüge gewonnen. Diese Zubereitungen werden vor allem in der unterstützenden Behandlung von chronischer Herzinsuffizienz (NYHA II) eingesetzt. Die Standarddosierung liegt bei etwa 20 bis 30 Tropfen dreimal täglich.

## MEDIZINISCHE ANWENDUNG UND INDIKATIONEN

Weißdorn, insbesondere die Blätter mit Blüten, ist heute als traditionelles pflanzliches Arzneimittel anerkannt. Das HMPC hat Weißdornblätter mit Blüten als traditionelles pflanzliches Arzneimittel eingestuft. Weißdornblätter mit Blüten können daher bei vorübergehendem Herzklopfen oder durch Ängste ausgelösten Extrasystolen eingesetzt werden, wenn ernsthafte Erkrankungen zuvor ärztlich ausgeschlossen wurden. Zusätzlich wird Weißdorn traditionell bei leichten Stresssymptomen und als Schlafhilfe verwendet.

Die ESCOP empfiehlt die Verwendung von alkoholischen Extrakten aus Weißdornblättern mit Blüten zur Behandlung einer nachlassenden Leistungsfähigkeit des Herzens, insbesondere bei leichter Herzinsuffizienz. Für Teezubereitungen und andere nicht alkoholische Zubereitungen wird Weißdorn zur Unterstützung der Herz-Kreislauf- Funktion und bei nervösen Herzbeschwerden empfohlen.

Auch die Kommission E spricht Weißdornblättern mit Blüten eine positive Wirkung bei Herzinsuffizienz zu. Weißdornfrüchte hingegen weisen eine gemischte Bewertung auf. Während die ESCOP die Anwendung bei nervösen Herzbeschwerden und zur Unterstützung der Herz-Kreislauf-Funktion empfiehlt, gab die Kommission E eine Negativmonografie heraus, die auf dem damaligen Mangel an wissenschaftlicher Evidenz zur Wirksamkeit der Weißdornfrüchte beruht. Allerdings wurde auch festgestellt, dass keine Risiken mit der Verwendung der Früchte verbunden sind.

## FERTIGPRÄPARATE

Fertigpräparate vom Weißdorn werden in verschiedenen Darreichungsformen und Fertigarzneimitteln angeboten. Arzneimittel aus Weißdornblättern mit Blüten umfassen Teezubereitungen zur Unterstützung bei Herz-Kreislauf-Beschwerden, pulverförmige Drogen in Tablettenform, standardisierte Trockenextrakte in Kapseln, Tabletten oder Dragees, Fluidextrakte oder Tropfen zum Einnehmen sowie Frischpflanzenpresssaft aus frischen Weißdornpflanzen. Fertigpräparate, die auf Weißdorn basieren, umfassen beispielsweise bekannte Produkte wie Crataegutt, Naturreiner Heilpflanzensaft Weißdorn Schoenenberger und Weißdorn-ratiopharm. Diese Präparate sind häufig standardisiert und erlauben eine kontrollierte und zuverlässige Anwendung. Auch homöopathische Zubereitungen, wie die Crataegus-Urtinktur, werden in der Therapie nervöser Herzbeschwerden eingesetzt.

## SICHERHEIT UND TOXIZITÄT

Bei anhaltenden Beschwerden oder Herzsymptomen ist ärztlicher Rat erforderlich. Weißdorn wird in Schwangerschaft, Stillzeit und bei Kindern unter 12 Jahren nicht empfohlen.

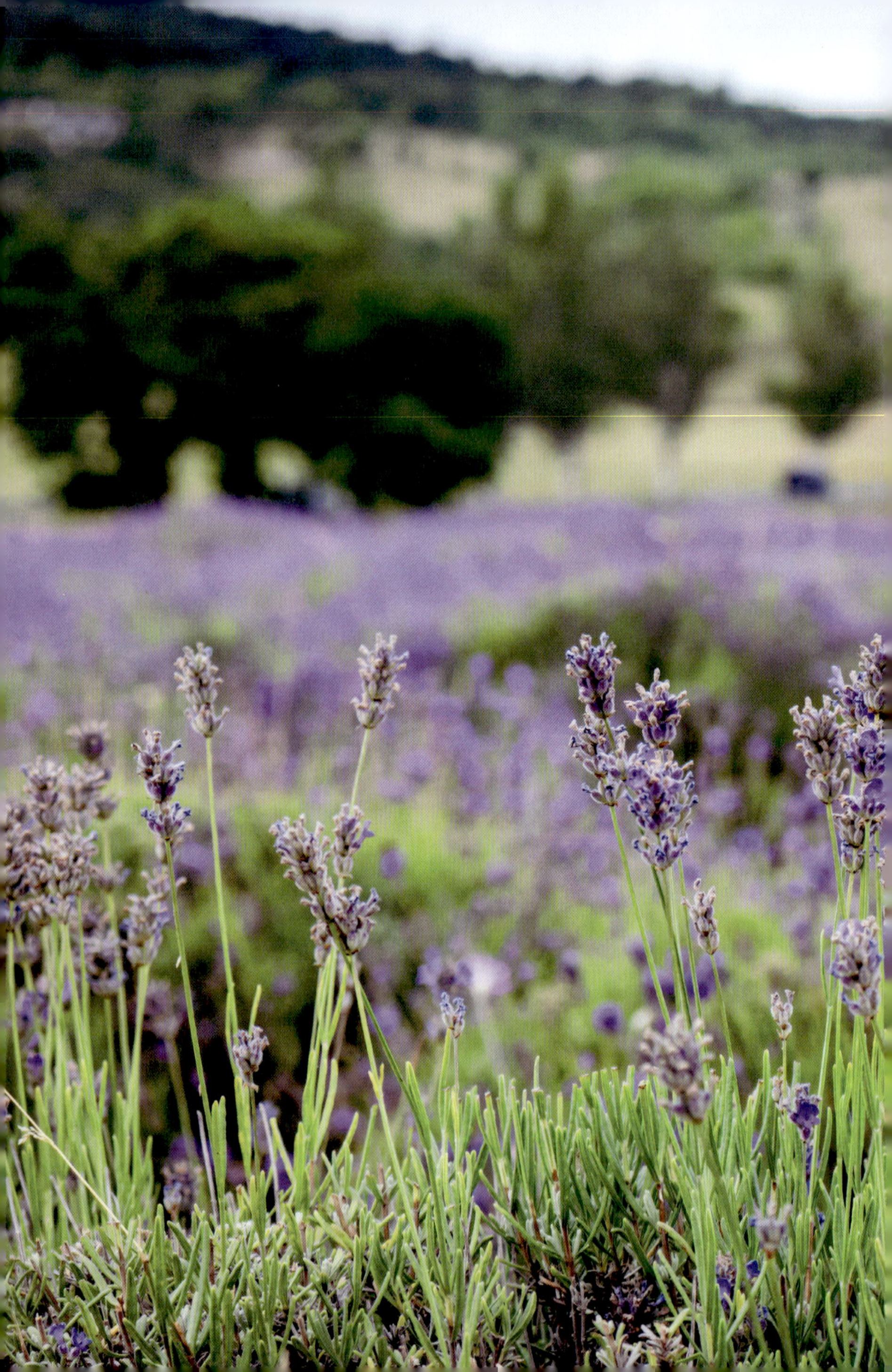

# Serviceteil

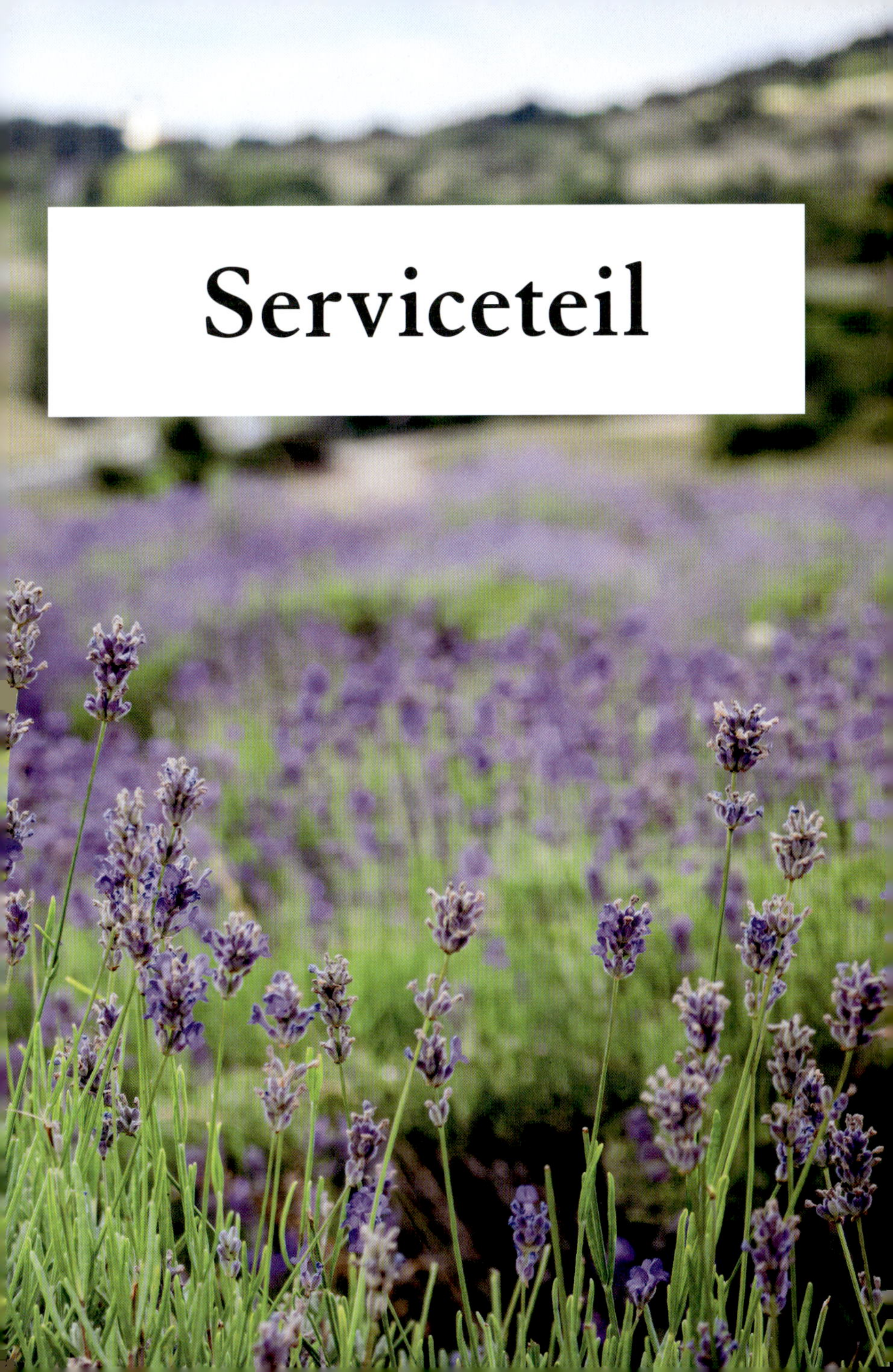

**5-HT3-Antagonismus** – Blockade des 5-HT3-Serotoninrezeptors, wirkt gegen Übelkeit und Angst.

**ACE-Hemmer** – Medikamente, die das Enzym ACE blockieren und den Blutdruck senken.

**Achtsamkeitstechniken** – Methoden zur bewussten Wahrnehmung von Gedanken und Emotionen zur Stressreduktion.

**Amygdala** – Gehirnregion, die Angstreaktionen und emotionale Prozesse steuert.

**Anxiolytika** – Angstlösende Medikamente oder Substanzen, die das Nervensystem beruhigen.

**Apoptose** – Geplanter, programmierter Zelltod zur Erhaltung des Zellgleichgewichts.

**Aromatische Spiritusse** – Alkoholische Auszüge mit ätherischen Ölen für medizinische oder kosmetische Zwecke.

**ATP (Adenosintriphosphat)** – Hauptenergiespeicher der Zellen, notwendig für fast alle Zellprozesse.

**Ätiologie** – Lehre von den Ursachen und Entstehungsmechanismen von Krankheiten.

**Basalstecklinge** – Pflanzliche Vermehrungsmethode durch Abschneiden junger Triebe.

**Benzodiazepine** – Beruhigende Medikamente, die die GABA-Aktivität im Gehirn verstärken.

**Benzylisochinolin-Alkaloide** – Alkaloide mit pharmakologischer Wirkung, z. B. in Mohngewächsen wie Papaver somniferum.

**Biochemische Prozesse** – Chemische Reaktionen in lebenden Organismen zur Energiegewinnung und Zellfunktion.

**Brain-Derived Neurotrophic Factor (BDNF)** – Wachstumsfaktor für Nervenzellen, wichtig für Lernen und Gedächtnis.

**Claudicatio intermittens** – Schaufensterkrankheit; Durchblutungsstörung der Beine mit belastungsabhängigen Schmerzen.

**Cortisol** – Stresshormon der Nebennierenrinde, reguliert Stoffwechsel und Immunantwort.

**Cumarine** – Pflanzliche Inhaltsstoffe mit gerinnungshemmender und entzündungshemmender Wirkung.

**Cytochrom-P450** – Enzymsystem in der Leber, das Medikamente und Giftstoffe abbaut.

**EMA (European Medicines Agency)** – Europäische Arzneimittelbehörde zur Zulassung und Überwachung von Medikamenten.

**ESCOP (European Scientific Cooperative on Phytotherapy)** – Wissenschaftliche Organisation zur Bewertung pflanzlicher Arzneimittel.

**GABA (Gamma-Aminobuttersäure)** – Wichtigster hemmender Neurotransmitter im Gehirn, fördert Entspannung.

**Glottiskrampf** – Plötzliche Verengung der Stimmritze, kann zu Atemnot führen.

**Hitzeschockproteine (HSP-70)** – Schutzproteine, die Zellen vor Stress und Schäden bewahren.

**HMPC (Committee on Herbal Medicinal Products)** – Ausschuss für pflanzliche Arzneimittel der EMA.

**Hypothalamus** – Gehirnregion, die Hormonhaushalt, Stressreaktionen und Körperfunktionen steuert.

**Hypothalamus-Hypophysen-Nebennierenrinden-Achse** – Zentrales Stressregulationssystem des Körpers, beeinflusst Hormonproduktion.

**IL-1β (Interleukin-1 Beta)** – Entzündungsförderndes Zytokin, das Immunreaktionen steuert.

**Kambium** – Wachstumsschicht in Pflanzen, die für das Dickenwachstum von Stämmen und Wurzeln sorgt.

**Konzentrationsausgleich** – Gleichmäßige Verteilung von Stoffen in einem Medium, z. B. beim Extraktionsprozess.

**LDL (Low-Density Lipoprotein)** – „Schlechtes" Cholesterin, kann Ablagerungen in den Arterien fördern.

**Lignane** – Pflanzliche Polyphenole mit antioxidativen und hormonähnlichen Eigenschaften.

**Limbisches System** – Hirnareal, das Emotionen, Gedächtnis und Motivation steuert.

**MAO-Hemmer (Monoaminoxidase-Hemmer)** – Medikamente, die den Abbau von Neurotransmittern wie Serotonin hemmen.

**MAPK-Signalweg** – Zellulärer Signalweg, der Wachstum, Stressantworten und Entzündungen reguliert.

**Mikrozirkulation** – Blutfluss in den kleinsten Gefäßen des Körpers, wichtig für Gewebeversorgung.

**Mitochondrien** – Zellorganellen, die Energie in Form von ATP produzieren.

**Neurobiologisch** – Die Struktur und Funktion des Nervensystems betreffend.

**Neurodegenerative Erkrankungen** – Erkrankungen, die Nervenzellen abbauen, z. B. Alzheimer oder Parkinson.

**Neuropeptid Y** – Hormon, das Appetit, Stressreaktionen und Emotionen beeinflusst.

**Neurotransmitter** – Chemische Botenstoffe, die Nervensignale im Gehirn und Nervensystem übertragen.

**Oligomere Procyanidine (OPC)** – Pflanzenstoffe mit antioxidativer Wirkung, z. B. in Traubenkernen.

**Parasympathisches Nervensystem** – Teil des autonomen Nervensystems, der Entspannung und Regeneration fördert.

**Petitgrain** – Ätherisches Öl aus Blättern und Zweigen der Bitterorange mit beruhigender Wirkung.

**Pharmakologisch** – Die Wirkung und Anwendung von Arzneimitteln und Wirkstoffen betreffend.

**Pflanzenökologie** – Wissenschaft vom Zusammenspiel zwischen Pflanzen und ihrer Umwelt.

**Pflanzenpresssäfte** – Frisch gepresste Säfte aus Heilpflanzen, die medizinisch oder ernährungsphysiologisch genutzt werden.

**Pappusborsten** – Borstige Anhängsel an Samen, die deren Verbreitung durch Wind erleichtern.

**Progressive Muskelentspannung** – Entspannungstechnik durch gezieltes An- und Entspannen von Muskelgruppen.

**Psychosomatisch** – Körperliche Beschwerden, die durch psychische Faktoren wie Stress ausgelöst oder verstärkt werden.

**SAPK/JNK (Stress-Activated Protein Kinase/Jun N-terminal Kinase)** – Enzyme, die an Zellstressreaktionen beteiligt sind.

**Skorbut** – Vitamin-C-Mangelkrankheit mit Symptomen wie Zahnfleischbluten und Muskelschwäche.

**Sympathisches Nervensystem** – Teil des autonomen Nervensystems, das bei Stress oder Gefahr aktiviert wird.

**TNF-α (Tumornekrosefaktor Alpha)** – Entzündungsförderndes Signalprotein des Immunsystems.

**Triglyceride** – Fette im Blut, die als Energiespeicher dienen, aber in hoher Konzentration gesundheitsschädlich sein können.

**T-Zellen** – Immunzellen, die Krankheitserreger bekämpfen und das Immunsystem regulieren.

**Variabilität** – Natürliche Unterschiede zwischen Organismen, z. B. in Wirkstoffgehalt oder Genetik.

**VLDL (Very Low-Density Lipoprotein)** – Lipoproteine, die Triglyceride im Blut transportieren.

**Wiederaufnahmehemmer** – Stoffe, die verhindern, dass Neurotransmitter in Nervenzellen zurücktransportiert werden, um deren Wirkung zu verlängern.

## LITERATURTIPPS


Drews, G., Keusgen, M., Drewke, C. & Krippeit-Drews, P. (eds.) (2014) Leistner / Breckle *Pharmazeutische Biologie kompakt: Grundlagen - Systematik - Humanbiologie.* Wissenschaftliche Verlagsgesellschaft

Rätsch, C. (2018) *Enzyklopädie der psychoaktiven Pflanzen: Botanik, Ethnopharmakologie und Anwendung.* AT Verlag

Rätsch, C. & Berger, M. (2022) *Enzyklopädie der psychoaktiven Pflanzen – Band 2: Neue Pflanzen, Pilze, Bakterien. Anwendung. Kulturgeschichte. Botanik, Dosierung, Anbau und Wirkung.* AT Verlag

Spohn, M.; Spohn, R.; Golte-Bechtle, M.; Aichele, D. (2025) Was blüht denn da? Kosmos Verlag

Spohn, M.; Spohn, R.; Golte-Bechtle, M.; Aichele, D. (2025) Was blüht denn da? – Der Fotoband. Kosmos Verlag

Wichtl, M. & Blaschek, W. (eds.) (2016) *Teedrogen und Phytopharmaka: Ein Handbuch für die Praxis.* Wissenschaftliche Verlagsgesellschaft

Van Wyk, B.-E. & Wink, C. (2008) *Handbuch der giftigen und psychoaktiven Pflanzen.* Wissenschaftliche Verlagsgesellschaft

Schlenk, M., Bauer, G., Blaschke, H., Emde, B., Glöckler, M., Müller-Frahling, M. & Schlesinger, N. (2024) *Komplementärmedizin: Beratungsempfehlungen für die Selbstmedikation.* Deutscher Apotheker Verlag

Schönfelder, I. und P. überarbeitet von Phil Käding (2024) *Der Kosmos Heilpflanzenführer.* Kosmos Verlag


## LISTE DER GIFTNOTRUFZENTRALEN IN DEUTSCHLAND, ÖSTERREICH UND SCHWEIZ

**Berlin:** Giftnotruf Berlin
Notruf: 030 192 40
E-Mail: giftnotruf@charite.de

**Bonn:** Informationszentrale gegen Vergiftungen
Notruf: 0228 192 40
E-Mail: gizbn@ukbonn.de

**Erfurt:** Giftinformationszentrum Giftnotruf Erfurt
Notruf: 0361 730 730
E-Mail: ggiz@ggiz-erfurt.de

**Freiburg:** Vergiftungs-Informations-Zentrale
Notruf: 0761 192 40
E-Mail: Giftinfo@uniklinik-freiburg.de

**Göttingen:** Giftinformationszentrum-Nord, Giftinformationszentrum-Nord der Länder Bremen, Hamburg, Niedersachsen und Schleswig-Holstein (GIZ-Nord)
Notruf: 0551 192 40 (Jedermann) und 383
E-Mail: Giznord@giz-nord.de

**Mainz:** Giftinformationszentrum Rheinland-Pfalz/Hessen
Notruf: 06131 192 40
E-Mail: mail@giftinfo.uni-mainz.de (nicht für Notfälle!)

**München:** Giftnotruf
Notruf: 089 192 40
E-Mail: tox@mri.tum.de

**Österreich, Wien:**
Vergiftungsinformationszentrale Gesundheit Österreich GmbH
Notruf: +43 140 643 43
E-Mail: Viz@goeg.at

**Schweiz, Zürich:**
Tox Info Suisse
Notruf: +41 44 251 51 51
E-Mail: info@toxinfo.ch

## BILDNACHWEIS

Alle Fotos und Illustrationen von Phil Kading, außer:
S. 22, S. 66, S. 69 Tina Eicher, S.2/3 Wolfilser/Adobe Stock, S. 12 Igor Normann/Adobe Stock, S. 13 Katinkah/Adobe Stock, S. 15 Artanika/Adobe Stock, S. 18 National Library of Medicine, S. 32 Sebastian Duda/Adobe Stock, S. 33 Madeleine Steinbach/Adobe Stock, S. 35 Alexander Raths/Adobe Stock, S. 65, 68, 75, 89, 99, 104, 107 Wikimedia Commons.

## IMPRESSUM

Umschlaggestaltung von Büro Jorge Schmidt, München unter Verwendung eines Farbfotos von Esin Deniz/Shutterstock und einer Illustration von Suwi19/Shutterstock. Das Foto zeigt Baldrian.

Mit 78 Farbfotos, 9 historischen Abbildungen und 70 Illustrationen.



Gedruckt auf chlorfrei gebleichtem Papier


ISBN 978-3-440-17906-2
Projektleitung & Redaktion: Heiko Fischer
Gestaltungskonzept: Sigrid Walter, Würzburg
Gestaltung und Satz: Text & Bild Micha Grätzbach
Produktion: Markus Schärtlein
Druck und Bindung: Longo AG, Bozen
Printed in Italy / Imprimé en Italie

FSC
www.fsc.org
MIX
Papier | Fördert gute Waldnutzung
FSC® C023164

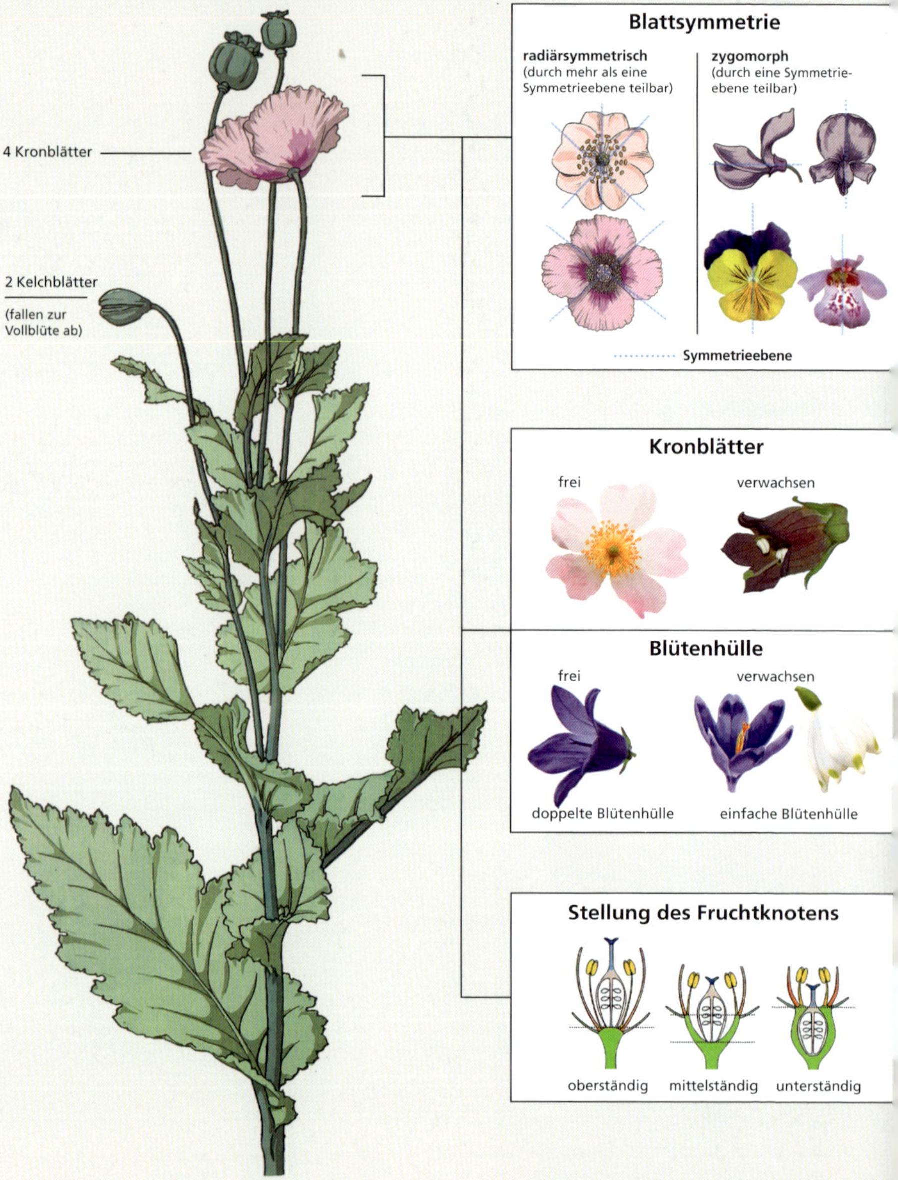


*Papaver somniferum* -
Schlafmohn